实用
普外科疾病诊疗学

SHIYONG PUWAIKE JIBING ZHENLIAOXUE

任晓斌 等编

中国纺织出版社有限公司

图书在版编目（CIP）数据

实用普外科疾病诊疗学 / 任晓斌等编 . -- 北京：
中国纺织出版社有限公司，2019.12（2023.5 重印）

ISBN 978-7-5180-6979-8

Ⅰ . ①实… Ⅱ . ①任… Ⅲ . ①外科 - 疾病 - 诊疗
Ⅳ. ① R6

中国版本图书馆 CIP 数据核字 (2019) 第 271191 号

策划编辑：樊雅莉　　　　　责任校对：江思飞　　　　　责任印制：王艳丽

中国纺织出版社有限公司出版发行

地址：北京市朝阳区百子湾东里 A407 号楼　　　　邮政编码：100124

销售电话：010 - 67004422　传真：010 - 87155801

http://www.c-textilep.com

中国纺织出版社天猫旗舰店

官方微博 http://weibo.com/2119887771

大厂回族自治县益利印刷有限公司印刷　　　各地新华书店经销

2019 年 12 月第 1 版　　　2023 年 5 月第 2 次印刷

开本：889×1194　1/16　印张：10.5

字数：257 千字　定价：68.00 元

实用普外科疾病诊疗学

编　者

任晓斌　　铜仁市人民医院

吴忠亮　　贵州医科大学第三附属医院

宋洪生　　东营市第二人民医院

任　毅　　徐州市肿瘤医院

李现民　　安丘市人民医院

张　易　　徐州医科大学附属医院

前　言

近年来，由于与医学有关的科学迅速发展，临床医学随之有了很大的进步，如内镜和影像学诊断技术的不断发展，使过去难以发现的病变能够得到早期诊断。随着腔镜微创技术的快速发展，临床医生在快速康复外科理念的指导下改进和完善了围手术期的各种有效措施，使不少以往难以完成的手术能够顺利完成，并且缩短了病人术后康复和住院时间。

在技术进步面前，普外科作为临床外科的基础学科，同样也得到了迅速发展，由原本的粗放式诊疗模式向细分化推进。随着新设备、新材料、腔镜微创技术和介入治疗在普通外科领域各种疾病中的广泛应用，使得原本疾病种类众多的普外诊疗工作更加多门类化、专业化、复杂化、这势必要求普外科专业细化发展，实行亚专科诊疗。临床实践证明，亚专科诊疗的有效推广大大提高了诊断的准确率，使医生的操作技术更加精湛，大幅降低了并发症的发生率，改变了普通外科大而全的诊疗模式。

本书主要介绍肝、胆、胰、脾及腹部外科各种疾病的病因、病理生理及诊断方法和检查技术，尤其对理论知识、诊断技术以及治疗措施进行较为详细的介绍，内容较为全面、实用，便于读者参考。

编　者

2019年8月

目 录

第一章　肝脏常见外科疾病

第一节　肝脓肿

肝脓肿包括细菌性肝脓肿和阿米巴肝脓肿。近年来抗生素的广泛应用使细菌性肝脓肿临床表现变得极不典型，给诊断带来了困难。但新诊疗技术的发展和改进、足量广谱抗生素的使用，也使细菌性肝脓肿的预后有明显改善。阿米巴肝脓肿仍然广泛流行于世界各国，有效的药物治疗使其有较好的预后。

一、细菌性肝脓肿

细菌性肝脓肿系指化脓性细菌引起的肝内化脓性感染，亦称化脓性肝脓肿。感染主要来自门静脉、胆管、肝动脉、肝脏穿透性外伤或从附近组织感染灶直接蔓延而来。

（一）病因及发病机制

正常人肝脏及门静脉是无菌的，且肝脏内的库普弗细胞可将进入肝内的少量细菌吞噬。只有大量细菌进入肝内，且毒力较强，才可导致细菌性肝脓肿。

1. 病因

病原菌常为多种细菌混合感染。值得注意的是厌氧菌感染占50%左右。最常见的菌种依次为金黄色葡萄球菌、大肠埃希菌和克雷伯杆菌，其次为白色葡萄球菌、副大肠杆菌、变形杆菌、铜绿假单胞菌和产气杆菌等。厌氧菌中以微需氧链球菌及脆弱杆菌较多见。

2. 发病机制

（1）胆管系统疾病：是引起细菌性肝脓肿的最主要途径，约占25%。如胆石症、胆管蛔虫症、胆囊炎、胆管狭窄、胆管癌、胰头癌等疾病导致胆汁引流不畅并发化脓性胆管炎，病菌沿胆管逆行进入肝脏形成肝脓肿。

（2）门静脉系统引流器官的细菌感染：如腹腔感染、化脓性阑尾炎、憩室炎、盆腔炎等可引起门静脉属支的化脓性门静脉炎，脱落的脓毒性栓子进入肝脏导致肝脏感染，脓肿形成。

（3）全身其他器官的化脓性感染：如皮肤疖肿、化脓性骨髓炎、细菌性心内膜炎等疾病引起败血症、菌血症，致病菌都可以经肝动脉进入肝脏，并最终形成肝脓肿。

（4）其他：如邻近器官或组织感染多可直接播散到肝或致病菌经淋巴管进入到肝，另外的因素还有外伤、肝脏手术。此外，尚有一些原因不明的肝脓肿，这些病人大多存在隐匿病变，机体抵抗力下降时，致病菌在肝内繁殖，形成肝脓肿。

（二）临床表现

临床上常先有原发病的表现，如起源于胆管病变者可先有胆管结石、狭窄、蛔虫钻入等先驱病变；起源于血行者可有疖肿、软组织化脓、痔感染、阑尾炎、门静脉炎和败血症等先驱病变。

细菌性肝脓肿常急性起病，也可隐匿起病。一旦发生化脓性感染，大量毒素进入血液循环引起

1

全身毒性反应。出现寒战、高热，上腹部疼痛。热型多为弛张热，发热时多伴有大汗，右上腹或肝区疼痛，近膈肌的脓肿或并发膈下脓肿时疼痛可放射到右肩及右腰背部。并发脓胸或支气管胸膜瘘者则可咳嗽、咳大量脓痰。近年来由于抗生素的广泛应用，部分肝脓肿临床表现不典型。隐匿性者缓慢起病，先有疲乏无力、全身酸痛、头痛、食欲减退，继而呈低热、肝区钝痛等。少数病人可有黄疸，除非继发于胆管感染，否则一般出现较迟，且较轻微。体格检查发现肝大，肝区压痛、叩痛；肝脓肿近体表者则可见到皮肤红肿，且有凹陷性水肿。并发胸膜炎者可闻及胸膜摩擦音，胸腔积液多时可有呼吸困难，并发肺部脓肿者肺部叩诊呈实音、呼吸音低、可闻及湿啰音等。

肝脓肿得不到及时、有效的治疗时，脓肿增大，可以向邻近器官破溃而引起严重并发症。右肝脓肿向膈下间隙破溃形成膈下脓肿，穿破膈肌引起脓胸，甚至形成肝、支气管胸膜瘘；向下破溃引起腹膜炎；左肝脓肿向心包破溃引起心包炎甚至心包填塞等；其他也可向胆囊破溃，而向胃、十二指肠、结肠破溃者少见。细菌性肝脓肿一旦发生并发症，病死率明显增高。

（三）实验室及影像学检查

1. 血液检查

（1）血常规：外周血白细胞计数明显增高，常大于 $15×10^9/L$，核左移或有中毒颗粒，可有贫血，红细胞沉降率（ESR）增快。

（2）血生化：血清碱性磷酸酶（ALP）、γ-谷氨酰转酞酶（GGT）多增高，少数病人可有转氨酶、胆红素增高。

（3）细菌学检查：血培养约 50％阳性，应在抗感染治疗前进行。脓液培养 90％阳性。

2. 影像学检查

（1）X 线：可有膈肌抬高、活动度减少、肋膈角变钝或消失。少数病例肝内脓肿可见液平面，为产气菌所致。

（2）B 型超声（B 超）检查：可发现肝内单个或多个圆形、椭圆形呈无回声或低回声的占位病变。内部回声常不均，边界不规则。B 超分辨率高，准确性约 83％，无损伤、价廉，可重复检查以判断疗效。目前，还用于脓肿定位和引导穿刺引流。因此，超声检查是肝脓肿诊断的主要手段。

（3）CT：肝脓肿的 CT 检查可以发现肝内较正常肝组织密度低的占位病变，但其影像学特点为直径<0.5cm 病灶，呈低密度，边缘不规则。增强扫描时呈脓肿的特异性改变。目前尚有 CT 定位引导肝脓肿的脓液穿刺引流。

（四）诊断

典型的肝脓肿有寒战、高热、肝区疼痛、肝脏肿大、肝区叩痛等肝脏炎症表现，进一步检查发现白细胞计数明显增高，以中性粒细胞为主，有核左移或中毒颗粒，其诊断并不困难。部分细菌性肝脓肿表现并不典型，可仅有发热而无明显肝区疼痛等症状，常被误诊为败血症；有些慢性肝脓肿起病缓慢，症状不典型，乏力、食欲减退、长时间低热、消瘦等，而肝区症状不明显或被其他症状所掩盖，因此常被误诊或漏诊，有慢性肝脓肿被误诊长达 2 年，有的甚至尸检时才被发现。

（五）治疗

（1）治疗原则：有效的脓液穿刺及引流；足量、足程且有效的抗生素应用；积极的支持治疗。

（2）一般治疗：多数病人中毒症状明显，因此，应重视支持疗法，包括加强营养、输血补液、给予多种维生素、维持体液和电解质平衡。

（3）脓液引流：肝脓肿形成液化后，可在 CT 或 B 超定位或引导下进行穿刺引流，以其定位准确、损伤及危险性小而为首选方法。经皮肝穿刺引流是行之有效的方法。

（4）抗菌治疗：在未证实病原菌前，可参考原发病，选择针对大肠埃希菌和金黄色葡萄球菌等常见病原菌给药。尽早应用大剂量有效抗生素是治疗此病的关键，即使对于那些必须穿刺抽脓、置管引流或手术治疗者，足量、全程而有效的抗生素应用也是重要的治疗措施。一般宜两种抗生素联合应用以延缓耐药性，获得协同杀菌作用。待药敏试验报告后再调整抗菌药物。脓肿穿刺抽脓和涂片可为选择抗生素提供线索。细菌培养和药敏试验可为选择对感染细菌敏感的抗生素提供依据。

首先用广谱抗生素，建议用如亚胺培南、替卡西林/克拉维酸、氨苄西林/舒巴坦、美洛西林、哌拉西林或哌拉西林/三唑巴坦等。对治疗后高热不退、中毒表现明显者，可选用第三代头孢类抗生素，头孢他啶（头孢噻甲羧肟）对葡萄球菌、链球菌、大肠埃希菌以及铜绿假单胞菌感染均有效，每次 0.5～2.0g，2～3 次/d 肌内注射或静脉滴注。头孢哌酮（为第三代半合成头孢菌素，对革兰阴性菌尤其是铜绿假单胞菌作用较强；对革兰阳性球菌有一般杀菌作用），常用量 2～4g/d，静脉滴注。头孢曲松，为第三代头孢菌素，对革兰阴性菌作用强，对革兰阳性菌有中等抗菌作用，对耐青霉素金黄色葡萄球菌、耐氨苄西林、耐第一代头孢菌素和庆大霉素的革兰阴性菌均有作用，常用剂量为 2～4g/d。对青霉素过敏者可选用氨基糖苷类或喹诺酮类等其他抗生素。厌氧菌感染所致肝脓肿宜加用甲硝唑、氧氟沙星。

（六）预后

随着抗生素的广泛应用，引流方法的改进，肝脓肿的病死率明显下降 5%～10%。引起死亡的主要原因有肝脓肿误诊时间长，病人一般情况较差；有严重并发症；引流不畅；多种细菌混合感染；多发性脓肿。

二、阿米巴肝脓肿

阿米巴肝脓肿是肠阿米巴病的并发症。肠阿米巴病并发肝脓肿占 1.8%～40%，多数报道在 10% 左右。

（一）病因及发病机制

（1）病因：阿米巴肝脓肿的病原体为来自肠内的溶组织阿米巴滋养体。

（2）发病机制：污染有阿米巴包囊的食物或饮用水进入体内，经胃进入小肠，到小肠下段受到碱性消化液作用，囊壁变薄出现小孔后虫体脱囊而出。分裂为 4 个较小的滋养体，小滋养体可以在肠腔内形成包囊，随粪便排出再污染食物或饮用水而传播，当机体抵抗力下降或肠壁损伤时小滋养体则可侵入肠壁，寄生在黏膜或黏膜下层，小滋养体可吸收营养形成大滋养体，不断增殖，同时可以分泌溶组织酶，使黏膜破溃或形成典型的烧瓶样深溃疡。阿米巴在肠道最常寄生的部位是回盲部，其次是乙状结肠和直肠。阿米巴滋养体经破损肠壁的静脉，直接透过肠壁侵入肝脏或可以经淋巴管进入肝脏。进入肝脏后的大滋养体和部分小滋养体在肝脏被破坏。少部分小滋养体在肝内存活并进行增殖，使肝脏发生炎症、充血，小静脉及周围组织炎症造成肝组织缺血坏死，加之滋养体不断分泌溶组织酶以破坏静脉壁及溶解肝组织，形成点状坏死，此即为阿米巴肝炎或肝脓肿前期。此时，如果得不到及时治疗，肝组织则坏死液化形成脓肿，小脓肿可以发展成大脓肿。

阿米巴肝脓肿一般分为 3 层：外层为炎性肝细胞，晚期可有纤维组织增生形成纤维壁；中层为间质；内为脓液，脓液是由坏死、液化的肝组织碎片和白细胞组成。典型的阿米巴肝脓肿脓液为巧克力样，无臭味，当并发细菌感染时为黄白色或黄绿色，有恶臭。一般在脓液内很难找到阿米巴滋养体，阿米巴滋养体主要存在于脓腔的壁上。

阿米巴性肝脓肿常为单个，有时可多个，大小不等，大者达 15cm。80%～90%位于肝右叶，尤以右肝顶叶最为常见。这与右半结肠的血液回流经过门静脉进入肝右叶有关。肝脓肿的病理特点可能与此有关，但具体机制仍然不很清楚。

（二）临床表现

阿米巴肝脓肿主要见于热带和亚热带。好发生于成年男性，年龄以 28～50 岁最多，男女之比为 4：1 左右，20%～30%的病人有肠阿米巴病史或腹泻病史。

阿米巴肝脓肿一般发生在阿米巴痢疾后 30～40 天，最早者可与阿米巴痢疾同时发病，慢者可在 30 年后发病。

阿米巴肝脓肿起病相对较缓慢，表现为发热，体温通常在 38～39℃，呈弛张热或间歇热，午后、夜间出汗后体温稍有下降。如高热体温达 40℃以上、伴寒战，则需考虑并发细菌感染，为脓毒血症的表现。

几乎均有右上腹或肝区疼痛，呈持续性，可因咳嗽、深呼吸及右侧卧位而加剧，可放射至右肩背部。脓肿若位于肝左叶时，可有上腹痛，向左肩背部放射。30%的病人可有干咳、食欲缺乏、腹胀、恶心、呕吐；少数病人可有黄疸，但一般较轻。病程较长者可有体重减轻、衰弱无力、消瘦、贫血等。

体格检查发现肝脏肿大，肝上界上移，肝区压痛及叩痛；位于肝左叶者剑突下可触及肿块。

（三）实验室及影像学检查

1. 血液检查

（1）常规检查：急性期白细胞总数增高，可＞15×10⁹/L，病程较长者则白细胞总数接近正常或正常，可有贫血；红细胞沉降率（ESR）常增快；白细胞明显增高如＞20×10⁹/L，核左移或有中毒颗粒者一般提示有继发细菌感染的可能。粪便中约 15%的病人可找到阿米巴滋养体或包囊。但留置大便标本要求较严格，一般取流质、半流质或带有脓血的新鲜标本，容器不加消毒药，立即或至少 30 分钟内送检。引流的脓液一般找不到阿米巴滋养体，一般在抽脓的最后部分近脓腔壁的脓液中找到阿米巴滋养体的可能性较大。

（2）血生化：80%的病人碱性磷酸酶、γ-谷氨酰转肽酶可增高，少数病人可有转氨酶及胆红素的异常。偶见白蛋白低于 30g/L。

（3）血清学检查：血清抗阿米巴抗体检测是诊断的重要依据。目前使用的主要方法：间接血凝试验（IHA）、酶联免疫吸附试验（ELISA）等准确率都在 90%以上。阿米巴抗体一般在阿米巴感染后 1 周产生，2～3 个月达到高峰，阿米巴病治愈后抗体还可以在体内持续数年，应注意鉴别。

2. 影像学检查

（1）X 线检查：可以看到膈肌右侧抬高，活动受限；如有并发胸膜炎、胸腔积液则肋膈角消失；并发肺脓肿、肝支气管胸膜瘘则可以看到肺部阴影，脓肿内可以有液平。

（2）CT：可发现肝内有较正常肝组织密度低的占位性病变。CT 检查有利于发现肝内多发性小肝脓肿,同时可用于鉴别膈下脓肿等肝外占位性病变。

(3)B超检查:显示单个或多个圆形、椭圆形病灶,无回声或呈低回声。B超检查准确率>90%。B超可同时用于脓肿定位和引导脓肿穿刺引流,是目前肝脓肿诊治中的一个重要手段和首选方法。

(四)诊断

(1)流行区旅居史。

(2)过去或现在有痢疾史。

(3)发热、肝区疼痛、肝大、肝区叩痛等。

(4)粪便查到阿米巴滋养体。

(5)影像学检查发现肝内占位性病变。

(6)血清免疫学检查抗阿米巴抗体阳性。

(7)抗阿米巴治疗有效。根据上述诊断标准,阿米巴性肝脓肿诊断不难。

(五)并发症

(1)继发性细菌感染:阿米巴性肝脓肿约有20%病人并发细菌感染。一般常见的病原菌有葡萄球菌、大肠埃希菌、链球菌、枸橼酸杆菌等,其他如铜绿假单胞菌等则少见。继发细菌感染时症状明显加重,毒血症较明显,高热呈弛张热,体温高达40℃以上,白细胞计数明显增高、核左移,脓液呈黄白色、有恶臭,血培养或脓液培养可以阳性。

(2)脓肿:向其他器官或组织破溃引起周围器官脓肿或瘘管形成,较常见有脓肿向膈肌破溃引起脓胸,向肺组织破溃形成肝支气管胸膜瘘。如同时向胆囊破溃则可形成胆管支气管胸膜瘘;肝左叶的脓肿也可向腹腔破溃引起腹膜炎,此外还有向胃、十二指肠或结肠等破溃形成瘘管。

(六)治疗

1.药物治疗

阿米巴肝脓肿除非存在并发症或可能引起并发症外,一般主张非手术治疗。目前常用的抗阿米巴性肝脓肿的药物有:甲硝唑、替硝唑、磷酸氯喹、依米丁、去氢依米丁、卡巴肿等。治疗阿米巴肝脓肿的同时彻底消灭肠道阿米巴以防止由肠道再感染。

(1)甲硝唑:首选,对肠内阿米巴及肠外阿米巴感染都有良效,口服吸收快,血中有效浓度持续12小时。常规用法:成人每天3次,每次0.4~0.8g,疗程5~10天;对疑有并发症者可静脉滴注每天1.5~2.0g,大多在治疗后48小时临床症状好转,体温于1周左右恢复正常。少数疗效不佳,可能由于药物剂量过低,脓液过多未及时穿刺排脓,延误诊治引起了脓肿穿破至邻近器官或继发细菌感染未及时控制等。如排除上述因素疗效仍不佳者,可能由于原虫耐药(临床上往往难以证实),可换用氯喹或依米丁。用药期间偶有食欲减退、恶心、呕吐、上腹不适、头晕等。少数有因不良反应而终止治疗者。哺乳期妇女、妊娠3个月内孕妇及中枢神经系统疾病者禁用。

(2)替硝唑:对肠道及阿米巴病、厌氧菌感染等也有良效,口服吸收好,药物能进入各种体液。抗阿米巴可用0.5g,4次/d,疗程一般10天,重者可用0.4~0.8g/d,静脉滴注。治疗剂量内少有不良反应,偶有一时性白细胞减少和头晕、眩晕、共济失调等神经系统障碍。妊娠(尤其初3个月)、哺乳期以及有血液病病史和神经系统疾病者禁用。

(3)氯喹:口服后几乎全部在小肠吸收,血中浓度较高,在肝、肺、肾等组织内浓度高于血液

200～700 倍，适用于肝脓肿等肠外阿米巴病，而对大肠内阿米巴无效。用法：成人第 1、第 2 天 1g/d，第 3 天以后 0.5g/d，疗程 2～3 周。氯喹的常见不良反应有食欲缺乏、恶心、呕吐、腹泻、皮肤瘙痒等，偶有心肌损害。使用氯喹治疗阿米巴肝脓肿时应加用卡巴肿等药物来杀灭肠内阿米巴以防止复发。

（4）依米丁：依米丁能直接杀死阿米巴滋养体，用于治疗肠外阿米巴病及控制痢疾，对阿米巴性肝脓肿疗效肯定、迅速。对包囊无效。用法：剂量为每天 1mg/kg，最大剂量 60mg/d，分 2 次肌内注射，疗程 6 天。重症者再以 30mg/d，连续 6 天，共 12 天。药物有蓄积作用，其剂量和中毒剂量相近，易引起心肌损害、血压下降，周围神经炎，严重恶心、呕吐、腹痛、腹泻等不良反应。使用前后 2 小时需卧床观察，注意观察血压、脉搏，经常检查心电图。如有明显改变，应减量或停药。由于依米丁毒性太大，只有在其他药物治疗无效时才考虑使用。孕妇及心、肾疾病者忌用。手术一般在停药后 6 周方可进行。

（5）去氢依米丁：是合成依米丁衍生物，其生物半衰期较依米丁短，剂量为每日 1～1.5mg/kg，疗程 3～10 天，总量不超过 90mg/kg。其用药指征及注意事项同依米丁。

2. 穿刺引流

近年来由于影像学发展，在 B 超、CT 或 X 线引导下进行经皮穿刺定位准确、危险性小，有利于明确诊断，清除脓液，促进愈合，预防肝脓肿向邻近器官破溃。但并非所有阿米巴性肝脓肿的治疗都需要引流。一般认为下列情况需要引流：①抗阿米巴治疗 2～3 天临床症状未改善者。②高热及右上腹疼痛剧烈者。③脓肿直径>10cm 者。④血清抗阿米巴抗体阴性者。⑤右膈明显抬高者。⑥位于肝左叶的肝脓肿。⑦怀疑有继发细菌感染者。

3. 手术切开引流

由于抗阿米巴药物治疗疗效较好，加之经皮肝穿刺引流损伤小、效果好，病死率低；而外科切开引流损伤大，容易并发细菌感染。因此，目前多不主张使用外科手术切开引流。但部分学者主张下列情况应列为外科手术切开引流的适应证：①即将破溃的肝脓肿，经皮肝穿刺不能达到引流减压目的者；②经皮肝穿刺引流时有脓液外漏者；③有脓肿破溃或其他并发症者。

（七）药物的选择

首选甲硝唑，因其高效、安全，对肠内、肠外阿米巴感染均有效，兼有抗厌氧菌作用。依米丁及氯喹疗效虽佳，但因其毒性大，仅用于甲硝唑疗效不佳者。抗阿米巴药物不宜同时应用，以免增加不良反应，但可轮换使用。

肠内阿米巴是肝内感染的来源，故应进行抗肠内阿米巴治疗。有报道甲硝唑疗程结束后仍有 13%～19% 的病人继续排出包囊，因此，在疗程结束时，尤其在甲硝唑疗效不佳而换用氯喹或依米丁者，应查粪便内溶组织阿米巴包囊，如阳性，则给予抗肠内阿米巴药物 1 个疗程。

（八）预后

阿米巴性肝脓肿如诊断及时，治疗适当，其疗效高，病死率低。文献总结阿米巴肝脓肿 3081 例，病死率为 4%。

第二节 肝硬化

肝硬化是一种常见的由不同病因引起的慢性、进行性、弥漫性病变。常见的病因如病毒性肝炎、慢性酒精中毒、血吸虫病、心源性疾病、自身免疫性疾病等，其病理特点为广泛的肝细胞变性坏死、纤维组织增生、假小叶形成、肝脏逐渐变形变硬而成为肝硬化。临床上早期可无症状，后期可出现肝功能减退和门静脉高压的表现。

一、病因与发病机制

引起肝硬化的原因很多，在国内以病毒性肝炎最为常见，在欧美国家则以慢性酒精中毒最多见。

（一）病毒性肝炎

甲型和戊型肝炎一般不会引起肝硬化。慢性乙型与丙型、丁型肝炎易发展成肝硬化。急性乙型肝炎病毒感染者有 10%～20% 发生慢性肝炎，其中又有 10%～20% 发展为肝硬化。急性丙型肝炎一半以上病人发展为慢性肝炎，其中 10%～30% 会发生肝硬化。丁型肝炎病毒依赖乙型肝炎病毒方能发生肝炎，有部分病人发展为肝硬化。

（二）慢性酒精中毒

近年来在我国有增加趋势。其发病机制主要是酒精中间代谢产物乙醛对肝脏的直接损害。长期大量饮酒导致肝细胞损害，发生脂肪变性、坏死，肝脏纤维化，严重者发生肝硬化。导致肝硬化的酒精剂量为：平均每日每千克体重超过 1g，长期饮酒 10 年以上。

（三）寄生虫感染

血吸虫感染可导致血吸虫病，治疗不及时可发生肝硬化。

（四）胆汁淤积

长期慢性胆汁淤积，导致肝细胞炎症及胆小管反应，甚至出现坏死，形成胆汁性肝硬化。

（五）遗传和代谢疾病

由遗传性和代谢性的肝脏病变逐渐发展而成的肝硬化，称为代谢性肝硬化。例如由铁代谢障碍引起的血色病、先天性铜代谢异常导致的肝豆状核变性。

（六）药物性或化学毒物因素

长期服用某些药物，如双醋酚汀、辛可芬、甲基多巴等可导致药物性肝炎，最后发展为肝硬化。长期接触某些化学毒物，如四氯化碳、砷、磷等可引起中毒性肝炎，发展为肝硬化。

此外，α-抗胰蛋白酶缺乏、糖原贮积病、酪氨酸代谢紊乱、慢性充血性心力衰竭、慢性缩窄性心包炎和各种病因引起的肝静脉阻塞综合征（Budd-Chiari 综合征），以及长期营养不良、营养失调等均可导致肝硬化的发生。

二、临床表现

肝硬化在临床上分为代偿期和失代偿期。

（一）肝功能代偿期

症状较轻，常缺乏特征性，有乏力，食欲减退，恶心，呕吐，消化不良，腹胀，右上腹不适、隐痛等症状。体检常可见蜘蛛痣、肝掌、肝脾肿大。症状往往是间歇性的，常因过度劳累或伴发病而诱发，经过适当的休息和治疗可缓解。肝功能检查多在正常范围内或有轻度异常，部分病人可没有任何症状。

（二）肝功能失代偿期

症状显著，主要为肝功能减退和静脉高压所致的两大类临床表现，并可有全身多系统症状。

1. 肝功能减退的临床表现

（1）全身症状：主要有乏力、易疲倦、体力减退。少数病人可出现面部色素沉着。

（2）消化道症状：食欲减退、腹胀或伴便秘、腹泻或肝区隐痛，劳累后明显。

（3）出血倾向及贫血：肝硬化病人容易出现牙龈出血，鼻腔出血，皮肤摩擦处有淤点、淤斑、血肿等，女性出现月经量过多或经期延长，或为外伤后出血不易止住等出血倾向。

（4）内分泌失调：肝硬化时，由于肝功能减退，雌激素的灭活减少及雌激素分泌增加，导致血中雌激素增多，同时也抑制了雄性激素的产生；有些病人肾上腺皮质激素、促性腺激素分泌减少，导致男性病人乳房肿大、阴毛稀少，女性病人月经过少和闭经、不孕等内分泌失调表现。

2. 门静脉高压症的临床表现

门静脉高压症的 3 个临床表现为脾肿大、侧支循环的建立和开放、腹腔积液，在临床上均有重要意义。尤其侧支循环的建立和开放对诊断具有特征性价值。

（1）脾肿大：一般为中度肿大（是正常的 2～3 倍），有时为巨脾，并出现左上腹不适及隐痛、胀满，伴有血白细胞、红细胞及血小板数量减少，称脾功能亢进。

（2）侧支循环建立与开放：门静脉与体静脉之间有广泛的交通支。在门静脉高压时，为了使淤滞在门静脉系统的血液回流，这些交通支大量开放，经扩张或曲张的静脉与体循环的静脉发生吻合而建立侧支循环。主要有：①食管下段与胃底静脉曲张；②脐周围的上腹部皮下静脉曲张；③上痔静脉与中下痔静脉吻合形成痔核；④其他，肝至膈的脐旁静脉、脾肾韧带和网膜中的静脉、腰静脉或后腹壁静脉等。

（3）腹腔积液：是肝硬化门脉高压最突出的临床表现，腹部隆起，感觉腹胀。提示肝病属晚期。

3. 肝脏触诊

肝脏大小硬度与是否平滑，与肝内脂肪浸润的多少，肝细胞再生，纤维组织增生和收缩的情况有关。晚期肝脏缩小、坚硬，表面呈结节状。

三、并发症

（一）肝性脑病

肝性脑病是常见的死亡原因，表现为精神错乱，定向力和理解力减退，嗜睡，终至昏迷。

（二）上消化道大量出血

多是由于食管-胃底静脉曲张破裂，也可因消化性溃疡、门静脉高压性胃黏膜病变、出血性胃炎等引起，常表现为呕血与黑便，出血量不多，可仅有黑便；大量出血则可导致休克并诱发腹腔积液和肝性脑病，甚至休克死亡。

（三）感染

常见的是原发性腹膜炎，可表现为发热、腹痛与腹壁压痛和反跳痛，血白细胞计数可有增高，腹腔积液浑浊，腹腔积液培养有细菌生长。

（四）原发性肝癌

出现短期内病情迅速发展与恶化，进行性肝大，无其他原因可解释的肝区痛，血性腹腔积液，长期发热，甲胎蛋白（AFP）持续性或进行性增高，B 超、CT 等影像学检查发现肝内占位性病变者，应特别警惕肝癌的发生。

（五）肝肾综合征

肝硬化合并顽固性腹腔积液且未进行恰当治疗时可出现肝肾综合征，其特点为少尿或无尿、氮质血症、低钠血症与低尿钠。

四、诊断与鉴别诊断

失代偿期肝硬化，根据临床表现和有关检查常可作出诊断。对早期病人应仔细询问过去有无病毒性肝炎、血吸虫病、长期酗酒或营养失调等病史，注意检查肝脾情况，结合肝功能及其他必要的检查，方能确定诊断。肝硬化的主要诊断依据是：病毒性肝炎（乙型及丙型）史、血吸虫病史、酗酒及营养失调史。肝脏可稍大，晚期常缩小、质地变硬、表面不平。肝功能减退。门静脉高压的临床表现。肝活检有假小叶形成。

肝硬化诊断时需注意与慢性肝炎、原发性肝癌、肝棘球蚴病、先天性肝囊肿及其并发症相鉴别。

五、治疗

目前，肝硬化的治疗以综合治疗为主。肝硬化早期以保养为主，防止病情进一步加重；失代偿期除了保肝、恢复肝功能外，还要积极防治并发症。一般来说，治疗如下。

（一）合理饮食及营养

肝硬化病人合理饮食及营养，有利于恢复肝细胞功能，稳定病情。优质高蛋白饮食，可以减轻体内蛋白质分解，促进肝脏蛋白质的合成，维持蛋白质代谢平衡。如肝功能显著减退或有肝性脑病先兆时，应严格限制蛋白质食物。足够的糖类供应，既保护肝脏，又增强机体抵抗力，减少蛋白质分解。肝功能减退，脂肪代谢障碍，要求低脂肪饮食，否则易形成脂肪肝。高维生素及微量元素丰富的饮食，可以满足机体需要。

（二）改善肝功能

肝功能中的转氨酶及胆红素异常多提示肝细胞损害，应按照肝炎的治疗原则给予中西药结合治疗。合理应用维生素 C、B 族维生素、肌苷、甘利欣、茵栀黄、黄芪、丹参、冬虫夏草、灵芝及猪苓多糖等药物。

（三）抗肝纤维化治疗

近年国内研究表明，应用黄芪、丹参、促肝细胞生长素等药物治疗肝纤维化和早期肝硬化，取得较好效果。青霉胺疗效不肯定，不良反应多，多不主张应用，秋水仙碱 1mg/d 分 2 次服，每周服药 5 天，抗肝纤维化有一定效果。

（四）积极防治并发症

肝硬化失代偿期并发症较多，可导致严重后果。对于食管胃底静脉曲张、腹腔积液、肝性脑病、并发感染等并发症，根据病人的具体情况，选择行之有效的方法。

（五）外科治疗

腹腔-颈静脉引流（Leveen 引流术）是外科治疗血吸虫病性肝纤维化的有效方法之一，通过引流以增加有效血容量，改善肾血流量，补充蛋白质等。门静脉高压和脾亢也常用各种分流术和脾切除术的手术治疗。

第三节　原发性肝癌

一、流行病学

原发性肝癌是世界上流行率最高的 10 种恶性肿瘤之一。主要发生于温暖、潮湿、居民饮用闭锁水系的地区。其病程短，死亡率高。在我国广泛流行，占恶性肿瘤的第三位，其发病率为欧美的 5～10 倍，约占全世界肝癌病例的 42.5%。发病年龄可由 2 个月婴儿至 80 岁以上老人，而 40～49 岁为发病年龄高峰。男性较女性的发病率显著高，高发地区男女之比为（3～4）∶1。美国为 2.4∶1，英国为 3.1∶1，加拿大为 2∶1，我国为 7.7∶1。女性肝癌发病较少，是否与内分泌系统有关，有待研究。20 世纪 70 年代我国肝癌标化死亡率为 10.09/10 万人，每年 9 万～11 万人死于肝癌，其中男性死亡率达 14.52/10 万人，为第三位恶性肿瘤；女性为 5.61/10 万人，为第四位恶性肿瘤，上海地区最高 17.68/10 万人，云南最低 4.41/10 万。据部分城市和农村统计肝癌死亡率在部分城市中为第三位恶性肿瘤，仅次于肺癌（32.89/10 万）和胃癌（21.51/10 万），在部分农村为第二位恶性肿瘤，仅次于胃癌（25.94/10 万）。死亡年龄从 20 岁组突然上升，40 岁组达最高峰，70 岁以后有所下降。

我国原发性肝癌的地理分布显示：沿海高于内地；东南和东北高于西北、华北和西南；沿海江河口或岛屿高于沿海其他地区。而且即使在同一高发区，肝癌的分布亦不均匀。

二、病因学

和其他恶性肿瘤一样，原发性肝癌的病因仍不十分清楚。实验证明，很多致癌物质均可诱发动物肝癌，但人类肝癌的病因尚未完全得到证实。临床观察、流行病资料和一些实验研究结果表明，肝癌可能主要与肝炎病毒、黄曲霉素、饮水污染有关。

（一）病毒性肝炎

1. 乙型肝类病毒（HBV）

HBV 与肝细胞癌（HCC）的关系已研究多年，发现乙肝病毒与原发性肝癌有一致的特异性的因果关系，归纳为：①二者全球地理分布接近，乙型肝炎高发区，其肝癌的发病率也高，我国肝癌 3 个高发区（启东、海门、扶绥）研究结果表明 HBsAg 阳性者发生肝癌的机会较 HBsAg 阴性者高 6～50 倍。②原发性肝癌病人的血清学与病理学证实其 HBsAg 阳性高达 89.5%，抗-HBs 达 96.5%，明显高于对照人群（5% 以下）；免疫组化亦提示 HCC 者有明显 HBV 感染背景；在肝癌流行区及非流行区，男性 HBsAg 慢性携带者发生原发性肝癌的危险性相对恒定，且前瞻性研究表明，HBsAg 阳性肝硬化者发生原发性肝癌的概率比 HBsAg 阴性肝硬化者高，且标志物项越多（除抗-HBs）患肝癌危险性越高，流行病学调查证明病毒感染发生在肝癌之前。③证实 HCC 病人中有 HBV-DNA 整合，我国 HCC 病人中有 HBV-DNA 整合者占 68.2%。分子生物学研究提示 HBV-DNA 整合可激活一些癌基因（如 *N-ras*、*K-ras* 等），并使一些抑癌基因突变，已发现 HBsAg 的表达与 p53 突变有关。④动物模型（如土拨鼠、地松鼠、鸭等）提示动物肝炎与肝癌有关。

我国约 10% 人口为 HBsAg 携带者，每年约有 300 万人可能从急性肝炎转为慢性肝炎，每年约 30 万人死于肝病，其中 11 万死于肝癌。肝炎的垂直传播是肝癌高发的重要因素，表面抗原阳性的孕妇可使 40%～60% 婴儿感染乙型肝炎，这些婴儿一旦感染乙型肝炎，约有 1/4 可能发展到慢性肝炎，还有一部分发展为肝硬化和肝癌。国外有学者认为，高发区婴儿接种乙型肝炎疫苗，可减少 80% 的肝癌病人。

2. 丙型肝炎病毒（HCV）

HCV 主要经血传播，亦可由性接触传播，HCV 与 HCC 关系的研究近年受到重视。在西班牙、希腊 HCC 的抗-HCV 阳性率分别达到 63% 和 55%，HBsAg 阳性率为 39% 左右，而印度抗-HCV 阳性率为 15.1%，香港 7.3%，上海为 5%～8%，表明该型肝炎病毒与肝癌的关系有地理分布关系。

流行病学的证据说明 HBV 是肝癌发生的重要危险因素，但不是唯一的因素。HCV 与肝癌的关系在部分地区如日本、西班牙、希腊可能是重要的，在中国的作用有待进一步研究。流行病学研究提示病毒病因参与了肝癌的发病过程，随着分子生物学的发展，进一步从分子水平提示了病毒病因的作用机制。HBV 在人肝癌中以整合型 HBVdNA 和游离型 HBVdNA 两种形式存在。病毒在整合前，首先要通过游离病毒的复制，因此在早期以游离型 HBVdNA 存在于肝癌中，由于整合型 HBVdNA 中，相当部分 X 基因存在断裂，部分或全部缺少，游离型 HBVdNA 可能是 X 基因表达的反式激活因子。

3. 黄曲霉素（AF）

黄曲霉素和产生黄曲霉的产毒菌的代谢产物，动物实验证明有肯定的致癌作用。黄曲霉毒素 B1（AFB1）是肝癌的强烈化学致癌物，能诱发所有实验动物发生肝癌；在人体肝脏中发现有纯代谢 AF 及 AFB1 的酶。霉变食物是肝癌高发区的主要流行因素之一，肝癌高发区粮食的 AF 及 AF 污染程度高于其他地区。这可能与肝癌高发区多处于温潮湿地带、真菌易于生长有关，非洲和东南亚曾进行过 AF 与肝癌生态学研究，发现男性摄入的 AF 高的地方，肝癌发病率亦高；摄入 AF 的剂量与肝癌发病率经呈线性函数关系 Y（肝病发病率）$=0.42×AFB1ng/kg+6.06$。分子流行病学的研究，也进一步证实 AFB1 与肝癌发生密切相关。

（二）其他

微量元素、遗传因素等在原发性肝癌发病中有一定作用。有人认为硒是原发性肝癌发生发展过程中的条件因子，有资料表明血硒水平与原发性肝癌发病率呈负相关。硒的适量补充可降低原发性肝癌发病率的 1/3～2/3。国内外均有原发性肝癌高发家系的报道，我国启东对原发性肝癌和健康对照组家庭中肝癌的发生情况进行调查，结果表明原发性肝癌高于对照组，统计学检验有显著差异。另外发现肝细胞癌与血色素沉着症（一种罕见的遗传代谢异常）的联系仅仅存在于那些患此病而长期生存以致产生肝硬化的病人。通常情况下遗传的是易患肿瘤的体质而非肿瘤本身。此外，饮酒、吸烟、寄生虫、某些化学致癌物、激素、营养等与人类肝癌的关系尚有不同的看法。迄今认为，原发性肝癌是多因素协同作用的结果，在不同的阶段，不同的地区，其主要因素可能会有所不间。肝炎病毒 HBV、HCV、AF、亚硝胺、饮水污染是原发性肝癌的主要病因。因此管水、管粮、防治肝炎是预防肝癌的主要措施。

三、病理

（一）大体分型

肝癌大体分型如下。

（1）巨块型：除单个巨大块型肝癌外，可由多个癌结节密集融合而形成巨大结节。其直径多在10cm以上。

（2）结节型：肝内发生多个癌结节，散布在肝右叶或左叶，结节与四周分界不甚明确。

（3）弥漫型：少见，癌结节一般甚小，弥漫分布于全肝，与增生的肝假小叶有时难以鉴别，但癌结节一般质地较硬，色灰白。

（4）小肝癌：单个癌结节直径小于3cm，癌结节数不超过2个，最大直径总和小于3cm。

（二）组织学分型

（1）肝细胞癌：最常见，其癌细胞分类似正常肝细胞，但细胞大小不一，为多角，胞浆丰富，呈颗粒状，胞核深染，可见多数核分裂，细胞一般排列成索状，在癌细胞索之间有丰富的血窦，无其他间质。

（2）胆管细胞癌：为腺癌，癌细胞较小，胞浆较清晰，形成大小不一的腺腔，间质较多，血管较小。在癌细胞内无胆汁。

（3）混合型肝癌：肝细胞癌与胆管细胞癌混合存在。

（4）少见类型：①纤维板层型：癌细胞索被平行的板层排列的胶原纤维隔开，因而称为纤维板层肝癌（FCL）。以多边嗜酸肿瘤细胞聚成团块，其周围排列着层状排列的致密纤维束为特征。FCL肉眼观察特征，绝大多数发生在肝左叶，常为单个，通常无肝硬化和切面呈结节状或分叶状，中央有时可见星状纤维瘢痕，这些有助于区别普通型HCC，电镜下FCL的胞浆内以充满大量线粒体为特征，这与光镜下癌细胞呈深嗜酸性颗粒相对应。有人观察到FCL有神经分泌性颗粒，提示此癌有神经内分泌源性。②透明细胞癌：透明细胞癌肉眼所见无明显特征，在光镜下，除胞浆呈透明外，其他均与普通HCC相似，胞浆内主要成分是糖原或脂质。电镜下透明癌细胞内细胞器较普通HCC为少。透明细胞癌无特殊临床表现，预后较普通HCC略好。

（三）原发性肝癌分期

1. 我国肝癌的临床分期

根据全国肝癌会议拟定的分期标准如下。

（1）Ⅰ期：无明确肝癌症状和体征，又称亚临床期。

（2）Ⅱ期：出现临床症状或体征无Ⅲ期表现者。

（3）Ⅲ期：有明显恶病质、黄疸、腹水或远处转移之一者。

2. 国际抗癌联协（UICC）的 TNM 分期

（1）分期符号说明

T——原发性肿瘤：①T_1 孤立的肿瘤；最大直径在2cm或以下；无血管浸润。②T_2 T_1 中三项条件之一不符合者。③T_3 T_1 三项条件2项不符合者。④T_2 T_3 二者包括多发肿瘤但局限于一叶者。⑤T_4 多发肿瘤分布超过一叶或肿瘤累及门静脉或肝静脉的主要分支（为便于分期划分肝两叶之平面设于胆囊床与下腔静脉之间）。

N——局部淋巴结：①N_0无局部淋巴结转移；②N_1局部淋巴结转移。

M——远处转移：①M_0无远处转移；②M_1远处转移。

（2）分期标准

①Ⅰ期：T_1，N_0，M_0；②Ⅱ期：T_1，N_0，M_0；③Ⅲ期：T_1，N_1，M_0；T_2，N_1，M_0；T_3，N_0，N，M_0；④Ⅳa期：T_4，N_0，N_1，M_0；⑤Ⅳb期：T_1～T_4，N_0，N_1，M_1。

四、临床表现

早期小肝癌因缺乏临床症状和体征被称为"亚临床肝癌"或"Ⅰ期肝癌"，常能在普查、慢性肝病病人随访或健康检查时出现甲胎蛋白异常升高或（和）超声异常而发现。一旦出现临床症状和体征已属中晚期。

（一）临床症状

肝区痛，消瘦、乏力、食欲缺乏、腹胀是肝癌常见症状。

（1）肝区痛：最常见，多由肿瘤增大致使肝包膜绷紧所致，少数可由肝癌包膜下结节破裂，或肝癌结节破裂内出血所致。可表现为持续钝痛，呼吸时加重的肝区痛或急腹症，肿瘤侵犯膈肌疼痛可放散至右肩和右背，向后生长的肿瘤可引起腰痛。

（2）消化道症状：因无特征往往易被忽视，常见症状有食欲缺乏、消化不良、恶心、呕吐、腹泻等。

（3）全身症状：乏力、消瘦、全身衰竭，晚期病人可呈恶病质。

（4）黄疸：可因肿瘤压迫肝门、胆管癌栓、肝细胞损害等引起，多为晚期症状。

（5）发热：30%～50%病人有发热，一般为低热，体温偶可达39℃以上，呈持续或午后低热，偶呈弛张型高热。发热可因肿瘤坏死产物吸收、合并感染、肿瘤代谢产物所致。如不伴感染，为癌热，多不伴寒战。

（6）转移灶症状：肿瘤转移之处有相应症状，有时成为此病的初始症状。如肺转移可引起咯血、咳嗽、气急等，骨转移可引起局部痛或病理性骨折，椎骨转移可引起腰背痛、截瘫，脑转移多有头痛、呕吐、抽搐、偏瘫等。

（7）伴癌综合征：即肿瘤本身代谢异常或癌组织对机体的影响引起内分泌或代谢方面的症候群，可先于肝癌症状出现。①自发性低血糖症：发生率10%～30%，肝细胞能异位分泌胰岛素或胰岛素样物质；肿瘤抑制胰岛素酶或分泌一种胰岛B细胞刺激因子或糖原储存过多；肝组织糖原储存减少，肝功能障碍影响肝糖原的制备。以上因素造成血糖降低，形成低血糖症，严重者出现昏迷、休克导致死亡。②红细胞增多症：2%～10%病人可发生，肝癌切除后常可恢复正常，可能与肝细胞产生促红细胞生成素有关。肝硬化病人伴红细胞增多症者宜警惕肝癌的发生。③其他：罕见的尚有高钙血症、高脂血症、皮肤卟啉癌、类癌综合征、异常纤维蛋白原血症等。

（二）体征

（1）肝、脾肿大：进行性肝肿大是其特征性体征之一，肝质地硬，表面及边缘不规则，部分病人肝表面可触及结节状包块。合并肝硬化和门静脉高压者，门静脉或脾静脉内癌栓或肝癌压迫门静脉或脾静脉可出现脾肿大。

（2）腹水：合并肝硬化和门静脉高压或门静脉、肝静脉癌栓所致，为淡黄色或血性腹水。

（3）黄疸：常因癌肿压迫或侵入肝门内主要胆管或肝门处转移性肿大淋巴结压迫胆管所致梗阻性黄疸；癌肿广泛破坏肝脏引起肝细胞坏死形成肝细胞性黄疸。无论梗阻性或肝细胞性黄疸，亦无论肿瘤大小，一旦出现黄疸多属晚期。

（4）转移灶的体征：肝外转移以肺、淋巴结、骨和脑为最常见。转移灶发展到一定大小时可出现相应的体征，而较小的转移瘤往往无体征。

五、影像学表现

由于电脑技术与超声波、X线、放射性核素、MRI等的结合，大大提高了肝癌早期诊断的水平。目前常用的影像学诊断方法有超声显像（US）、CT、MRI、放射性核素显像（SPECT）和选择性血管造影（PAS）、选择腹腔动脉、肝动脉造影等。

（一）超声显像（US）

US是肝癌定位诊断中最常用的分辨率高的定位诊断方法，单用二维B超对肝癌的确诊率为76%～82.2%。可检出2cm以内的小肝癌。图像主要特征为肝区内实性回声光团，均质或不均质，或有分叶，与周围组织界限欠清楚，部分有"晕环"。可显示肿瘤位置、大小，并了解局部扩散程度（如有无门静脉、肝静脉、下腔静脉、胆管内癌栓，周围淋巴结有无转移等）。近年术中B超的应用，提高了手术切除率，随着超声波技术的进展，彩色多普勒血流成像（DFI）可分析测量进出肿瘤的血液，以鉴别占位病灶的血供情况，推断肿瘤的性质。另外以动脉CO_2微泡增强作用对比剂的超声血管造影有助于检出1cm直径以下的多血管肝细胞癌，并有助于测得常规血管造影不易测出的少血管癌结节。

（二）CT

CT具有较高的分辨率，是一种安全、无创伤的检查方法，诊断符合率达90%。肝癌通常是低密度结节或与等密度、高密度结节混合的肿物，边界清楚或模糊，大肝癌常有中央液化，增强扫描早期病灶密度高于癌周肝，10～30秒后密度下降至低于癌周肝，占位更为清晰，并持续数分钟。近年来一些新的CT检查技术如动态团注增强CT延迟后螺旋CT、电子束CT和多层CT的应用，极大地提高了扫描速度和图像后处理功能，能非常方便、快捷地完成肝脏的分期扫描，动态扫描及癌灶和血管的三维重建。近年来碘油CT颇受重视，此乃CT与动脉造影结合的一种形式，包括肝动脉、肠系膜上动脉内插管直接注射造影剂，增强扫描，先经肝动脉注入碘油，约1周后做CT，常有助检出0.5cm小肝癌，但亦有假阳性者。

（三）MRI

可显示肿瘤包膜的存在，脂肪变性，肿瘤内出血、坏死、肿瘤纤维间隔形成，肿瘤周围水肿，子结节及门静脉和肝静脉受侵犯等现象。肝癌图像为T_1加权像，肿瘤表现为较周围肝组织低信号强度或等信号强度，T_2加权像上均显示高信号强度。肝癌的肿瘤脂肪，肿瘤包膜及血管侵犯是最具特征性的征象。MRI能很好显示HCC伴脂肪变者下弛豫时间短，在T_1加权像产生等信号或高信号强度；而HCC伴纤维化者T_1弛豫时间长则产生低信号强度。MRI证实47%的肝癌病例有脂肪变性，此征象具有较高的特异性，而T_2加权像上HCC表现为不均匀的高信号强度，病灶边缘不清楚；肿瘤包膜在T_1加权像显示最佳，表现为肿瘤周围有一低信号强度环，0.5～3mm厚，而MRI不用注射造影剂即可显示门静脉和肝静脉分支，显示血管的受压推移，癌栓形成时 T_1 加权像为中等信号强度，T_2 加权像呈高信号强度。

（四）血管造影

肝血管造影不仅是诊断肝癌的重要手段，而且对估计手术可能性及选择合适的手术方式有较高的价值。尤其是应用电子计算机数字减影血管造影（DSA）行高选择性肝动脉造影，不仅能诊断肝癌，更为肝癌动脉灌注化疗，肝动脉栓塞提供了方便的途径。但近年由于非侵入性定位诊断方法的问世，肝动脉造影趋于少用。目前作为诊断，动脉造影的指征为：①临床疑有肝癌而其他显像阴性，如不伴有肝病活动证据的高浓度 AFP 者。②各种显像结果不同，占位病变性质不能肯定者。③需做 CTA 者。④需同时做肝动脉栓塞者。

肝癌的肝动脉造影主要表现：①早期动脉像出现肿瘤血管。②肝实质像时出现肿瘤染色。③较大肿瘤可见动脉移位、扭曲、拉直等。④如动脉受肿瘤侵犯可呈锯齿状，串珠状或僵硬状。⑤动静脉瘘。⑥"湖状"或"池状"造影剂充盈区。

（五）放射性核素显像

包含 γ 照相、单光子发射计算机断层显像（SPECT）、正电子发射计算机断层（PET）。采用特异性高、亲和力强的放射性药物 ^{99m}TC-吡多醛五甲基色氨酸（^{99m}Tc-PMT），提高了肝癌、肝腺瘤检出率，适用于小肝癌定位及定性，AFP 阴性肝癌的定性诊断，鉴别原发性抑或继发性肝癌及肝脏外转移灶的诊断。图像表现为肝脏肿大失去正常形态，占位区为放射性稀疏或缺损区。近年来以放射性核素标记 AFP 单抗，抗人肝癌单抗，铁蛋白抗体等做放射性免疫显像，是肝癌阳性显像的另一途径。目前检出低限为 2cm。

六、实验室检查

肝癌的实验室检查主要包括：肝癌标志物，肝功能检测，肝炎病毒（尤其是乙型与丙型）有关指标，免疫指标，其他细胞因子等。本节重点阐述肝癌标志物。

细胞在癌变过程中常产生或分泌释放出某种物质，存在肿瘤细胞内或宿主体液中，以抗原、酶、激素、代谢产物等方式存在，具有生化或免疫特性，可识别或诊断肿瘤者称为肿瘤标志物。理想的肿瘤标志物应具有高特异性，可用于人群普查，有鉴别诊断的价值，能区分良恶性病变；监视肿瘤发展、复发、转移，能确定肿瘤预后和治疗方案。

（1）甲胎蛋白（AFP）：AFP 现已成为肝癌最好的标志物，目前已广泛用于肝细胞癌的早期普查、诊断、判断治疗效果、预防复发。全国肝癌防治研究会议确定 AFP 断肝癌标准为：①AFP ＞400μg/L，持续 4 周，并排除妊娠，活动性肝病及生殖胚胎源性肿瘤。②AFP 在 200～400μg/L，持续 8 周。③AFP 由低浓度逐渐升高。

有 10%～30%的肝细胞癌病人血清 AFP 呈阴性，其原因可能是：肝细胞癌有不同细胞株，有的能合成 AFP，另一些仅能合成白蛋白，后者比例大，AFP 不升高；癌体直径≤3cm 的小肝癌病人中，AFP 可正常或轻度升高（20～200μg/L）；肿瘤不是肝细胞癌，而是纤维板层癌或胆管细胞癌。

肝癌常发生在慢性肝病基础上，慢性肝炎、肝炎后肝硬化有 19.9%～44.6%AFP 呈低浓度（50～200μg/L）升高，因此肝癌的鉴别对象主要是良性活动性肝病。良性肝病活动常先有 ALT 升高，AFP 相随或同步升高，随着病情好转 ALT 下降，AFP 亦下降。对于一些 AFP 呈反复波动，持续低浓度者应密切随访。

原发性肝癌、继发性肝癌、胚胎细胞癌和良性活动性肝病均可合成 AFP，但糖链结构不同。肝细胞癌病人血清中的岩藻糖苷酶活性明显增高，使 AFP 糖链经历岩藻糖基化过程，在与植物凝集素（扁豆凝集素 LCA、刀豆凝集素（ConA）反应呈现不同亲和性，从而分出不同异质群。扁豆凝集素更能够反映肝组织处于再生癌变时 AFP 分子糖基化的差异。应用亲和层析电泳技术将病人血清 AFP 分成 LCA 或（ConA）结合型（AFP-R-L）和非结合型（AFP-N-L），其意义：①鉴别良恶性肝病，肝癌病人 AFP 结合型明显高于良性肝病。以 LCA 非结合型 AFP＜75％为界诊断肝癌，诊断率为 87.2％，假阳性率仅 2.5％；②早期诊断价值，Ⅰ期肝癌及直径 5cm 以下的小肝癌阳性率为 74.1％和 71.4％，故 AFP 异质体对肝癌诊断不受 AFP 浓度，深度肿瘤大小和病期早晚的影响。

AFP 单克隆抗体：AFP 异种血清均难以区别不同来源 AFP，影响低浓度肝癌的诊断。

AFP 单克隆抗体能识别不同糖链结构的 AFP，可选用针对 LCA 结合型 AFP 的单克隆抗体建立特异性强、敏感度高的方法，有助于鉴别肝癌和其他肝病，同时有助于早期肝癌的诊断和肝癌高危人群的鉴别，有人报道抗人小扁豆凝集素甲胎蛋白异质体单抗（AFP-R-LCA-McAb）的双位点夹心酶联免疫血清学检测，肝癌阳性率 81.7％，良性肝病等假阳性率仅 2.1％。

（2）γ 谷氨酰转肽酶同工酶Ⅱ（GGT-Ⅱ）：应用聚丙烯酰胺凝胶（PAG）梯度电泳可将 GGT 分成 9～13 条区带，其中Ⅱ、Ⅲ为肝癌特异条带，阳性率为 27％～63％。经改良用 PAG 梯度垂直平板电泳可提高阳性率至 90％，特异性达 97.1％，非癌肝病和肝外疾病阳性小于 5％，GGT-Ⅱ与 AFP 浓度无关，在 AFP 低浓度和假阴性肝癌中阳性率亦较高，是除 AFP 以外最好的肝癌标志。

（3）γ 羧基凝血酶原（DCP）：肝癌病人凝血酶原羧化异常，而产生异常凝血酶原即 DCP。原发性肝癌细胞自身具有合成和释放 DCP 的功能，肝癌时血清 DCP 往往超过 300μg/L，阳性率为 67％，良性肝病也可存在，但一般低于 300μg/L，正常人血清 DCP 一般不能测出。AFP 阳性肝癌病例 DCP 也会升高，两者同时测定具有互补价值。

（4）α-L-岩藻糖苷酶（AFU）：属溶酶体酸性水解酶类，主要功能是参与含岩藻糖基的糖蛋白、糖脂等生物活性大分子的分解代谢。肝细胞癌时血清 AFU 升高的阳性率 75％，特异性 91％，在 AFP 阴性肝癌和"小肝癌"病例，AFU 阳性率分别为 76.％和 70.8％，显示其与 AFP 无相关性，且有早期诊断价值。

（5）碱性磷酸酶（ALP）及其同工酶Ⅰ：在无黄疸和无骨病病人，血清 ALP 超过正常上界的 2.5 倍，应疑为肝内占位性病变，尤其是肝癌存在，但早期小的肝癌病例，ALP 升高不明显。应用 PAG 电泳分离出的 ALP 同工酶Ⅰ（ALP-Ⅰ）对肝细胞癌具有高度特异性，但阳性率仅为 25％，且不具有早期诊断意义。但与其他标志物具有互补诊断价值。

（6）醛缩酶（ALD）同工酶：ALD 有 A、B、C 三种同工酶，ALD-A 主要见于原发性和继发性肝癌及急性重型肝炎。该同工酶对底物 1，6-二磷酸果糖（FDP）和 1-磷酸果糖（FIP）的分解能力不同，因而 FDP/FIP 活力比对癌诊断有一定价值，原发性肝癌阳性率为 71.5％。

（7）5′-核苷酸磷酸二酯酶（5′NPD）同工酶Ⅴ（5′NPDV）：5′NPDV 常见于肝癌病人，将Ⅴ带迁移系数（Rf）≥0.58 作为阳性标准，在 AFP 阳性肝癌为 84.6％～85.7％，在 AFP 阴性肝癌为 56.4％～91.0％，与 AFP 联用互补诊断率达 94.0％～95.4％，术后此酶转阴，但在转移性肝癌阳性率为 72%～88%，肝炎肝硬化阳性率为 10%，提示肝癌特异性差，而对良恶性肝病有一定鉴别意义。

（8）α_1 抗胰蛋白酶（AAT）：人肝癌细胞具有合成、分泌 AAT 的功能，AAT 是一种急性时相反应物，当肿瘤合并细胞坏死和炎症时 AAT 可升高，对肝癌诊断特异性为 93.6%，敏感性 74.7%，AFP 阴性肝癌的阳性率为 22.7%。而在良性肝病则为 3%～12.9%。

（9）α_1 抗糜蛋白酶（AAC）：α_1 抗糜蛋白酶（AAC）产生机制同 AAT，AAC 诊断肝癌的特异性为 92.2%，敏感性为 68.0%。

（10）M2 型丙酮酸同工酶（M2-PrK）：Prk 有 R、L、M1、M2（K）型 4 种同工酶，脂肪肝及肝癌组织中主要是 M2（K）型，可视为一种癌胚蛋白，肝癌病人的 M2-PrK 阳性率达 93%，良性肝病则在正常范围内〔ELISA 夹心法正常值为（575.8±259.5）ng/L〕。

（11）铁蛋白和同功铁蛋白：肝脏含有很丰富的铁蛋白，同时肝脏又是清除循环中铁蛋白的主要场所。当肝脏受损时铁蛋白由肝组织逸出而且受损的肝组织清除循环中铁蛋白能力降低致使血清铁蛋白升高。肝癌病人较良性肝病病人增高更明显，诊断特异性 50.5%，同功铁蛋白在肝癌时由于肝癌细胞合成增多，释放速度加快，故对肝癌诊断意义较大。正常人为 16～210μg/L，300μg/L 为诊断界值，肝癌诊断率为 72.1%，假阳性为 10.3%，AFP 阴性或低 AFP 浓度肝癌阳性率 66.6%，直径<5cm 的小肝癌阳性率为 62.5%。

为提高肝细胞性肝癌诊断率，上述标志物可做以下选择：①临床拟诊或疑似肝癌者，除 AFP 外，比较成熟的可与 AFP 互补的有 GGT-Ⅱ、DCP、AFU、M2PrK，同功铁蛋白等需临床进一步验证。②AFP 低浓度持续阳性，疑为 AFP 假阳性者，可加做 AFP 分子异质体。③AFP 阴性可选择联合酶谱检查，如 GGT-Ⅱ＋AAT 或加 ALP-1、AFU＋GGT-Ⅱ＋AAT 等。

七、诊断

（一）病理诊断

（1）肝组织学检查证实的原发性肝癌者。

（2）肝外组织的组织学检查证实为肝细胞癌。

（二）临床诊断

（1）如无其他肝癌证据，AFP 对流法阳性或放射免疫法≥400μg/L，持续 4 周以上，并能排除妊娠，活动性肝病，生殖胚胎源性肿瘤及转移性肝癌者。

（2）影像学检查有明确肝内实质性占位病变，能排除肝血管瘤和转移性肝癌，并具有下列条件之一者。①AFP≥200μg/L。②典型的原发性肝癌影像学表现。③无黄疸而 ALP 或 GGT 明显增高。④远处有明确的转移性病灶或有血性腹水，或在腹水中找到癌细胞。⑤明确的乙型肝炎标记阳性的肝硬化。

八、鉴别诊断

（一）甲胎蛋白阳性肝癌的鉴别诊断

由于 AFP 存在胚胎期末胚肝、卵黄囊，少量来自胚胎胃肠道，因此有时出现 AFP 假阳性。

分娩后 AFP 仍持续上升者应警惕同时存在肝癌。生殖腺胚胎性肿瘤，通过仔细的生殖器与妇科检查鉴别。胃癌、胰腺癌，尤其伴肝转移者常不易鉴别，其 AFP 异常升高的发生率为 1%。但 AFP

浓度多较低，常无肝病背景。B超可鉴别胰腺癌，继发性肝癌呈"牛眼征"，胃肠钡餐、胃镜有助鉴别胃癌。而且胃癌、胰腺癌转移至肝多见，而肝癌转移胃、胰极少见。肝炎、肝硬化伴 AFP 升高是 AFP 阳性肝癌的最主要鉴别对象，尤其是不伴明显肝功能异常的低中浓度 AFP 升高者，以下几点有助鉴别：①有明确的肝功能障碍而无明确肝内占位者；②AFP 与 ALT 绝对值、动态变化呈相随关系；③AFP 单抗、AFP 异质体、异常凝血酶原等测定，B 超检查。

（二）AFP 阴性肝癌的鉴别诊断

AFP 阴性而肝内有占位性病变者，常见的鉴别疾病如下。

（1）肝血管瘤：是与肝癌鉴别的最常见疾病。以下几点有助鉴别：①多见于女性，病程长，发展慢，一般情况好。②无肝病背景。③肝炎病毒标志常阴性。④超声显示边清而无声晕，彩色多普勒常见血管进入占位区。⑤增强 CT 示填充，并常由周边开始。⑥肿块虽大但常不伴肝功能异常。

（2）继发性肝癌：常有原发癌史，多为结直肠癌、胰腺癌、胃癌、无肝病背景；肝炎病毒标志常阴性；癌胚抗原增高，显像示散在多发病灶，超声示"牛眼征"，动脉造影示血管较少，99mTC-PMT 阴性。

（3）肝脓肿：需与尚未液化或已部分机化的肝脓肿鉴别。以下几点有助鉴别：①有痢疾或化脓性病史；②无肝炎、肝硬化背景；③肝炎病毒标志多阴性；④有或曾有炎症表现，如发热伴畏寒；⑤影像学检查在未液化或脓稠者颇难鉴别，但边缘多模糊且无声晕等包膜现象；已液化者需与肝癌伴中央坏死相鉴别，增强或造影示无血管。

（4）肝囊肿、肝包虫：病程长，无肝病史，包虫病病人常有疫区居住史；一般情况较好；肿块虽大而肝功能障碍不明显；超声波显像示液性占位，囊壁薄，常伴多囊肾；包虫皮试可助肝包虫诊断。

（5）肝腺瘤：较少见，女性多于男性，常有口服避孕药多年历史，常无肝病史，99mTC-PMT 扫描呈强阳性，此点鉴别价值高，因腺瘤分化程度较肝癌好，故摄取 PMT 却无排出通道而潴留呈强阳性。

九、治疗

原发性肝癌病情发展迅速，预后不佳，因此治疗方法的选择，应视肿瘤状况，肝功能和全身情况而定。

影响肝癌治疗与预后的因素主要有肿瘤大于或小于 5cm；局限于一叶抑或累及全肝；是否侵犯门静脉主干；是否有远处转移。肝功能处于代偿或失代偿，血清胆红素高于正常高值上限，白、球蛋白比例倒置，凝血酶原时间为正常值 50% 以下均属失代偿。γ-谷氨酰转肽酶值数倍于正常值者或提示肝功能差，或提示肿瘤巨大，或提示有广泛门、肝静脉癌栓。全身情况则包括心、肺、肾等重要脏器功能以及年龄等。

（一）肝癌的治疗原则

早期、综合、积极是肝癌治疗的 3 个重要原则。

（1）早期治疗：一般小肝癌切除 5 年生存率可达 60%～70%，而大肝癌切除后 5 年生存率仅 20% 左右；切除的预后明显优于非切除者。因此"早期"和"有效"的治疗（切除）是达到根治和延长生存期最重要的途径。对亚临床肝癌，应争取在肿瘤长大至 3～5cm 前加以切除。对临床肝癌，应争取在发生门静脉主干癌栓前进行治疗。

（2）综合治疗：迄今肝癌尚无特效疗法，各种疗法包括切除治疗均无法达到100%根治。因此采用综合治疗，实验与临床均已反复证明，各种疗法配合得当者"三联"优于"二联"，"二联"优于"单联"治疗。综合治疗除不同治疗方法同时应用尚可序贯应用。

（3）积极治疗：积极治疗突出个"再"字，如切除术后亚临床期复发行再切除者其5年生存率可在原先基础上再增加约20%，此乃化疗、放疗、免疫治疗等办法难以达到，同样瘤内无水酒精注射、TAE等需多次进行，不少可达到长期稳定。

（二）肝癌治疗的选择

（1）手术切除与肝移植：手术切除是肝癌获得根治的最主要手段。随着外科技术的进步，在全部肝癌病人中能切除者已从过去5%左右提高到10%以上。包括对原发灶的切除，多个原发灶的切除，复发灶的切除，转移灶的切除，以及肿瘤缩小后的二期切除。

手术切除适应证：凡肿瘤局限于一侧，肝功能代偿者，无其他脏器的手术禁忌证均可采用手术切除或进行切除以外的姑息性外科治疗。

值得注意的是：①小肝癌压迫引起梗阻性黄疸而肝功能较好者，轻度ALT升高并非绝对禁忌。②GGT显著升高达正常数倍以上者手术宜慎。③合并糖尿病者，在未获得控制前宜暂缓。④已有门静脉主干癌栓者一般为手术禁忌。

手术的关键是正确判断能否既切除肿瘤又保存足够的肝组织，以及既能切除肿瘤又不致引起难以控制的出血。

手术并发症：早年主要为肝功能衰竭，近年已明显减少。术后并发症一般有：术后腹腔内出血，多因止血不彻底和肝功能不佳所致；肝功能衰竭、腹水、黄疸，多因未能正确判断肝切除量所致；膈下积液或脓肿，多因引流不畅所致；胆瘘，右侧胸腔积液，在右肝手术尤其白蛋白较低者常难免发生；其他少见并发症如肺梗死等。

肝移植治疗原发性肝癌的5年生存率已提高到37%，在肝细胞癌中，纤维板层型肝癌的疗效较好。伴有肝硬化者肝移植疗效优于肝切除。而大于5cm，多个结节，血管受癌侵犯者复发早。

（2）切除以外的外科治疗：切除以外的外科治疗也称姑息性外科治疗，包括液氮冷冻治疗、高频率激光气化治疗、微波局部高热治疗、术中瘤内无水酒精注射、肝动脉结扎、肝动脉插管等。此类姑息性外科治疗应用得当，尤其合并应用，常可明显延长生存期，或导致肿瘤缩小而切除。

1）肝动脉插管药物灌注（HAI）：肝癌90%的血供来自肝动脉，因此插管致肝动脉注射药物可明显提高药物在肿瘤的浓度，其3年生存率13.3%，5年生存率为7.9%。

2）肝动脉结扎术（HAL）：肝动脉结扎后可使肿瘤的大部坏死。但通常6周后侧支循环重新建立，故难以达到根治。HAL适于不能切除的大肝癌，但肿瘤超过全肝的70%，则HAL后将有肾功能障碍甚至导致死亡，故肿瘤过大，有黄疸或腹水或肾功能不佳者宜慎，近年来HAL改进如下：①仅结扎患侧肝动脉支；②合并远段肝动脉栓塞；③采用带气囊导管做间歇性动脉阻断。HAL术后3年生存率及5年生存率同HAL。

3）肝动脉结扎合并插管（HAL＋HAI）：该法是近年新的发展，即剖腹后于肝门部经胃网膜右动脉插管进入患侧肝动脉支，注入美蓝以确证灌注至肿瘤区，然后结扎患侧肝动脉支，但仍保持动脉导管的通畅，以备手术后药物灌注。3年生存率达27.3%，5年生存率为18.1%，部分病人肿瘤明显缩小而获二期切除。

4）液氮冷冻切除治疗：用−196℃液氮经冷冻置于肝瘤区，20分钟即达到80%的最大冷冻效果，病理证实在冰球内的所有组织包括肿瘤均产生凝固性坏死。如并用HAL，可提高疗效。冰球如能覆盖整个癌结节，常可根治。该法安全、有效、不良反应小。

5）高功率激光气化与微波治疗：用高功率YAG激光气化肝癌结节，其效果如用手术切除，且出血少。但气化只适于不太大的肝癌结节，亦可作肝癌的姑息性切除。近来用微波刀，可用于固化癌结节或用以代手术刀切肝。可减少出血并消灭切端癌。

（3）非手术肝血管栓塞治疗与化疗：由于肝细胞癌结节90%血供来自肝动脉，10%血供来自门静脉，故近年来经皮股动脉穿刺肝动脉栓塞术（TAE）或合并化疗，已成为不适合手术治疗肝癌病人的首选疗法。其原理是将供应肿瘤的肝动脉分支加以栓塞，导致肿瘤结节大部坏死，配以化疗药物杀伤更多癌细胞。使用的指征为不能手术切除的肝癌均可用TAE，但门静脉主干有癌栓，肝硬化严重，肝功能失代偿、有黄疸、腹水，肾功能不佳者不宜应用，目前TAE已发展至肝段TAE，提高了疗效，2年生存率达71.6%。但由于癌结节的周边由门静脉供血，故单独TAE难以达到根治。与PVE（即在超声引导下经皮穿刺做肝内门静脉支栓塞治疗）合用，可获得较完全的肿瘤结节坏死。栓塞剂主要为碘油与吸收性明胶海绵，化疗药物则常用顺铂，阿霉素或表柔比星、丝裂霉素，5-氟尿嘧啶。3年生存率为17.6%。为了提高TAE疗效，Cldlerg等用血管紧张肽Ⅱ与化疗微球同用，可使肿瘤中药物浓度提高2.8倍。TAE的关键乃反复多次，多次TAE能有效延长生存期，TAE后肿瘤缩小可行二期切除。

（4）经皮穿刺瘤内无水乙醇注射：无水乙醇可导致肿瘤凝固坏死，为此治疗的要点为：①力求无水乙醇能覆盖整个癌结节。②重复进行：适于3cm以下肝瘤以及5cm以下而手术风险较大的肝癌。3年生存率60%～80%，由于无水乙醇难以达到100%的癌结节的覆盖，故远期疗效逊于手术切除者。

（5）放射治疗：放射治疗自20世纪50年代末用于治疗肝癌以来，经历了全肝照射—局部照射—全肝移动条照射—手术定位局部超分割外照射等变迁。目前为仅次于TAE的非手术治疗方法，通常适用于肿瘤局限于半肝，尤其是右肝；无黄疸、腹水、远处转移、门静脉主干癌栓者。联合免疫治疗可减轻放射导致的免疫抑制。提高疗效，防止肿瘤的迅速复发。结合中医健脾理气中药可减轻不良反应、提高疗效。近年放疗已趋于与化疗，特别是肝动脉内化疗等多种方法综合应用。

（6）药物治疗：包含化疗药物及中药两个主要方面。肝癌的化疗始于20世纪50年代末，至今虽有不少新药出现，但实际疗效进展不大，尤其全身化疗疗效更差。对于晚期肝癌，肝功能失代偿者，合并肝癌结节破裂或消化道出血，全身情况差，骨髓明显受抑，重要器官功能障碍者应视为禁忌。可供选择的药物有：顺氯铵铂、5-氟尿嘧啶或氟脲苷（FUDR）或替加氟（FT207）、表柔比星或阿霉素、丝裂霉素、甲氨蝶呤等。肝硬化较严重者以前两种较为适宜。给药的途径可采用动脉化疗灌注，腔内或瘤内注射如癌性胸水者，抽液后注入MMC可短期控制胸水。由于肝癌中33%可查出雌激素受体，使用抗雌激素的阿替洛尔治疗肝癌已有报道。Farinati对32例不能切除的肝癌作前瞻性随机分组临床试验，治疗组阿替洛尔30mg/d，对照组无治疗，结果治疗组1年生存率为38%，40%AFP下降，对照组1年生存率为0%。认为此药可作为肝癌的姑息治疗。

近年来，化疗方面的一大进展是发现多药耐药基因（MDR1）。此基因的表达可使肿瘤细胞将多种主要抗癌药物泵出或转运出细胞外，即使仅有低浓度 MDR1 的表达已足以预测对多种联合化疗的耐药性。使用多药耐药修饰剂——一种不引起免疫抑制的环胞素 PSC-833 有可能消除肿瘤细胞的耐药而提高疗效。最近发现，大剂量口服阿替洛尔可作为逆转多药耐药基因（MDR）的药物。

肝癌的中医治疗是我国的特色。中药治疗的作用：①对不宜手术的病人可延长生存期。②对手术、放疗、化疗为主治疗的病人起辅助作用，如增强机体免疫功能、改善食欲、改善微循环等。③对肝硬化所特有的肝病背景——肝炎、肝硬化，中药有一定疗效，中药治疗的特点为症状改善较显著，不良反应小，全身状况保持较好，病情变化慢，可减轻放疗、化疗的不良反应等。

（7）生物治疗：生物疗法已被认为是癌症的第 4 种疗法，即手术、放疗、化疗之外的又一疗法，1992 年 Gutterman 将人类癌症的生物治疗分为以下 4 类：①抗增殖：如干扰素 α、β 与 γ（α-IFN、β-IFN、γ-IFN），转化生长因子 β（β-TGF）等。②免疫性：白介素 2、4（IL-2、IL-4），肿瘤坏死因子（TNF），各种单克隆抗体等。③造血生长因子：集落刺激因子（CSF）。④抗转移、抗血管生长：如金属蛋白酶的组织抑制剂（TIMP1、TIMP2）、胶原酶抑制剂、血小板因子 4 等。因此生物疗法已超出过去免疫治疗及不久前的生物反应修饰剂的范畴。近年使用较多的为干扰素、IL-2、淋巴因子激活杀伤细胞（LAK）、肿瘤浸润淋巴细胞（TIL）、混合菌苗（Coley 毒素，为链球菌和沙雷代菌的灭活制剂），生物疗法的趋势为多种制剂的综合应用。

生物治疗适用于直径较小的癌或手术和其他治疗后的残癌，但中晚期肝癌使用 LAK 等治疗仍有一定疗效。小棒状杆菌（CP）、LAK、IL-2 对癌性胸、腹水控制有效，CSF 的使用有助于提高化疗的用量从而提高疗效。

（8）导向治疗：100 年前提出的"魔弹"治疗肿瘤的梦想到 20 世纪 70 年代末变成了现实。Order 以 ^{131}I-铁蛋白抗体治疗肝癌开创了放射免疫治疗的新领域，曾有学者报道 ^{131}I-AFP 抗体治疗肝癌，上海医科大学肝癌研究所报道 ^{131}I-抗人肝癌铁蛋白抗体经肝动脉给药治疗肝癌，其后又进一步与上海细胞生物研究所合作用 ^{131}I-抗人肝癌单克隆抗体，均取得一定疗效。目前采用肝动脉给药，合并肝动脉结扎使肿瘤明显缩小，为二期切除创造条件。

导向治疗的关键是有导向性好的"载体"与杀伤力强的"弹头"。目前所用"载体"多属抗体类，"弹头"则仍以放射性核素为主。肝癌的导向治疗尚未完全成熟，由于生理屏障，肝癌血供等因素的影响，即使特异性极高的单抗亦难以达到 100％消灭癌的目的。为此，导向治疗虽然是一种有力杀伤肿瘤的方法，而需与其他疗法综合应用，尤其是外科的序贯切除以消灭残癌。今后努力方向包括寻找更特异的载体；制备"人源"或"人化"单抗，以免抗体的产生；探索双功能抗体。

综上所述由于肝癌病因有多种因素参与，迄今仍未能纯化出肝癌的高特异性抗原，因此难以找到一种简单的肝癌特效治疗方法，故综合治疗是重要方向。综合治疗包括：①不同疗法的同时综合治疗；②同一疗法不同品种的同时综合应用；③不同疗法的先后序贯应用，而避开各自的不良反应，综合得当能收到很好疗效。上海医科大学肝癌研究所实验研究结果提示单一治疗以超分割放疗最好，单用菌苗无效；"二联"应用以超分割放疗加顺铂最好，少数动物出现肿瘤完全消退；"三联"应用肝动脉结扎（HAL）加肝动脉插管化疗（HAI）加导向内放射或局部外放射，其肿瘤缩小而获切除比例和生存率均高于"HAL＋HAI"二联。免疫治疗中不同品种合用有增效作用，TFN 加 BCG 加混合菌苗，其效果优于 CP 加 IFN，或 BCG＋IFN 的二联，而二联又优于单一应用。

在肝癌的各种治疗中，应注意对症治疗及支持治疗，以提高晚期病人的生存质量，延长生存期。

（9）射频治疗：超声引导下射频消融治疗（RFA）是 Rossi 和 Mcgaham 于 1990 年首先证实并应用的，其原理是通过产生热消融反应，热能使组织变得干燥，继而引起凝固性坏死。作为一种有效的微创性治疗手段，射频消融具有操作时间短、创伤甚小、价廉等特点。

适应证：①原发性肝癌直径超过 5cm 的包块，疗效甚好。②转移性肝癌。③不能手术切除的肝癌，包括肝癌较大者，病人年龄较大者，病人不愿接受手术者，病人全身情况欠佳或伴有其他疾病如心力衰竭、严重糖尿病及免疫力低下者。④多个病灶。⑤某些位置不佳的肿瘤。

禁忌证：①严重黄疸，较多腹水。②已有远处转移或门静脉主干癌栓形成者。③巨大肝癌或弥漫性肝癌。④明显的凝血功能障碍，有严重出血倾向者。⑤严重心、肾、肺功能损害者。⑥糖尿病血糖控制不佳者。⑦高血压血压控制不佳者。⑧膈下或肝内有急性炎症或脓肿者。⑨B 超无法显示的病灶。

并发症：疼痛、出血、胆漏、黄疸、胸腔积液等。

（10）靶向药物治疗：肝细胞癌（HCC）的发病率在全世界人类实体肿瘤中居第五位，是第四位肿瘤相关性死因。早期 HCC 可能通过手术切除、原位肝移植或局部消融达到治愈。但这样的病例在西方国家仅占 HCC 的 30%，在亚洲则不足 10%。尚有部分 HCC 病人通过局部治疗，包括肝动脉化学栓塞（TACE）、放射栓塞和局部消融，将 HCC 降期后予以手术切除或达到 Milan 标准后接受肝移植。但对大多数进展期肝癌（AHCC），即不能外科手术或局部区域性治疗，以及上述治疗后病情进展的病人，迄今尚无有效的系统疗法。以往的临床研究业已表明，传统的系统化学治疗不能给 HCC 病人带来存活益处。

2006 年，Abou-Alfa 等报道多激酶抑制剂索拉菲尼治疗 AHCC 的非对照 Ⅱ 期临床研究结果，137 例 AHCC 病人经索拉菲尼治疗后，3 例部分缓解（PR），46 例稳定（SD），中位总存活期（OS）达 9.2 个月，中位无疾病进展时间（PFS）为 4.2 个月。自 2007 年 10 月起，欧盟 EMEA、美国 FDA 和中国 SFDA 相继批准索拉菲尼作为首个可用于临床治疗 HCC 的分子靶向药物，从此为 AHCC 病人提供了一个有效的系统治疗选择。

1）索拉菲尼的作用机制：体内外研究均表明，索拉菲尼通过抗肿瘤细胞增殖、抗血管生成和（或）促凋亡作用，破坏肿瘤的微血管，抑制肿瘤生长。索拉菲尼是一种小分子多激酶抑制剂，其主要作用靶点是丝氨酸—苏氨酸激酶 Raf-1。体外试验发现，索拉菲尼在相当低的浓度（IC 6nM）即可有效抑制 Raf-1 活性。该靶点涉及 Ras/Raf/有丝分裂原激活的蛋白激酶（MEK）/MARK 信号瀑布，其受抑后直接抑制肿瘤细胞增殖。索拉菲尼还能作用于其他受体酪氨酸激酶，包括血管内皮生长因子受体（VEGFR）1、2、3，血小板源性生长因子受体（PDGFR）8，纤维母细胞生长因子受体（FGFR），阻断肿瘤血管生成，断绝肿瘤细胞营养供应，从而间接抑制肿瘤增殖和转移。HCC 为血管丰富的肿瘤，理论上应对抗血管生成治疗的反应敏感。

肿瘤坏死因子（TNF）相关性凋亡诱导配体（TRAIL/APo2L）是 TNF 超级家族中的 Ⅱ 型穿膜蛋白，有极强的诱导凋亡的作用，选择性作用于肿瘤细胞，而不伤及正常细胞，是一种有希望的抗肿瘤因子，适用于抗肿瘤治疗。但许多 HCC 细胞及其他肿瘤细胞对 TRA Ⅱ 诱导的凋亡有高度抵抗性；即使 TRAIL 达最高浓度 1000ng/mL，仍不能诱导细胞凋亡。影响肿瘤细胞对 TRAIL 敏感性的因素很多，其中以抗凋亡蛋白 Mcl-1 最为关键。Mcl-1 是 Bcl-2 家族的成员，通过抵消 Bak、Bim 和 Puma，使 TRAIL 相关信号失效，细胞对 TRAIL 产生抵抗。信号转导子与转录活化子 3（STAT3）在转录调节有关细胞增殖和存活的基因中起关键作用。细胞因子如白细胞介素 6、生长因子包括表皮生长因子受体（EGFR）、FGFR 和 PDGFR 等均可刺激酪氨酸磷酸化作用，进而活化 STAT3。STAT3 调节多种凋亡相关蛋白如 Bcl-2、Bcl-xL、Mcl-1、存活素和细胞周期蛋白 D1 的表达；通过含酪氨酸磷酸酶家族（SHP-1 和 SHP-2）SH2 领域在内的蛋白质酪氨酸磷酸酶，可下调 STAT3 信号。上述磷酸酶直接通过 STAT3 磷酸化作用降低 STAT3 活性。研究发现，MK/STAT3 信号激活的 HCC 更具侵袭性，病人预后不良；提示 STAT3 抑制物可作为治疗 HCC 的新模式。某些化合物如苯甲基异硫氰酸盐通过降低活化及总 STAT3 蛋白表达和 STAT3-DNA 结合亲和力，能诱导某些类型的胰腺癌细胞凋亡。目前认为，STAT3 也是索拉菲尼治疗 HCC 的新靶点。已发现索拉菲尼与 TRAIL 对多种肿瘤细胞有协同的细胞毒性作用。研究证实，索拉菲尼抑制 STAT3 是其使 HCC 细胞对 TRAIL 致敏的主要机制；索拉菲尼在 HCC 细胞不仅抑制 Mcl-1，也能抑制其他 STAT3 相关蛋白、存活素和细胞周期蛋白 D1。敲除 SHP-2 并不能改变索拉菲尼对 HCC 细胞凋亡及 STAT3 的磷酸化作用，而 SHP-1 才是索拉菲尼的主要靶点。

2）索拉菲尼的用法：如前所述，索拉菲尼的标准用法是 400mg，每日 2 次；空腹或在进低脂饮食时口服。根据药物相关毒性调整剂量，可减为 400mg，每日 1 次或隔日 1 次；或 200mg，每日 1 次；甚至停药，待不良反应缓解后以半量恢复用药。

（11）小肝癌的治疗：肝癌的防治包括一级、二级和三级。一级预防即病因预防，为最根本的预防，但由于肝癌的病因尚未完全清楚，且不同病因引起肝癌的潜伏期不一样，故一级预防的效果常需数年，甚至几十年。三级预防即临床治疗，目前虽然进展较快，但大幅度提高疗效尚相距太远，因此二级预防，即早期发现、早期诊断与早期治疗应是其重点，在短期内见效。

肝癌的二级预防实质上是小肝癌的研究。小肝癌的早期发现、早期诊断、早期治疗是肝癌长期生存及提高 5 年生存率的重要途径，小肝癌的发现应从高危人群着手，主要以 HBsAghCV 阳性者、年龄 35 岁以上 65 岁以下为对象的普查，目前较实用者为 AFP 加超声显像。由于小肝癌缺乏临床症状及体征，其诊断与大肝癌有诸多不同，诊断中应注意：①AFP 与 ALT 的关系分析。②AFP 持续阳性虽不伴肝功能异常，最终几乎均证实为肝癌。③敢于对 AFP 较低浓度时做出诊断，因通常小肝癌阶段肿瘤大小与 AFP 高低相关。④对可疑病人严格随访。小肝癌早期治疗要点为：手术切除仍为最好的治疗，因此凡肝功能代偿者宜力争切除；术中未能切除者可做肝动脉结扎、插管、冷冻、无水乙醇瘤内注射或其综合应用；术后密切随访即 AFP 与超声，一旦发现复发或肺部单个转移应再切除。肝功能失代偿者可试超声引导下瘤内乙醇注射或微波局部高热治疗，合并中药保护肝脏。

（12）复发与转移的治疗：对于肝癌复发与转移的治疗，近年来随着诊断技术的进步，已可能早期发现并能发现亚临床期复发与转移，对该部分病人的治疗可行再切除。其要求为：①对根治性切除病人应视为极高危人群，每 2～3 个月用 AFP 与超声显像随访监测，连续 5～10 年，以早期发现亚临床复发，并每半年作胸部 X 线检查以检出肺转移。②对肝内 3 个以内复发灶及肺部 2 个以内转移灶应力求再切除，通常均为局部切除。肺部单个转移灶的切除其远期疗效甚至优于肝内复发再切除者。

第四节 转移性肝癌

转移性肝癌在临床上极为常见,在西方国家,转移性肝癌和原发性肝癌的比例约为 20:1,在我国,两者发生概率相近。

一、病理生理

转移途径分 3 种:①经门静脉:为肝内转移的最主要途径,是其他途径引起肝转移的 7 倍;以来源于胃肠道的原发癌最为多见。②经肝动脉:肺癌和肺内形成的癌栓,可进入体循环,经肝动脉血流于肝内形成转移。③经淋巴道:此路径少见,胆囊癌可沿胆囊窝淋巴管扩展至肝内。肝转移结节通常位于肝表面,大小不等。结节中央因坏死可出现脐样凹陷。除结节型外,肝转移瘤偶尔也可表现为弥漫浸润型。多数转移瘤为少血供肿瘤,有 4%~7% 为富血供,多见于绒毛膜上皮癌、肉瘤、恶性胰岛细胞瘤、肾癌、乳腺癌、类癌等。钙化可见于结直肠癌、卵巢、乳腺、肺等,尤其以结直肠黏液腺癌为著。

消化道恶性肿瘤是转移性肝癌最常见的原发病灶,而其中又以结直肠癌最为多见。结直肠癌肝转移最常发生于原发灶切除后的 2 年内,通常没有症状;少数病人可有上腹隐痛。尽管有淋巴结转移的病人更易出现肝转移,但各个期别的结直肠癌均可发生肝转移,在经手术切除的结直肠癌病例中 40%~50% 最终出现肝转移。在新发的结直肠癌病例中 20%~25% 存在肝转移。

二、诊断

诊断转移性肝癌涉及许多辅助检查,包括实验室检查、影像学检查甚至腹腔镜。实验室检查主要用于随访监测以及与原发肝癌进行鉴别,同时评估病人的肝功能水平以及储备情况。在许多结直肠癌病人的随访中连续检测其癌胚抗原(CEA)水平可有效检测肿瘤复发。

转移性肝癌的确认主要依赖于影像学检查,超声、CT 以及 MRI 都能提供较为可靠的信息。典型病例病灶常多发,CT 表现为平扫低密度,MR 表现为长 T_1 长 T_2 信号,增强扫描时动脉期出现环形强化,门脉期强化范围无扩大。部分病灶可出现牛眼征,即病灶中央低密度坏死区周围伴环状强化,环外另见一圈低密度。病理上,环状强化为肿瘤组织,外为受压的肝细胞和肝窦。

拟诊为转移性肝癌后,还需要其他的相关检查如消化道内镜、胸部 CT 或者 PET 来寻找原发病灶以及确认其他部位有无出现转移,为下一步治疗提供依据。

三、治疗

一般认为当发生肝转移时病情已属晚期,多采用以化疗为主的综合治疗方式。但对于结直肠癌肝转移,手术是目前唯一有效的治愈手段。国外大宗病例报道治愈性肝切除术的手术病死率为 1%~2.8%,术后 5 年生存率为 34%~38%,但有 10%~25% 结直肠癌肝转移病人确诊时适于手术切除。

目前大多数研究表明,无论是同时性或异时性结直肠癌肝转移,若转移灶可切除,首选手术治疗。2006 年 8 月英国《结直肠癌肝转移治疗指南》对结肠、直肠癌肝转移的肝切除提出了以下几点意见。

(1)对于可切除的病例,肝切除的目的是切除所有肉眼可见的病灶,切缘干净并且保留足够功能的肝。

（2）在结直肠癌根治性切除后，肝单发、多发和累及双叶转移的病人是肝切除的合适人选。

（3）是否能够达到切缘干净（或切除）取决于放射科医师和外科医师。

（4）外科医师应当决定可接受的肝保留量，大概是至少1/3的肝或相当于两个肝段。

（5）肝外科医师和麻醉科医师应当对病人是否适合手术作出决定。

（6）如果认为病人不适合手术，则应考虑射频消融治疗。

（7）合并肝外疾病的病人在如下情况应考虑肝切除：可切除或可射频消融治疗的肺转移；可切除或可射频消融治疗的单发肝外病变如脾脏、肾上腺或局部复发病灶；肝转移灶局部直接侵犯周围组织如侵犯横膈或肾上腺，但病灶可以切除。

（8）肝切除禁忌证应当包括无法控制的肝外病变，如原发病灶不能切除、广泛的肺转移、局部区域的复发、腹膜受累、广泛的淋巴结转移（如后腹膜淋巴结、纵隔淋巴结或肝门淋巴结转移）和骨或神经系统转移。

（9）不能肯定肝转移灶能否切除，当不能肯定结直肠癌肝转移转移灶是否能切除或进行射频消融治疗时，应当交给肝胆外科进行讨论后决定。这类病人可以通过门静脉栓塞或两步法肝切除以保留更多的肝功能，以及通过联合手术和射频消融来获得切除的可能。

而对于肝转移灶无法切除的病人，其中一部分可通过包含分子靶向治疗在内的新辅助化疗转为可切除；而另一部分仍然不可切除的病人则宜采用包括全身静脉化疗、介入治疗以及肝转移灶的局部治疗（射频消融、激光消融、无水乙醇注射和冷冻切除术）在内的多种方式进行姑息治疗。

第五节　肝癌破裂大出血

一、诊断

（一）临床表现

（1）病史：有长期慢性肝炎、肝硬化病史或已确诊肝癌。癌结节破裂前一般有腹痛加重或突发性腹部疼痛。可能有诱发腹压增加或腹部受到暴力打击病史。

（2）内出血、失血性休克表现：病人有贫血、脉搏细速、面色苍白、大汗、血压下降、少尿等失血性休克表现。约50%的病人因破入胆管有胆血症。

（3）腹膜炎表现：由于血液对腹膜的刺激，病人可有急性腹膜炎表现，如腹痛，腹胀，腹部有压痛、反跳痛、肌紧张，肠鸣音减弱等，但一般较细菌性腹膜炎为轻。腹部移动性浊音阳性。

（4）肝大或其他：近3/4病人可见到肝大，肝质地坚硬，边缘不规则，表面凹凸不平，呈大小不等的结节或巨块。癌肿位于肝右叶顶部者可使膈肌抬高，肝浊音界上升。有时肝大可以非常显著，充满整个右上腹或上腹，右季肋部明显隆起。部分病人可能有黄疸和恶病质表现。

（5）诊断性腹腔穿刺：于右下中腹部（或左侧）诊断性腹腔穿刺可获得不凝血液，由于混有腹水，血液可能较淡，据此可以诊断腹腔内出血，结合其他表现，即可判明出血来自肝脏。若一次未抽出而临床有内出血表现时，可改变病人的体位或改变穿刺位置再行穿刺，一般阳性率在90%左右。

（二）实验室检查

（1）血红蛋白及血细胞比容：显示进行性贫血，血红蛋白、红细胞计数和血细胞比容进行性下降，说明有活动性出血。

（2）腹腔穿刺灌洗：如果出血量小或癌结节破裂时间短，诊断性腹腔穿刺可为阴性，这时用生理盐水灌洗腹腔，灌洗液检查有肉眼血液，或显微镜下红细胞计数超过 $100×10^9/L$ 或白细胞计数超过 $0.5×10^9/L$ 即为阳性，可认为腹腔内出血。

（3）甲胎蛋白测定或其他酶学检查：可能发现甲胎蛋白升高或碱性磷酸酶、γ-谷氨酰转肽酶、乳酸脱氢酶、5-核苷酸磷二酯酶、α-抗胰蛋白酶、酸性同功铁蛋白、凝血酶原等增高。急性大出血时检查这些酶意义不大，对于出血量小的保守治疗病人可争取获得这些资料。

（三）特殊检查

（1）X 线检查：部分病人可能发现肝脏形态改变，肝影扩大、膈下积液等，或可发现局限性膈肌隆起。应用价值不大，只有当缺乏其他检查手段时才考虑应用。

（2）B 超检查：可以显示肝脏形态、大小，肿瘤的大小、形态、部位，肝静脉或门静脉内有无癌栓，甚至可以显示破裂的癌结节，还可以明确腹腔内是否有积血（液），对诊断极有帮助，既方便又可靠，并可反复检查或床旁追踪。在病情允许时应获得。应用高分辨率的彩色 B 超显示更佳，并很容易区分肝癌与肝血管瘤。

（3）CT 检查：可以清楚地显示肝脏外形、大小，肝内肿瘤结节的大小、形态、部位及破裂出血的癌结节。可以明确诊断，较省时、方便、可靠，如病人情况允许，应争取获得。螺旋 CT 诊断价值更高。

（4）选择性肝动脉造影：可以显示肝癌结节的大小、形态、部位、数目及破裂的癌结节情况，但费时、价格昂贵，仅作为检查手段，其应用价值不大。如作为介入治疗的一部分，获取这部分资料有其独特价值，因为肝癌结节破裂手术处理有时很被动。

二、治疗

肝癌自发性破裂出血是肝癌严重的并发症，约占肝癌死因的 10%，发生率为 2.5%～20%。肝癌破裂出血往往急剧、凶险，需要立刻抢救，同时或病情稳定后应积极考虑针对肝内原发病灶的治疗。

（一）非手术治疗

（1）紧急处理：出血量较小者。应平卧休息，限制活动，腹带加压包扎，出血量大，有失血性周围循环衰竭的病人应及时对病人血压、脉搏、呼吸、心率及神志情况进行严密监护，并给予抗休克治疗。

（2）补充血容量：出血量较小者可仅予补充晶体液，出血量大、有失血性周围循环衰竭的病人，应及时给予输注新鲜血，或进行成分输血。

（二）手术治疗

该症病情凶险，死亡率高，凡符合手术指征者应立即手术治疗，临床多采用肝动脉结扎或急诊肝切除治疗。随着介入医学的发展，针对该病有人采用超声选择肝动脉栓塞治疗的方法，亦获得了良好的临床疗效。

手术指征：病人一般情况尚好，年龄在 60 岁以下；明确为肝癌破裂出血，伴休克，短期内血红蛋白迅速下降；不能排除其他原因出血，或其他急腹症需要手术探查者；肝代偿功能尚好，无肝性脑病、大量腹水或其他重要器官功能障碍，估计能做肿瘤切除或其他有效治疗。

第六节　肝海绵状血管瘤

肝血管瘤是一种较为常见的肝良性疾病，包括肝海绵状血管瘤、毛细血管瘤、血管内皮细胞瘤。肝海绵状血管瘤主要见于成人，很少引起症状，有自发破裂的可能。国外报道尸检中肝海绵状血管瘤的检出率为 0.35%～7%，在肝活检中发现率为 2%，占良性肿瘤的 41.6%～70%。肝海绵状血管瘤可发生于任何年龄，但以 30～50 岁多见，男女比例 1：（1.25～6），但是也有男性发病率高的报道。上海第二军医大学东方肝胆外科医院报道 371 例肝海绵状血管瘤，占肝良性肿瘤的 74.2%，男女比例为 1：1，平均年龄为 45 岁。

一、病因

确切发病原因不明，有以下几种学说。

1. 发育异常学说

目前普遍认为在胚胎发育过程中，由于血管发育异常，引起肿瘤样增生而形成血管瘤。有些在出生时即存在，或在出生后不久即能看到，亦说明为先天发育异常。

2. 其他学说

毛细血管组织感染后变形，导致毛细血管扩张；肝组织局部坏死后血管扩张形成空泡状，其周围血管充血、扩张；肝内区域性血循环停滞，致使血管形成海绵状扩张；肝内出血后，血肿机化、血管再通后形成血管扩张。

二、病理

肝海绵状血管瘤一般边界清楚，大小不　，最小直径者仅为数毫米，大者可超过 20cm。90% 为单发，以肝右叶居多。少数为多发，可占据整个肝，又称肝血管瘤病。肝海绵状血管瘤肉眼观为紫红色或蓝紫色，可呈不规则分叶状，质地柔软，有囊性感，亦可坚实较硬。一般位于肝包膜下，也可深居于肝实质内。常与 Glisson 鞘紧密相连，肝表面可呈凹陷或隆起。与周围肝实质分界明显。肝海绵状血管瘤一般不伴有肝硬化。切面呈蜂窝状，内充满血液。显微镜下可见到大小不等的囊状血窦，窦壁内衬有一层成熟的内皮细胞，血窦内常充满红细胞，有时有血栓形成。血窦之间为纤维组织分隔，偶见被压缩的细胞索，大的纤维分隔内有小血管和小胆管，纤维分隔可发生钙化。

三、临床表现

此病的临床表现随肿瘤大小、发生部位、生长速度、病人全身情况及肝组织损害程度不同而异。此病发展缓慢，病程可达数年至数十年之久。肿瘤小时毫无症状，多在体检时或因其他疾病行剖腹术时被发现。当肿瘤逐渐增大压迫邻近脏器时，可出现上腹部不适、腹胀、上腹隐痛、嗳气等症状。有时可因血管瘤破裂大出血而发生急腹症，儿童病人的破裂倾向要高于成人。也有因肿瘤巨大，在肝内形成动静脉瘘，因回心血量增多，引起充血性心力衰竭者。巨大血管瘤病人少数会因血管瘤内凝血或纤溶亢进出现消耗性凝血障碍，包括血小板减少症和纤维蛋白原较少症，即 Kasabach-Merritt 综合征。体检时，大的血管瘤可触到随呼吸运动的腹部包块，与肝关系密切，肿瘤表面光滑、质软或中等硬度，有压缩感、弹性感，可能有轻压痛，偶尔听到血管杂音。

四、辅助检查

（一）实验室检查

检查结果多数在正常范围，有部分巨大肝海绵状血管瘤病人可出现红细胞、白细胞、血小板计数减少或纤维蛋白原减少。

（二）影像学检查

1. B 超

直径在 4cm 以下的肝小血管瘤可表现为：①高回声型，为最常见的类型，约占 80%，此型血管窦壁厚，间隔主要是纤维组织，血窦减少，反射界面多，故出现密集的高回声结节，结节呈圆形或椭圆形，边界清楚，中心有间隔，内部回声均匀。②低回声型，约占 11%。血窦壁薄，血窦稍大，反射界面相对少，多呈低回声肿瘤。③混合型，约占 9%，其内部为高和低回声不规则的混合，光点较粗糙，有明确的边界，多见于稍大的血管瘤。

直径大于 4cm 的中等大的血管瘤倾向于混合型，无明确的边界，期间有多个网眼状或蜂窝状低密度透声区。巨大的肝海绵状血管瘤多表现为实质性不均匀的强回声条索和斑片，有形态不规则和大小不等的液性区与之混杂存在

2. CT

平扫图像上呈现密度均匀一致的低密度区，在快速注入造影剂做增强显像时则出现由瘤体周边向中心逐渐密度增高，可形成"环形""斑片状"高密度区，这些高密度区逐步弥散、扩大、融合。延迟扫描可见肿瘤完全填充，由高密度逐步变为等密度。

3. MRI

据统计，MRI 对肝良、恶性占位性病变的鉴别诊断正确率超过 90%。通常在 T_1 加权像，肝血管瘤为低信号，稍大的血管瘤信号可有稍有不均匀，在 T_2 加权像上，肝血管瘤则具有非常高的信号强度。此点与肝癌的表现不同，后者在 T_1 加权像上信号中等偏低，而在 T_2 加权像上呈中等偏高。

4. 血管造影

由于海绵状血管瘤是肝动脉末梢的畸形，其结构由"海绵状"的血窦组成，其中无正常血管、胆管及肝细胞，无动静脉瘘的特点，促使造影剂进入瘤体较快，而弥散慢，排除时间长，及所谓"快进慢出"征。在小于 10cm 的肝血管瘤常表现为"爆米花状"，由于肿瘤中心血流缓慢而呈"C"或"环状"；巨大血管瘤供应动脉较粗，动脉期表现为"血树枝"或"腊梅花"状，实质期呈"雪片状"，大结节呈"米花团"状。

五、诊断及鉴别诊断

由于存在着内出血的危险，经皮穿刺是极为危险的。运用影像学检查方法，可诊断绝大多数的肝海绵状血管瘤。主要与肝癌或其他良性病变相鉴别。

1. 原发性肝癌

原发性肝癌 AFP 阳性者不难与血管瘤相区别，但对 AFP 阴性的原发性肝癌，特别是小肝癌（直

径≤5cm），因其临床症状不明显，有时很难与小血管瘤鉴别，值得重视。一般肝癌病人多有肝炎、肝硬化史。腹部能触及肿块者其肿块质地较硬，表面高低不等，无压缩性。

2．肝非寄生虫性囊肿

孤立单发肝囊肿易与肝海绵状血管瘤鉴别，只有少数多囊肝可能与肝海绵状血管瘤混淆。多囊肝 50％以上合并多囊肾，病变大多遍布肝，B 超、CT 示病变为大小不等、边界光滑、完整的囊腔，可能有家族遗传因素。

3．肝包虫病

病人多有牧区生活史或羊、犬接触史，肝包虫皮内试验（Casoni 试验）阳性，血嗜酸性粒细胞计数增高。

六、治疗

目前大多数学者认为对肝血管瘤行外科治疗应慎重。因大多数肝血管瘤是良性的，在确诊为较小的和多发的血管瘤，且无临床症状者，可暂时不做处理，仅需定期 B 超随访。存在以下情况时应考虑手术：不能排除恶性病变者；有明显症状者；肿瘤迅速增长者；剖腹术中同时处理肝血管瘤估计能耐受者；出现以消耗性凝血功能障碍或血管瘤破裂导致瘤内或腹腔内出血者。也有人认为肝海绵状血管瘤直径＞10cm 者；直径 5～10cm 有破裂出血危险者；直径＜5cm 但诊断不明，不能除外恶性者应考虑手术治疗。总之，肝海绵状血管瘤的治疗方案取决于肿瘤的大小、部位、生长速度和诊断准确性。

1．肝动脉结扎术及肝动脉栓塞术

适用于血管瘤病变范围广泛，已累及大部分肝组织或大血管；一般情况差不适合行肝切除等复杂手术；肿瘤周围无正常肝组织，不适合做捆扎术。根据病变部位可选择结扎肝固有动脉、肝左、肝右动脉，结扎后大部分肿瘤可变软缩小，该法对血管瘤疗效甚为满意。在肿瘤缩小的基础上，术后加用放射治疗可促使肿瘤机化变硬，对改善症状、控制肿瘤生长有一定作用。随着微创外科的发展，现已有腹腔镜下行肝动脉结扎的报道。不适合手术切除的病人还可行股动脉栓塞术，亦能达到控制血管瘤发展的目的，以免除手术痛苦，一般无不良反应，术后大部分病人可见肿瘤缩小。

2．血管瘤捆扎术

适用于肿瘤在肝稍浅表部位，血管瘤直径在 15cm 以下，肿瘤四周有正常的肝组织，经阻断肝十二指肠韧带后肿瘤明显缩小变软者，可采用血管瘤捆扎术。术中首先阻断第一肝门，使血管瘤尽量缩小后，用长弯针穿以粗丝线从靠近血管瘤一侧的正常肝组织处进针，并经过肿瘤基底部，再从肿瘤另一侧正常肝组织出针，暂不结扎，依血管瘤大小，用同样方法再缝合数针，然后逐一收紧打结。捆扎时应注意进针，不可穿过瘤体，以免放松肝门阻断后，从针眼处发生大量出血。这种方法能很好地控制血管瘤的发展，并使血管瘤机化达到治疗血管瘤的目的。

3．肝切除术

为肝海绵状血管瘤的根治方法。但因血管瘤血供丰富，术中极易出血，手术难度大，应严格掌握手术适应证。根据血管瘤的大小、部位，选择具体术式：可选择局部切除，肝叶、肝段切除或半肝切除；如病变已超过半肝范围，余肝明显代偿增大，无肝硬化，肝功能正常者，可行三叶切除术或超过半肝的不规则切除。近年报道采用腹腔镜行肝血管瘤切除术，但术后常有复发，不宜常规实施。

4．冷冻疗法

对既不能手术切除，又不适合其他方法治疗的肝海绵状血管瘤，可试用冷冻疗法，一般用液氮，可使温度降至－196℃。冷冻方法大致有 4 种。

（1）接触冷冻：将圆盘形冷冻头置于组织表面加压冷冻，可产生半球形冰冻块，冷冻深度约为冷冻面积的半径。

（2）插入冷冻：用针形冷冻头插入血管瘤内，以达到较深部位的治疗。

（3）液氮直接喷冻：适用于表面积较大的弥漫性浅表病变。

（4）液氮通过漏斗灌入：冷冻时间取决于冷冻方法、病灶大小和深浅度。通常冷冻 15 分钟可达 80%～90%最大冷冻效应，故一般单次冷冻 15～30 分钟，在快速冷冻、缓慢自然溶解过程中，能使冷冻区产生凝固坏死。

5．微波固化治疗

适用于不能做肝切除的较大的肝海绵状血管瘤。将微波天线插入瘤体内，接上频率为 2450mHZ、输出最大功率为 180W 的微波治疗机，然后加温凝固。肿瘤即刻明显缩小，如肿瘤较大需多个加温凝固点。固化效应使血管瘤逐渐纤维化，最终得到治愈。一般出血少，尤其适合多发血管瘤。

6．放射治疗

单纯放射治疗效果多不满意，一般是作为肝动脉结扎或栓塞术后的辅助治疗，或手术时已切除主瘤，尚有残存少量血管瘤组织的情况下行放射治疗。术中可对残留血管瘤组织行银夹定位，术后行小视野放射治疗，效果较好。对单纯放射治疗者，多有肝损害，预后不良。

7．硬化剂治疗

常用的硬化剂有鱼肝油酸钠、车前子素、明矾及胶体 ^{32}P 等。对于体外浅表的海绵状血管瘤疗效较好，对肝海绵状血管瘤，因肿瘤较大，血供丰富，难以获得理想的效果。只有对切除后尚残留一小部分的血管瘤可以试用。但应注意一次注射剂量要适当，以免溃烂发生意外。

七、预后

此病为良性疾病，发展缓慢，且无恶变倾向，一般预后良好。但由于某种原因，如妊娠或剧烈运动等促使瘤体迅速增大，或因外伤可使肿瘤破裂，危及生命。带蒂的肝海绵状血管瘤可发生蒂部扭转，引起肿瘤坏死、疼痛等。也有个别病人因血管瘤巨大发生血小板减少、纤维蛋白原减少而导致凝血功能障碍，引起出血性疾病死亡；或血管瘤有动-静脉瘘，因回心血量增多和心脏负担加重导致心力衰竭而死亡。

第七节　肝脏良性间叶肿瘤

一、平滑肌瘤

平滑肌瘤是一种极为少见的肝脏良性肿瘤。迄今文献共报道 10 例。

（一）病因与病理

病因迄今不明，有文献报道与 EB 病毒感染有关，但仅限于个案报道。大体上肿瘤为单发病灶，周边有包膜,肿瘤切面呈纵横条束编织状。光镜下肿瘤由大量胶原组织及平滑肌细胞组成,部分细胞可见玻璃样变(WVG染色),间质少,血管较丰富。免疫组化提示波形蛋白、平滑肌肌动蛋白(SMA)、增殖细胞核抗体(PCNA)阳性,其他均为阴性。

(二)临床表现

临床上缺少特异性表现,症状多与肿瘤大小有关。病人可出现上腹不适或肝区疼痛,体检可表现为肝、脾肿大。影像学检查:B超有呈类似肝癌的低回声占位,但不会出现癌栓、子灶。CT有类似肝海绵状血管瘤的增强表现,但无局限化持续显著增强的表现。MRI T_2 加权像示大片低信号伴中央不规则极高信号。血管造影可显示出异常肿块效应,有供应血管的伸展,瘤体内可见散在血管湖。

(三)诊断

术前不易确诊,主要依靠术后病理进行诊断。通常认为肝脏原发性平滑肌瘤的诊断必须符合 2 个标准:①肿瘤必须由平滑肌细胞组成;②无肝脏以外部位的平滑肌瘤存在。

(四)治疗

肝脏原发性平滑肌瘤为良性肿瘤,无论瘤体大小均与正常肝组织分界明显,手术切除的概率大,切除后预后良好。

二、肝脂肪瘤

肝脂肪瘤由 Stretton 报道,是较为罕见的肝良性肿瘤。

(一)病因与病理

此病病因不明,部分脂肪瘤可伴有髓外造血,称髓脂肪瘤。大体肿瘤呈单发,主要由成熟的脂肪细胞组成,可被纤维组织束分成叶状,色黄质软,周围有完整的薄层纤维组织包膜,除肿瘤部位外,肝脏大小、色泽均可正常或仅轻度肝大。光镜下分化成熟的脂肪细胞大小较一致,核无异型,周边包膜无侵犯。免疫组化 S-100 散在阳性,SMA 和 HMB45 阴性。

(二)临床表现

肝脂肪瘤可发生于各年龄组,以成人多见,文献报道男女之比约为 1∶2.3~1∶2.5,以女性多见。临床上多无症状或仅有轻微右上腹不适,大多数为单个病灶,少数有多个病灶或肝左、右叶均有,文献报道最小直径有 0.3cm,最大有 36cm,但大多为 5cm 左右。影像学检查 B 超呈极强回声,光点特别细小、致密,内有血管通过,边缘锐利,略有分叶感,但瘤体后部回声强度明显低于前部,衰减明显。CT 呈极低密度,达 −95Hu 至水样密度。

(三)诊断

病人临床症状多无特异性,一般无嗜酒及肝炎史,化验检查肝功能及 AFP 多正常,但影像学的特殊表现可与其他肝占位性病变相区别。

(四)治疗

最有效的治疗方法是手术切除,尤其是不能与含脂肪较多的肝细胞癌相鉴别时,应首先考虑手术治疗。

第八节 肝细胞腺瘤

肝细胞腺瘤为肝细胞良性增生，通常发生于正常肝脏内。肝细胞腺瘤发生与口服避孕药关系密切。研究认为，避孕药可促进肝细胞局灶性坏死、结节增生，最后发展为肝脏腺瘤。

一、病理

肝细胞腺瘤一般为单发结节，偶尔可为多发病灶。大部分"多发性腺瘤"或"腺瘤病"实质上是局灶性结节性增生。肝细胞腺瘤病灶呈球形，大部分直径为5～15cm，但大的可达30cm。许多腺瘤鼓出肝脏表面，并常有大血管行走。少数肿瘤有蒂。肿瘤切面与周围的肝脏边界清楚，通常无包膜。颜色为从黄色到草绿色或棕色。肿瘤中常有坏死和出血。

镜下肝细胞腺瘤由良性肝细胞组成，排列成片状和条索状，无肝腺泡结构。肿瘤细胞与正常肝细胞大小相同或略大。胞核规则一致，核浆比例正常，几乎看不到分裂象。肝窦常常受压，内壁覆盖扁平细胞。

二、临床表现

肝细胞腺瘤发展慢、病程长，早期可无任何症状。临床上常难与肝癌相鉴别。当肿瘤逐渐增大、压迫邻近器官时，可有明显症状，如上腹胀满不适、恶心、食欲减退或微隐痛等。肿瘤表面光滑、质硬，多无压痛。如发生瘤内出血，则可出现右上腹疼痛、贫血、黄疸和畏寒、发热、上腹痛、白细胞计数增高等。如腺瘤破裂出血，则会出现急腹症，严重者可发生休克。

三、辅助检查

影像检查中常表现为肝占位性病变。但此病发展慢，病程长，自觉症状轻，病人全身情况好。

（一）实验室检查

AFP检查阴性。

（二）影像学检查

CT、MRI及血管造影等，可以做出初步诊断。

四、诊断与鉴别诊断

（一）诊断

影像检查中常表现为肝占位性病变。但此病发展慢，病程长，自觉症状轻，病人全身情况好。AFP反复检查阴性。再结合CT、MRI及血管造影等检查，可以做出初步的诊断。但有些病变常常需要病理检查才能确诊。

（二）鉴别诊断

可与各种肝占位性病变鉴别，容易与肝癌混淆。

五、治疗

肝细胞腺瘤虽属良性肿瘤，但有破裂出血的危险。在个别病例还有癌变可能，有的术前还难以与肝癌相鉴别，因此一旦拟诊为肝细胞腺瘤，务必尽早剖腹探查，争取手术切除。对于近第一、第二肝门者，不能将肿瘤完整切除时，也可作包膜内肿瘤切除，近期效果满意，但术后易复发。也可以对无法切除的腺瘤作肝动脉结扎术或加肝动脉栓塞术，对制止肿瘤生长或防止肿瘤破裂出血有一定的作用。对于一些与口服避孕药有密切关系的病例，要停止服用避孕药，常可使肿瘤缩小。

第九节　非寄生虫性肝囊肿

一、流行病学

先天性肝囊肿可分为单发性肝囊肿和多发性肝囊肿（亦称多囊肝）。单发性肝囊肿较少见，尸检检出率为 0.16%～0.19%。此病以女性多见，在无症状的肝囊肿病人中男女比例为 1∶1.5，在有症状或者有并发症的病人中男女比例为 1∶9。可发生于任何年龄，但以 20～50 岁多见，文献报道最小年龄为 2 岁，最大为 82 岁。但是 50 岁以上病人的肝囊肿体积较年轻人为大，巨大的肝囊肿均见于 50 岁以上的女性病人。发病部位以右叶居多，约为左叶的 2 倍。多发性肝囊肿比单发性多见，尸检检出率为 0.15%～0.5%，约有半数病人同时合并肾、胰、脾、肺、脑或卵巢等囊肿。此病多见于 40～60 岁女性，常侵犯全肝。

二、病因与病理

病因不详。一般认为肝囊肿或起源于肝内的迷走胆管，或是肝内胆管和淋巴管在胚胎期发育障碍所致。有以下三方面机制。

（1）胚胎发育早期，肝管生长过多，有的逐渐消失，有的多余遗留，因分泌物聚积而形成囊肿。

（2）胚胎发育中期，肝内产生过多的小胆管，有些未与胆管连接，继发液体潴留而形成囊肿。

（3）在胚胎发育期异常演变而来的肝管构成肝囊肿的囊壁，囊腔内继发炎症增生和液体潴留而形成囊肿。

单发性肝囊肿大小不一，差别悬殊。小者仅数毫米，大者直径可达 20cm，一般含液量常在 500mL 以上，多者可达 2000mL。囊肿呈圆形或椭圆形，多为单房，亦有多房者。有时带蒂，有完整包膜。与肝内胆管不相交通。囊肿表面呈乳白色，也有的呈蓝灰色；囊壁厚薄不一，为 0.5～5mm。组织学从外向内分为 3 层：外层随在肝内的位置不同而异，可为腹膜或被压缩的肝组织；中层由致密结缔组织（内有血管网）、结缔组织（内有血管和胆管）及疏松结缔组织（内有强力纤维）组成；内层为单层立方上皮，柱状上皮或假复层上皮亦可见鳞状上皮或内膜退化。囊液多为清亮的中性或碱性液体，可混有胆汁，比重为 1.010～1.022，含有少量的清蛋白、黏蛋白、胆固醇、红细胞、胆红素、酪氨酸或胆汁等。若合并囊内出血可呈咖啡色。

多发性肝囊肿比单发性多见，约半数的多囊肝病人同时合并有多囊肾。囊肿可散布于全肝，或密集于肝的一叶，以右肝为多见。标本切面里蜂窝状改变，囊肿之间的肝组织一般正常。囊壁菲薄分 2 层：内层为上皮细胞，外层为胶原样组织。多发性肝囊肿很少引起门脉高压症，但可合并胆管狭窄、胆管炎。晚期可引起肝损害。

三、临床表现

先天性肝囊肿生长缓慢，多数病人无明显症状，仅在体检时被 B 超、CT 发现，有时亦在施行腹部其他手术时偶尔发现。当囊肿长大到一定程度，引起如下症状。

（一）上腹部肿块

是许多病人的早期症状，约 55% 的病人出现。

（二）压迫症状

压迫邻近脏器，如胃、十二指肠和结肠，可有食后饱胀、食欲缺乏、上腹不适隐痛等症状。

（三）腹痛

约 30% 病人出现，如有囊肿破裂或囊内出血，可出现急腹症症状；若带蒂囊肿扭转，可突发右上腹剧痛。

（四）黄疸

压迫胆管引起阻塞性黄疸者较为少见，据报道仅有 5% 的病例出现。

（五）全身症状

若合并囊肿感染，可出现畏寒、高热、白细胞增高等类似肝脓肿的症状。

体检时唯一的阳性体征是右上腹部肿块或肝增大，约 40% 的病人出现，可触及肿块表面光滑，有囊性感，无压痛，可随呼吸上下移动。若囊肿较小则无任何阳性体征。

四、辅助检查

（一）B 超检查

B 超准确性和特异性均较高，易于随访，有助于和肝外腹腔囊肿鉴别。是确诊的可靠方法。

（二）CT 检查

CT 是诊断特异且灵敏的方法，检查时可显示边界清楚的圆形或卵圆形低密度区，其吸收系数接近于水。增强扫描后，低密度显示更为清楚，其吸收系数增加不明显。

（三）X 线检查

X 线有一定诊断意义，但无特异性，一般不选用。

（四）MRI 检查

MRI 诊断灵敏度高于 CT，可显示出 1cm 大小的囊肿，并能区别囊性扩张的胆管，但对于和海绵状血管瘤的鉴别较为困难。

五、鉴别诊断

（一）肝包虫病

病人多来自牧区，有羊、犬接触史，囊肿张力较大，叩之有震颤，皮内试验（Casoni 试验）阳性。B 超检查时可见到内囊壁上的子囊影等，这些均有助于鉴别。

（二）胆囊积液

多有胆囊炎病史，胆囊造影时胆囊不显影，B 超或 CT 查可见积液在肝外而非肝内。

（三）胰腺囊肿

左外叶巨大囊肿应与之鉴别。胰腺囊肿位置多较深在，常有压痛，既往有外伤或胰腺炎病史，B

超与 CT 可见囊肿与胰腺相连。

（四）右肾囊肿

右半肝下部的囊肿应与之鉴别。可有泌尿系症状，静脉肾盂造影、B 超、CT 检查可显示囊肿与肾的关系，较易鉴别。

六、治疗

对于小的（直径≤5cm）肝囊肿而又无症状者，不需特殊治疗。但对于大的且出现压迫症状者，应给予治疗。治疗原则为去除囊液，充分引流。可采用以下方法：

（一）囊肿穿刺抽液术

在 B 超定位引导下经皮肝穿刺直达囊腔，尽量抽净囊液，每周抽吸 1 次，一般 3～4 次即能使囊肿明显缩小。如每次抽液量不见减少，说明该方法无效，需改用其他方法。该法操作简单，不需剖腹，对巨大肝囊肿不能耐受手术者，或对剖腹手术有顾虑者可采用此种方法。但许多病人在抽液后不久囊液很快增加，反复抽液并不见囊肿缩小。近年来，在抽液的同时注入无水乙醇，反复抽吸数次后再将乙醇抽出，或根据囊腔大小在每次抽液后注入无水乙醇 5～20mL，以促使其内壁分泌细胞凝固坏死，近期疗效满意。

对巨大肝囊肿，每次抽液不宜过多，以免因突然减压造成虚脱或休克。巨大囊肿每次放液约 1/3，3～5 天抽吸 1 次。

（二）囊肿开窗术

本法为治疗单发性较大囊肿的首选方法。即在剖腹下将囊壁切除至少 1/3，吸净囊液后，囊腔敞开，囊液流入腹腔由腹膜吸收。手术创伤小，术后很少复发。

（三）囊肿切除术

本法一般用于带蒂的囊肿。对于左外叶巨大囊肿或位于肝边缘的囊肿可行肝叶或局部切除术，效果良好。

（四）囊肿内引流术

囊液染有胆汁或者囊腔与胆管相通时可行此术，常用空肠 Roux-Y 型吻合术。但吻合口必须够大，失功能空肠段至少在 60cm 以上，以免发生逆行性感染。

（五）多发性肝囊肿的处理

多发性肝囊肿一般不宜手术，仅在有一巨大囊肿，或几处较大囊肿引起症状时才考虑做一处或几处开窗术，或对其中的一个巨大囊肿做引流术，病变位于一叶者行肝叶切除术。对严重的多发性肝囊肿病人，宜先行较大囊肿穿刺放液，减低压力，促进肝细胞再生恢复，待肝功能正常、全身情况改善后再考虑行囊肿开窗术。但应注意对囊肿较多者，不宜一次全部开窗，以免因大量囊液流入腹腔导致腹腔积液，造成不良后果。

七、预后

此病发展缓慢，预后良好。手术切除囊肿者可获痊愈。但对晚期巨大肝囊肿病人，肝组织破坏较多而肝严重损害时，预后不良，可发生肝衰竭而死亡。

第十节　肝脏局灶性结节性增生

一、概述

肝脏局灶性结节性增生（FNH）是一种少见的来源于肝细胞的良性肿瘤。因缺乏典型临床表现和影像学特征及特异血清学检查，临床确诊十分困难，尤其是与肝癌常难以鉴别。由于 FNH 通常没有症状及并发症，也无恶变的可能，一般情况下只需随访观察，只有在诊断不明确或者有症状时才需手术切除。因此临床医师往往对 FNH 认识不足，当并发严重并发症时，导致诊断及治疗不及时。

二、流行病学

肝脏局灶性结节性增生约占所有肝脏原发肿瘤的 8%，在人群中的患病率约为 0.9%，多见于青年女性，单发者居多，男女之比为 2.3∶1，发病年龄为 5.5~68 岁，平均为 35.2 岁。

三、病因

其病因尚未完全清楚，一般认为此病是因肝动脉畸形造成局部肝组织血流过度灌注，继发引起局部肝细胞的反应性增生所致，也可能与服用类固醇性药物有关。

四、病理

2/3 的 FNH 为单结节实体型，1/3 为多结节型，直径多为 1~3cm，平均为 4.7cm，偶可大于 15cm。结节多位于肝包膜下，偶呈向肝脏表面凸出的带蒂结节，但也可位于肝实质深部，周围肝组织常无肝硬化。切面结节略呈棕黄色或灰白色，质较硬，呈不规则分叶状，以出现中央性灰白色星状或放射状纤维瘢痕为特征。镜下病灶由增生的肝细胞性结节构成，细胞无异型性，呈 1~2 层肝细胞板排列，仍存在血窦内皮细胞和 Kupffer 细胞，无正常门管区结构，结节之间可见星状瘢痕分隔。典型的星状瘢痕由增生的纤维组织、薄壁小静脉、厚壁肝动脉、增生小胆管以及数量不等的淋巴细胞构成，为重要的诊断依据。FNH 组织边缘常可见到大或中等大小的厚壁动脉血管。CD34 染色可有两种阳性形式：一种为局灶型，仅在纤维瘢痕两端的肝组织内出现少量微血管染色；另一种为弥漫型，类似"肝细胞癌型染色"，需注意鉴别。PCNA 染色显示肝细胞为弱阳性，表明其增生活性并无异常增高。

FNH 无发生恶变的报道。鉴于纤维板层型肝细胞癌有时会呈现类 FNH 样瘢痕，因此，对疑有 FNH 癌变的病例应首先排除纤维板层型 HCC 和高分化 HCC 的可能性。

五、诊断

（1）MRI 诊断：FNH 具有特异性，典型者不难做出诊断。在 T_1 加权像上为略低信号，T_2 加权像呈略高信号或等信号，病灶中心如存在瘢痕，T_1 加权像为低信号，T_2 加权像为高信号，说明瘢痕内水含量较多。增强扫描，中央"星芒状"瘢痕可持续强化。在 T_1 和 T_2 加权像上的等低及等高信号也可能与实际应用的 MR 场强大小不同有关，不同脉冲系列也有影响。

（2）超声诊断：FNH 的声像图表现与其大小有关。3cm 以下者诊断符合率较低，超声介入细胞学检查可以弥补超声图像的不足，具有重要的诊断价值。

六、诊断标准

（1）是较少见的肝脏良性病变，发病较肝腺瘤常见。

（2）常在腹部非特异症状影像检查时发现，50%～90%病例偶然发现。

（3）此病与服用避孕药无明显关系。

（4）发生破裂、出血、门静脉高压等并发症罕见。

（5）此病为非癌前病变。

（6）10%～20%病人为多灶性。

（7）5%～10%伴有肝血管瘤。

（8）B超、CT、肝动脉造影有定位诊断价值。

（9）MRI在病灶中心出现瘢痕为此病特征。

（10）肝放射性核素扫描可见，胶体金在中心集聚，亦为区别肝腺瘤的特征。

七、治疗

手术切除是FNH的有效的首选治疗，一般认为FNH不发生癌变，有人主张对明确诊断为FNH的无症状者，可以保守治疗，严密随访。我们认为基于以下理由仍应积极采用手术治疗：①FNH较少见，影像学难于定性，最后的诊断仍须病理学判断，在鉴别诊断上仍有一定的困难，误诊率较高。特别是在影像学上无法与肝脏恶性肿瘤相鉴别时，可避免延误治疗。②病人年龄较轻或肿瘤较大，在日常生活中可能引起破裂出血。③病人有明显症状且精神负担较重者。④手术疗效肯定，术后随诊无复发。对于有手术禁忌或肿块巨大不适宜手术治疗的病人，可采用肝动脉栓塞，使肿块缩小，但仍须严密观察，定期随诊。

第十一节　胆汁淤积症

胆汁淤积症指胆汁流入十二指肠减少或消失，从而反流入血液中。临床上常表现为黄疸、瘙痒、尿色深、粪色变浅和黄斑瘤等。实验室检查可有血清胆红素、碱性磷酸酶和γ-谷氨酰转移酶水平升高，血清丙氨酸转氨酶和天冬氨酸转氨酶水平升高提示有肝细胞损伤，慢性胆汁淤积症常伴有总胆固醇水平升高。胆汁淤积可由肝外胆管梗阻、肝内胆管梗阻或肝细胞分泌胆汁方式的改变所引起。前者肝外型胆汁淤积系指胆总管或肝内大的胆管由于机械性阻塞所致，可通过手术或其他措施解除梗阻，当梗阻解除后胆汁淤积随之消失；后两种类型在解剖上看不到梗阻存在，系肝细胞或毛细胆管病变而致胆汁排泌障碍，常被统称为肝内型胆汁淤积。

一、病因

（一）肝内型胆汁淤积

1. 肝细胞性胆汁淤积病因

（1）遗传性疾病：α_1抗胰蛋白酶缺乏症、良性复发性肝内胆汁淤积、进行性肝内胆汁淤积（Byler病）、妊娠性胆汁淤积、卟啉症。

（2）获得性疾病：单纯性胆汁淤积如药物性；胆汁淤积性肝炎如病毒性肝炎、酒精性肝炎、药物性肝炎；细菌感染；全胃肠外营养；手术后胆汁淤积。

2. 肝内胆管梗阻病因

（1）原发性胆汁性肝硬化。

（2）原发性或继发性肝癌。

（3）胆管缺失综合征。

（4）囊性纤维化。

（二）肝外型胆汁淤积

（1）胆管或胆总管的狭窄、梗阻、炎症，它可因胆管的良性、恶性肿瘤，原发性、继发性浸润性肿瘤，结石，术后或损伤所致。

（2）肝门及胆总管外因肿瘤压迫、炎症影响所致。

（3）壶腹部周围肿瘤、憩室压迫胆总管所致，如胰头癌、壶腹癌、十二指肠癌、十二指肠降段乳头附近巨大憩室等。

（4）原发性或继发性硬化性胆管炎。

（5）慢性胰腺炎。

二、发病机制

胆汁的形成、分泌和排泄机制非常复杂，当各种原因引起胆汁的形成、分泌和排泄障碍时均可导致胆汁淤积。早期研究已阐明，胆汁分泌并不是流体静压的作用，而是一个需要耗能的主动分泌过程。肝细胞和胆小管细胞都具有摄取和分泌胆汁成分的功能，行使功能依靠细胞膜上的某些蛋白分子。胆汁分泌形成的胆汁流可分为肝细胞水平和胆管水平两部分，各自通过相应的转运体完成胆汁分泌，形成胆汁流。胆汁淤积可由肝细胞内胆汁形成的功能性缺陷所致（肝细胞性胆汁淤积），也可由肝内小胆管或胆管内胆汁分泌或流动障碍所致（胆管性胆汁淤积）。此外，膜流动性降低，细胞骨架和囊泡运输损伤，紧密连接的缺陷和细胞内信号传导途径损伤等均可导致胆汁淤积。尽管近年来此领域有不少进展，但许多问题仍未阐明。因为肝外胆汁淤积是由机械性梗阻所致，因此本节重点讨论肝内胆汁淤积的发病机制。

（一）肝窦基侧膜和毛细胆管膜的改变

肝细胞质膜脂质成分的改变可影响膜的流动性，伴随于膜内镶嵌的转运蛋白和酶，如钠依赖牛磺胆酸（NTCP）共转运体、多药耐药相关蛋白 2（MRP-2）、有机阴离子转运多肽 2（OATP-2）和ATP-依赖性胆盐输出泵（BSEP）等活性下降，而 MRP1 和 MRP3 活性增加，使胆汁酸和某些阴离子排泄以及胆汁流量显著减少。雌激素可增加肝脏低密度脂蛋白受体的表达，导致细胞膜胆固醇比例升高，使基侧膜的流动性 Na^+-K^+-ATP 酶活力和 Na^+/H^+ 交换降低，从而抑制肝细胞对胆汁酸的摄取。

（二）肝细胞骨架的改变

肝细胞骨架的改变包括微管系统、肌动蛋白微丝网络损伤和角蛋白中间丝增加，微管损伤可导致胆汁分泌障碍，微丝功能失调可影响毛细胆管蛋白收缩，使细胞旁间隙通透性增加，形成淤胆。细胞松弛素 B 可使肌动蛋白微丝发生不可逆聚合，胆汁排泄发生障碍，熊去氧胆酸可部分恢复胆汁淤积时囊泡出泡的作用。

（三）胆汁分泌调节异常

细胞质内钙离子水平增加，胆汁排泄障碍，造成胆汁淤积。蛋白激酶（PK）C 的激活和细胞内第二信使环磷腺苷（CAMP）的抑制可调节胆汁形成的步骤，如转运蛋白活性、囊泡运输和紧密连接的通透性均可减少胆流，从而导致胆汁淤积。

（四）紧密连接损伤

紧密连接完整性遭到破坏，形成连接漏洞，使细胞旁通透性增加，导致胆汁反流入血液。细菌毒素和脂多糖可导致肝脏紧密连接蛋白，如紧密连接素 I 和咬合素等的分布、表达受损，从而引起紧密连接漏洞。

（五）毛细胆管和肝内胆管的阻塞

囊性纤维化时胆汁浓稠，胆汁沉积于毛细胆管和肝内小胆管，引起胆汁流动不畅。肝内胆管免疫性损伤，如原发性胆汁性肝硬化、原发性硬化性胆管炎、肝移植排斥反应、移植物抗宿主反应和药物（氯丙嗪、三环类抗抑郁药）等，均可造成肝内胆管阻塞。

（六）胆汁酸代谢异常

胆汁酸在胆汁淤积的发生中起双重作用。首先胆汁酸代谢和排泄异常可引起胆汁淤积，胆汁淤积时胆汁酸的聚集可启动或加重肝细胞损伤，进一步影响胆汁排泄。严重胆汁淤积时，胆汁酸对肝细胞的损伤作用主要与细胞溶解有关，而中等程度的胆汁淤积，胆汁酸的主要损伤机制为诱导细胞凋亡。

三、病理

急性肝内胆汁淤积往往无肝细胞损伤的证据或仅有轻微的肝实质损害，主要表现为胆管延伸支内出现胆栓，胆色素通常出现在肝腺泡第 3 区，一般有胆管增生，胆小管周围可有中性粒细胞浸润。急性胆管炎没有特异病理表现，因而应排除肝外胆管阻塞。淤积性胆管阻塞有汇管区水肿和胆小管增生，胆管梗阻和胆汁湖往往提示大胆管阻塞。慢性胆汁淤积的形态学变化多系胆盐淤滞造成门管周围的肝细胞泡沫样变，亦称假黄瘤样改变，另外可见 Mallory 小体，肝细胞内铜含量亦增加。

四、临床表现

本病表现有黄疸、皮肤瘙痒、肝肿大与脾肿大，脂肪代谢障碍导致的脂肪泻、骨质疏松、黄色瘤等。还有一些原发疾病的症状和体征，如腹痛、畏冷、发热、胆囊肿大等。

五、诊断

（一）辅助检查

血液检查血清总胆红素增加，主要是直接胆红素增加，尿胆素阳性，尿胆原阴性；血清 AKP、γ-GT、5-核苷酸酶（5-NT）明显升高，而 ALT 轻、中度升高；阻塞性脂蛋白 X（LP-X）升高，其升高程度对胆汁淤积阻塞性黄疸有较大的诊断价值（肝内胆汁淤积 LP-X 多在 2.0g/L 以下），肝外阻塞性黄疸常常超过 3.0g/L；空腹和餐后血清结合胆酸明显升高，远高于慢性肝炎和肝硬化病人；部分病人肿瘤标志物如 CA19-9、AFP、CEA 等可升高；肝组织学检查，一般肝组织损害较轻，肝内广泛淤积，肝细胞的细胞器和毛细胆管有结构改变，小叶间胆管以前的胆管、毛胆管及细胆管可见淤胆。

（二）诊断

（1）病史及检查：病史和完整的体格检查结合血清总胆红素和结合胆红素、酶学、空腹结合胆酸、尿胆素、尿胆原，即大致确定是否为肝内型胆汁淤积或肝外型胆汁淤积。进一步确诊主要靠影像学检查,甚至剖腹探查以最终明确梗阻原因。

(2)血生化检查:主要有血清总胆红素和直接胆红素及尿胆素、尿胆原、ALP、γ-GT、5-NT、ALT、AST等。梗阻性黄疸DBil/TBil>50%,尿胆红素阳性,ALP、γ-GT显著升高,ALT、AST升高不显著。怀疑肿瘤者应检测血清肿瘤标志物。

(3)影像学检查:B超、CT、MRI影像学检查主要观察是否有肝内外胆管扩张;胆管内壁是否光滑、狭窄、僵硬、浸润等;显示肝脏、脾脏、胆囊、胰腺大小,有无肿瘤、结石;胰管有无扩张,扩张的程度等情况。

(4)逆行胰胆管造影(ERCP)和经皮肝穿刺胆管造影(PTC):ERCP和PTC均为胆管直接造影方法,能清晰显示整个胆管树有无梗阻和扩张,从而鉴别肝内胆汁淤滞和胆管机械性梗阻。ERCP同时可使胰管显影,而诊断胰腺疾病,还具有直接观察十二指肠乳头、进行活检等优越性。PTC同时对胆管严重梗阻或恶性梗阻者可插入导管引流胆汁(PTCD)作姑息治疗。通常胆管近端病变选用PTC,远端病变选用ERCP。检查成功率分别达80%~90%。ERCP对乳头部畸形、炎性狭窄或壶腹部梗阻等插管造影不易成功。术后并发症有感染和胰腺炎等。该两项检查属侵入性,存在一定的风险。目前随着MRCP的广泛普及,大有取代ERCP的趋势。

六、鉴别诊断

肝内胆汁淤积主要和肝细胞性黄疸鉴别,后者除了黄疸外,还有轻重不等的肝细胞损害的症状和体征,如乏力、食欲缺乏、恶心、呕吐、厌油、肝掌、蜘蛛痣等。血生化检查ALT、AST、γ球蛋白明显升高,而AKP、γ-GT升高不明显。肝内和肝外胆汁淤积的鉴别应按上述诊断步骤进行。

第十二节 原发性硬化性胆管炎

原发性硬化性胆管炎是一种胆汁淤积综合征,其特征是肝内、肝外胆道因纤维化性炎症逐渐狭窄,并最终导致完全阻塞而发展为肝硬化。

原发性硬化性胆管炎(PSC)是一种慢性肝胆疾患,其特征为胆道系统弥漫性炎症和纤维化导致胆管变形,并常有多处狭窄。病情呈进行性发展,最终导致胆管阻塞、胆汁性肝硬化和肝衰竭。Hoffman首次报道该病,其后陆续有报道。以前多依据开腹手术病理检查得以确诊。虽有多种学说提出,但病因一直不明。

原发性硬化性胆管炎是一种少见的进行性的胆道病变。其病情发展最后导致胆道闭塞和严重的阻塞性黄疸,预后很差。目前其病因和发病机制还不明确,感染和自身免疫可能与此病有关。此病多发于成年人,男多于女,儿童偶见。根据统计,从得出诊断后到死亡平均生存时间为6年。此病常伴有一些全身性疾病,如慢性胰腺炎,甲状腺炎,腹膜后纤维化,纵隔纤维化,溃疡性结肠炎,局限性肠炎,眼眶假性肿瘤,脉管炎和免疫缺陷疾病等。此病治疗主要是改善胆汁引流,阻止或逆转导致炎症或硬化的因素对症处理。虽然外科治疗可能改善胆汁引流,缓解临床症状,但不少病人肝胆管和肝脏的病变往往呈进行性,最终发展为胆汁性肝硬化,门脉高压并肝衰,或消化道出血死亡。

原发性硬化性胆管炎又称狭窄性胆管炎,实质上不是一种化脓性疾病。是一病因不明,以肝内外胆管的慢性纤维化狭窄和闭塞为特征的疾病，临床上较少见。它不同于胆管结石、肿瘤或胆管损伤后继发的硬化性胆管炎（或称为继发性胆管狭窄），原发性硬化性胆管炎一般无胆石，亦无胆管手术史，不少病例同时伴有溃疡性结肠炎，少数人还伴有纤维性甲状腺炎及后腹膜纤维化等疾病。发病年龄多数为 30～50 岁，男性多于女性，目前认为细菌和病毒感染、免疫功能异常以及某些先天性遗传因素是本症可能的发病因素。

一、诊断

PSC 患病率不详，以男性为多（男女之比约为 2∶1），中位发病年龄小于 40 岁。典型症状有黄疸和皮肤瘙痒，以及非特异性症状如疲乏、食欲缺乏、恶心、体重下降等。很多病人在诊断时没有症状，但以后都会出现，晚期有肝硬化、肝功能衰竭、门脉高压等表现。大多数病人伴有炎症性肠病（IBD），其中以溃疡性结肠炎多见。

1. 血液检查

大多数病人肝功能检验显示有淤胆、AKP 升高及转氨酶轻度增高。随着疾病进展，血清胆红素逐渐增高，血浆白蛋白下降，血清铜蓝蛋白增高，高球蛋白血症，其中以 IgM 升高为多，自身抗体滴度也增高。曾认为核周型抗中性粒细胞胞浆抗体（P～ANCA）对诊断 PSC 有一定价值，但目前发现其他肝病，如自身免疫性肝炎、原发性胆汁性肝硬化等病人其阳性率更高。

2. 组织学改变

大多数病人肝脏组织学改变非特异性，故肝活检对 PSC 诊断价值不大，但可提示 PSC 及其组织学分期。此病组织学改变包括：胆管周围纤维化，汇管区炎症，汇管周围性肝炎和肝实质改变。随着疾病进展，汇管区纤维化增加。小叶间胆管减少，小叶间隔形成及最终形成胆汁性肝硬化表现。根据异常程度，组织学上可分为 I～IV期。第IV期为胆汁淤积性肝硬化。

3. 放射学检查

ERCP 是目前诊断 PSC 最佳方法。经皮肝穿刺胆道造影（PTC）一般用于内镜检查失败者。核磁共振胆道造影（MRCP）是一项有潜力检查，但还需提高其成像质量。PSC 特征性的放射学表现为胆管不规则、多发局部狭窄和扩张，胆道弥漫性狭窄伴正常扩张段形成典型的"串珠状"改变。最近欧洲 5 个医学中心对 394 例病人进行研究，其中 73% 累及肝内和肝外胆管，仅有肝内胆管改变者小于 1%，仅有肝外胆管改变者为 20%。有一种称为"小胆管"PSC，其诊断非常困难，因为受累胆管太小，以至 ERCP 不能显示其异常。这种病人伴有 IBD，肝功能检验显示淤胆表现；肝活检通常与 PSC 相似。儿童 PSC 诊断比较困难，因为许多表现更像自身免疫性肝炎，在与后者鉴别时，应多做 ERCP 检查，特别是伴 IBD 者。

二、治疗方法

目前尚缺乏特效的治疗方法。外科治疗的目的是引流胆汁，使胆管减压，以减轻肝脏损害。在手术探查胆道时，须作胆管壁和肝活检，并作术中胆道造影和胆汁的需氧及厌氧菌培养。对局限性狭窄者可行狭窄处扩张，放入 T 形管、导尿管或塑料管支撑引流，引流管可自胆管切口或肝面引出。引流管最好留置 1 年以上，也有人主张长期留置，甚至终身保留。

有时肝外胆管管腔太细，置管引流也会发生困难和失败。虽有主张在狭窄的胆管上作胆肠内引流术的，但多因技术困难，减压效果不理想，很少被人采用。一般认为如病人经内科药物治疗后好转或已发展成胆汁性肝硬化者，不宜手术治疗。有认为如病人伴有活动性溃疡性结肠炎时，做结肠切除术可能对稳定原发性硬化性胆管炎的病情有一定的帮助。近年来，已有人采用经内窥镜或经皮肝穿刺途径做插管和胆管气囊扩张术，但成功率不高。内科治疗主要是长期应用类固醇激素药物，可缓解症状，但一般不改变其病程。早期效果较好，后期效果不理想。广谱抗生素能控制胆管急性炎症的发作，可与激素联合应用。也有人用免疫抑制剂如硫唑嘌呤等治疗，但疗效不肯定。

第十三节　自身免疫性肝炎

自身免疫性肝炎比较少见，多与其他自身免疫性疾病相伴发生。本病是近年来新确定的疾病，在欧美国家有较高的发病率，如美国该病占慢性肝病的 10%～15%，我国目前对于该病的报道也日渐增多，有必要提高对此病的认识。

一、病因

自身免疫性肝炎是由于自身免疫所引起的一组慢性肝炎综合征，由于其表现与病毒性肝炎极为相似，常与病毒性肝炎混淆，但两者的治疗迥然不同。

自身免疫性肝炎最早于 1950 年提出，由于此病与系统性红斑狼疮存在某些相似的临床表现和自身抗体，最初被称为"狼疮样肝炎"。

之后发现此病与系统性红斑狼疮病人在临床表现和自身抗体上有明显差别。最近，国际会议将"自身免疫性肝病"和"自身免疫性慢性活动性肝炎"统称为"自身免疫性肝炎"，并取消了病程 6 个月以上的限制，确定此病为非病毒感染性的自身免疫性疾病。

此病为遗传倾向疾病，具备易患基因的人群可在环境、药物、感染等因素激发下起病。病人由于免疫调控功能缺陷，导致机体对自身肝细胞抗原产生反应，表现为以细胞介导的细胞毒性作用和肝细胞表面特异性抗原与自身抗体结合而产生的免疫反应，并以后者为主。

二、临床症状

此病临床特征为女性多见，呈慢性活动性肝炎表现。检查可见高球蛋白血症和肝脏相关自身抗体出现，病理切片改变则表现为肝细胞呈片状坏死和桥状坏死，多有浆细胞、淋巴细胞和单核细胞浸润。此病的诊断需排除其他类似表现的肝病，尤应排除病毒感染性肝炎。

自身免疫性肝炎多呈缓慢发病，约占 70%，少数可呈急性发病，约占 30%。病人开始会有关节酸痛、低热、乏力、皮疹和闭经等，易被误诊为关节炎、结缔组织病等；一段时间后才逐渐出现乏力、恶心、食欲缺乏、腹胀、肝脾区疼痛、出血倾向和体重减轻等肝炎症状。如不及时治疗，病情发展至肝硬化后，可出现腹水、肝性脑病、食管静脉曲张出血，而且该病比病毒性肝炎进展到肝硬化的时间要短。自身免疫性肝炎病人还常伴有肝外系统免疫性疾病，最常见为甲状腺炎、溃疡性结肠炎等。

实验室检查以 γ 球蛋白升高最为显著。肝功能检测血清胆红素、谷草转氨酶、谷丙转氨酶、碱性磷酸酶均可升高，血浆白蛋白、胆固醇酯降低，反映了自身免疫性肝炎以肝细胞损害为主的特征。

三、治疗

自身免疫性肝炎的治疗原则主要是抑制异常的自身免疫反应，治疗指征主要根据炎症活动程度，而非肝功能受损程度。如若病人出现症状明显，病情进展快或 γ 球蛋白高于正常值的 2 倍，以及谷草转氨酶高于正常值 5 倍、谷丙转氨酶高于正常值 10 倍等情况时，可考虑使用皮质类固醇治疗。经使用免疫抑制剂治疗后，65％的病人可获得临床、生化和组织学缓解。有肝硬化和无肝硬化病人 10 年生存率分别为 89％和 90％，因此，有必要严格规范用药。

第二章　脾脏常见外科疾病

第一节　脾脓肿

脾脓肿首先由 Grand 和 Mousel 报道。尸检发生率为 0.4%～0.7%，男女发病率大致相同，年龄为 11 个月至 87 岁，平均年龄为 45 岁，以青壮年多见。

一、病因

脾脓肿多继发于全身性感染，血源播散至脾。据 Gadacz 收集的 173 例分析，63% 原有亚急性细菌性心内膜炎、化脓性门静脉炎或化脓性腹膜炎等感染源，约 31% 合并有脾损伤、脾梗死或见于严重损伤性休克之后，其他则合并有血液病，如白血病、血红蛋白病、再生障碍性贫血等，其他少见原因为从邻近器官病变发展而来，如肾周围脓肿、膈下脓肿、坏死性胰腺炎等。

二、临床表现

脾脓肿常继发于全身其他急性或慢性疾病，起病隐匿，除非脓肿引起脾包膜及脾周围炎才出现左上腹定位症状。脾脓肿早期无特殊表现，大部分病人均有某种先驱感染史，以后出现败血症。典型的临床表现如下所述。

（1）畏寒、发热：大多数病人均有畏寒、发热表现，体温多达 38～39℃甚至更高，呈弛张热或稽留热。发热与畏寒是脾脓肿的前驱症状。部分病人发热后数日即出现脾脓肿，但有时可相隔数周至数月，长者达 1～2 年。

（2）腹痛：80% 以上病人左上腹持续性钝痛或胀痛，呼吸时疼痛加重。疼痛表示炎症累及脾包膜及脾周围炎。约 35% 的疼痛向左肩部放射，表示炎症侵犯膈肌。

（3）脾大：约 50% 病人左上腹可触及肿大脾脏，局部压痛、反跳痛及肌紧张；左上腹或左季肋部局限性皮肤水肿。

（4）白细胞增高：有 70%～90% 的病人白细胞增高，核左移伴中毒颗粒。

（5）血培养：多发性脓肿血培养阳性率达 70%，孤立性脓肿仅为 10%～15%。

三、辅助检查及诊断

（1）实验室检查：约 1/3 病例的血细胞比容低于 30%，约 80% 病例的白细胞计数在 $14×10^9/L$ 以上。

（2）X 线检查：X 线检查发现胸腔积液者有 28.4%，左横膈抬高 18.3%，腹部 X 线平片见左上腹脾区阴影扩大的有 35.6%，11.1% 可见到左上腹有液气平面。吞钡造影检查约 1/3 可见胃底有压迹或局部刺激征。钡剂灌肠约 1/4 可见脾曲下降或局部有刺激征象。

（3）放射性核素扫描：以放射性核素 ^{99m}Tc 或 ^{67}Ga 扫描可发现 80%～90% 的病例局部有放射线缺损区，但直径小于 2cm 的脓肿易出现假阴性结果。

（4）B 超图及 CT 检查：这种检查有较高的分辨率，配合放射性核素扫描则准确性可提高到95%

以上。B超检查可见脾增大，内有呈囊性液性暗区，并可确定其部位、大小和性质；CT检查可见脾大及液性暗区，以及脓肿的大小、部位及性质。

（5）选择性脾动脉造影：选择性脾动脉造影也有较高的准确性，但属侵入性检查，准确性并未优于B超，故近来已较少应用。具有以上临床表现及影像学检查阳性的病人，诊断并不困难。

四、治疗

良好的支持治疗及应用广谱抗生素是治疗的基础，脾切除是特效治疗，故诊断一旦明确，应积极做好术前准备，及早手术。延误诊断和延迟手术是造成脾脓肿死亡的主要原因。

手术应争取做脾切除，一般脾周围都会有不同程度的粘连，若分离有困难，应先游离脾胃韧带，控制脾蒂后切除脾脏。腹内以抗生素溶液冲洗后，于脾窝留置引流管。脾与周围组织有广泛的致密粘连，切除确有困难者，可改用脓肿引流术，但疗效不如脾切除满意。降低手术病死率的关键是及早诊断，积极的支持治疗，强有力的广谱抗生素及充分的术前准备，然后及时做脾切除。

第二节　脾脏外伤

脾脏血运丰富，组织脆弱，容易遭受外伤，尤其在腹部闭合伤中，脾破裂居于首位。主要危险在于大出血。单纯脾破裂的死亡率约为10%，若有多发伤，死亡率达15%～25%。

一、病因与病理

脾脏外伤按原因可分为创伤性、医源性和自发性破裂3种。创伤性破裂占绝大多数，穿透性损伤往往伴有邻近器官如胃、肠、胰腺、胸膜、脾等的损伤。闭合性伤常有左下胸肋骨骨折。医源性损伤多由胃或左半结肠手术中过分牵拉胃脾韧带或脾结肠韧带、粗暴的手法探查或牵拉器直接施压引起。纤维结肠镜强行通过结肠脾曲、复苏时猛烈的胸外按压和左季肋部穿刺也偶可伤及脾脏。自发性破裂发生于病理性肿大的脾脏，如肝硬化、疟疾、血吸虫病或造血和淋巴系统恶性疾病时。可能有腹压骤增的诱因如打喷嚏、呕吐，但也可能无任何诱因。

按病理解剖脾外伤可分为包膜下破裂、中央破裂和真性破裂。包膜下破裂表现为包膜下血肿，并无腹腔内出血。中央破裂发生在脾实质内，可以自限，也可以逐渐发展到包膜下甚至穿破包膜。真性破裂是脾实质与包膜同时破裂，最为常见。裂伤多呈横形，深浅不等，若不累及脾实质的中间区和脾门区，出血相对不多并有可能自行停止。纵形裂伤往往出血较多。粉碎性或累及脾门血管的脾破裂出血量大，可迅速导致休克。

二、诊断

根据外伤史和内出血的临床表现，该病诊断并不困难。非腹腔手术引起的医源性脾破裂，诊断有赖于对病人情况的严密观察和医生的警觉性。自发性脾破裂诊断比较困难，渐趋明显的内出血表现是主要线索。腹腔穿刺或灌洗常在诊断中起决定作用。床旁B超能对损伤部位、程度和腹腔积血的多少提供极有价值的信息。

三、治疗

脾脏有一系列与免疫相关的功能：①直接过滤清除血液中的颗粒抗原（细菌等）。②是淋巴细胞居留和增殖的场所。③产生调理素、降解素和吞噬细胞激活因子，从而增强巨噬细胞和多形核中性白细胞的吞噬功能。④通过产生 IgM 和 IgG 参与体液免疫。目前临床上注意到脾切除术后的病人，主要是婴幼儿，对感染的抵抗力减弱，可发生以肺炎球菌为主要病原的暴发性感染而致死。随着对脾脏功能认识的深化，在彻底止血的前提下尽量保留脾脏的方针已被绝大多数外科医生所接受，对 4 岁以下的小儿尤为重要。具体对策是：①对无休克或只有容易纠正的一过性休克，影像学检查证实脾脏裂伤比较局限、表浅，无其他腹腔脏器合并伤者，可不手术，严密观察血压、脉搏、腹部体征、红细胞比积及影像学变化。若病例选择得当，保守治疗成功率可达 80％以上，而且小儿的成功率明显高于成人。②观察中如发现继续出血（48 小时内需输血＞1200mL）或有其他脏器伤，应立即中转手术。③不符合非手术治疗条件的伤员，应尽快剖腹探查，以防延误。④彻底查明伤情后尽可能保留脾脏，方法有单纯缝合（可以网膜衬垫以防打结时缝线切割撕裂脾实质）、用可吸收网兜聚拢裂口、部分脾切除（适用于下极或上极损伤）等。⑤脾脏中心部碎裂、脾门撕裂或有大量失活组织、合并空腔脏器破裂致腹腔严重污染、高龄及多发伤情况严重需迅速结束手术者，应行全脾切除术。⑥为防止小儿日后发生暴发性感染，可将脾组织切成薄片或小块埋入网膜袋中进行自体移植。成人则无此必要。⑦在野战条件下，原则上都应行脾切除术以确保安全。原先已呈病理性肿大的脾脏（疟疾脾、充血性脾大等）发生破裂，也应切除。若无肠道等空腔脏器破裂，手术中可收集腹腔积血进行回输。

脾包膜下破裂形成的血肿和少数脾真性破裂后被网膜等周围组织包裹形成的局限性血肿，可在36～48 小时后冲破包膜或血凝块而出现典型的出血和腹膜刺激症状，称为延迟性脾破裂。特点是外伤后有一间歇期，症状大部缓解，左上腹可以摸到边缘不清的压痛性包块。再次破裂一般发生在 2 周以内，但也有迟至数月以后的。这样的脾脏应予切除，不再保留。

（一）全脾切除术

全脾切除仍是治疗脾破裂主要的、常用的手术方法。但是，随着对脾脏生理功能的深入了解，目前已改变了脾破裂只有行全脾切除治疗的观点。在抢救生命第一的前提下，各种保留脾脏的术式，如脾破裂缝合修补术、黏合凝固止血术、脾动脉结扎术、脾动脉栓塞止血、脾网罩或捆缚法、部分脾切除术及自体脾组织移植术等得到不同程度的发展。

脾切除操作中应注意下列几点。

（1）切口的选择：关键是要能达到良好的显露。一般可采用左上腹旁中线经腹直肌切口，并可将切口向左横行延长，成为"L"形；要注意切口的上端应足够的高，直达肋弓缘。需要提及，放置胃管，抽空胃内容物，其有利于显露、分离脾脏。

（2）脾周围粘连的处理：正确处理脾周围粘连，充分游离脾脏是顺利施行脾切除的关键。粘连有两种。一种是血管性粘连，多呈网织状，坚韧而密集，并有丰富的侧支血管；另一种是纤维性粘连，呈膜状或束状，较松散，多不含血管，常可用手指钝性分离，一般不会引起大出血。有的束状粘连较牢固，也可含有血管，则应用长血管钳钳夹切断后结扎。

在术中则应首先仔细探明脾脏周围粘连的程度，明确其性质和范围。对于粘连广泛、严重者，应立即延长切口，保证显露良好。用长血管钳逐一钳夹切断粘连，加以结扎或缝扎止血。特别指出的是，当遇到脾周围有严重粘连时，不创造良好显露的手术野和获得足量输血（最好新鲜血）的条件，就不应该勉强进行手术。

当探明可以进行脾切除时，一般先分离止血较方便的脾与侧腹壁、后腹膜间的粘连；再分离止血不方便的脾脏面、肝左外叶间的粘连。脾充分游离后，将右手伸入膈下，握住脾上极，将其向下、向前、向右缓慢、轻柔地托到切口处。随即用大纱布块填塞脾窝。这样，既可填塞压迫止住膈面和后腹膜的渗血，又可阻止脾重新滑入腹腔内。

（3）防止胃短动、静脉撕裂：靠近脾上极的脾胃韧带上段，一般均很短，内含胃短动、静脉。当将脾脏托到切口时，脾胃韧带受牵拉而高度紧张，稍有不慎，即易撕裂韧带及其中的血管，引起出血。而且撕裂后，胃底随即缩入切口深处，止血就很困难。因此，当将脾脏提到切口时，应立即用两把长血管钳，迅速连同韧带一起钳夹住胃短动静脉两端，一端靠近胃大弯，另一端紧贴脾上极，并在两钳之间切断脾胃韧带。为了防止胃大弯侧结扎线脱落，应采用贯穿缝扎胃大弯侧的残端，但不可误伤胃壁，也要防止误将胃壁当韧带结扎，以免造成术后胃壁因结扎而局部缺血、坏死、穿孔。分离脾胃韧带上段时，如不慎撕裂脾上极而引起出血，切不可慌忙钳夹，一般用纱布压迫止血便可。

（4）处理脾动、静脉：要点是要将脾动、静脉行分别双重结扎，不要做动、静脉一起的集束结扎，以免术后结扎线松脱，造成难以抢救的腹腔大出血。在脾未得到充分游离和提到切口以前，脾动脉的位置很深，不易显露，分离时极容易误伤紧贴在其下的脾静脉，引起大出血。而且，由于脾脏尚未游离，也无法用手控制脾蒂，止血就很困难。如果先将脾脏游离并提到切口，在胰腺上缘就很容易触及搏动着的脾动脉主干。先分离脾动脉主干的下缘，避免损伤紧贴其下缘的脾静脉。当脾动脉的整个周径分离出来后，用粗丝线做双重结扎，不必切断。结扎脾动脉后，再处理脾静脉。为了避免损伤胰尾，最好先将胰尾分离，然后用两把血管钳远离脾门，夹住脾蒂；再靠近脾门，切除脾脏。在夹住脾蒂的情况下，较容易分离出足够长的脾静脉残端，应行丝线双重结扎。对于胰尾较薄而又紧贴脾门不易分离者，也可用无损伤软质的血管钳夹住脾蒂，切除脾脏后，再将胰尾和脾静脉分开，加以处理。如果胰尾损伤，有可能术后发生胰尾坏死，甚至局部形成脓肿。所以对于胰尾较粗厚、质地较硬者，不宜采用此法。如发现胰尾已严重损伤，则应将其切除，残端断面用细丝线间断缝合。

（5）仔细止血：脾切除后，即取出填塞在脾窝的大纱布块，仔细检查膈、脾胃韧带的结扎端、后腹膜、侧腹壁、脾蒂及胰尾等处，有无活动出血点。明显的出血点都要用丝线做贯穿缝扎，轻微的渗血可先用热的盐水纱布填塞数分钟，或再用吸收性明胶海绵等填压止血，或用电凝等方法仔细止血。

（6）脾窝引流：脾切除后创面虽经严格止血，术后仍易渗血，而且脾窝积血常易继发感染。因此，要常规地在脾窝放置一根多孔、腔大、质较软的橡胶管，经左外侧腹壁引出，接入无菌引流袋；要特别重视引流管的通畅，一般保留24~48小时，使膈下积血完全流出后，即可拔除。

（二）部分脾切除术

通过对脾脏解剖，特别是脾脏血管节段性分布的研究，已使部分脾切除术具有临床实用价值。部分脾切除术可分为规则性和非规则性两类。前者系依照脾脏血管分布规律先行处理血管后行相应的脾段、脾叶或半脾切除术。但当脾破裂时，常很难辨清和处理脾门血管分支。此时可根据脾组织血供及活力情况加以判断和施行非规则性切除。

适应证：现在已经认识到脾的免疫功能，尤其在小儿，脾切除后可能发生灾难性感染。因此各种保留脾的治疗方法得到发展和应用。在脾外伤的情况下，对于生命体征稳定的病人采用非手术治疗的方法常能获得成功。此外脾修补术、部分脾切除术、自体脾移植术都是可采取的方法。但是至少要保留多少脾脏组织才能保证有效的免疫功能，尚无定论。许多人认为要保留脾脏的一半以上。但是对大出血的控制和保证病人的生命安全是最重要的，严重的脾破裂和难以控制的活动性大出血，应该行全脾切除手术。

采用非手术治疗方法治疗的脾外伤病人，治疗期间要反复检查评估，以防止脾隐匿性出血造成突发性血压下降和休克。对于采取手术治疗还是非手术治疗，要由外科医生进行综合临床判断，不能只根据影像学检查来决定。在诊断不清楚的情况下，诊断性腹腔穿刺或灌洗抽出鲜血，有助于诊断。并且可以判定是真性破裂还是被膜下破裂。

左侧下胸部肋骨骨折，胸部 X 片显示左侧膈肌抬高，都提示有脾脏损伤的可能性。腹部的 CT 扫描在诊断脾脏损伤方面有非常重要的价值，CT 扫描所见对于是否立即行脾切除手术有重要的参考价值，对于判定损伤的部位、损伤程度和损伤的进展程度有很大帮助，如果扫描显示脾脏损伤延伸到脾门时，应该考虑尽早行脾切除手术。

（三）脾脏外伤的保守治疗

1. 脾脏外伤的分级

Ⅰ级：小的，不扩张的被膜下血肿或不伴有活动性出血的包膜裂伤。

Ⅱ级：大的，不扩张的被膜下血肿（占据脾脏表面积的 10%～50%），或者是浅的脾脏实质的裂伤，伴有活动性出血。

Ⅲ级：持续扩张或破裂的被膜下血肿，或者是深的脾脏实质裂伤，但是没有脾脏实质的血运障碍。

Ⅳ级：脾脏实质内血肿破裂，或者是脾脏的裂伤影响到脾脏的小动脉，使部分脾脏失去血液供应。

Ⅴ级：脾脏实质接近全部破碎，或者是严重的脾门部血管撕裂，造成脾脏失去血液供应。

脾脏外伤的保守疗法正得到越来越多的应用，并被证实为有效的治疗方法。但是为了挽救病人的生命，手术治疗仍然是必需的。

2. 钝性脾破裂的理念更新

脾破裂分为锐性（开放性）和钝性（闭合性）两大类。一般而言，前者是枪弹、锐刀利器所造成的，后者是由于左上腹碰撞着坚硬石壁、木器（桌板椅等）或被鞭、棒打击，高处坠落所致。经近年研究，尤其是近年国内外的多个报道显示，钝性脾破裂的起因远不止这些，对于其治疗理念更新了不少。

3. 病因

不止限于撞击后。以往认为，钝性脾破裂往往有明确的撞击史，而下面几个报道则改变了人们的看法，因为仅仅是咳嗽、妊娠和结肠镜检查操作不当似乎都会导致此病。

频发咳嗽：美国学者报道一名 61 岁男性病例，病人无血液病和感染疾病，仅有慢性频发咳嗽并导致钝性脾破裂，出现腹痛和血压下降。同期，另一个病例是因为左肺下叶切除、支气管整形术后 3 天，因严重频发咳嗽，引起其正常脾发生破裂。

新生儿：英国学者报道了一个经阴道生产新生儿病例，虽用红细胞液、冰冻血浆、血小板输注，乃发生血量减少性休克，经超声、CT 检查显示脾破裂、腹膜后出血，施行急诊剖腹脾切除，标本显示脾动脉洞穴状扩大性血管瘤破裂。

晚期妊娠：意大利学者 2001 年报道 2 名妊娠妇女突发腹腔内出血，在手术室死亡。第一例 26 岁，初次妊娠 40 周，尸检证明是脾动脉瘤破裂；第二例 28 岁，经产妇妊娠 33 周，临床和病理均提示脾出血。2 例组织学检查，1 例脾动脉壁、1 例脾动脉和分支都有脾动脉纤维化退化。由于妊娠期间血流动力学和内分泌因素使动脉退化，引起脾突发大出血。

脾动脉栓塞后：美国学者今年报道 1 例，57 岁，脾被膜下血肿，血红蛋白持续下降，行脾动脉栓塞，血红蛋白稳定，但出院后 2 次因腹痛、呼吸短促住院，CT 检查显示脾被膜下出血不断扩大，行脾切除而愈。

结肠镜检查：结肠镜检查后发生脾破裂，首例报道于 1974 年，美国学者今年又报道 3 例。文献提示脾破裂 76％发生于女性，在镜检后 48 小时内，出现腹痛，CT、B 超能 100％证明破裂，如有血流动力学不稳定，多数需要手术。丹麦同行也报道自 1992～2006 年做结肠镜检查中，有 8 例 4 小时～7 天间歇期发生脾破裂症状，均有脾扭转。脾破裂是脾结肠韧带紧张和粘连所致。7 例年龄大于 75 岁，2 例死亡。

结肠镜手术：法国学者报道 1 例 52 岁妇女，有腹部手术史和盆腔感染史。穿刺和分离时发生脾破裂，被膜内出血。

腹部手术：以色列学者报道了 8 例医源性损伤，经再次手术探查，发现 5 例脾栓塞坏死，脾被膜下出血 2 例，脾破裂 1 例。

介绍上述内容的目的是引起大家警惕，即使在人正常生活过程的片刻中或出现一般性症状时和常用镜检操作、手术时，都有可能引起钝性脾破裂，急需早期诊断和治疗。

治疗：非手术治疗渐占上风。

脾破裂有两大类治疗方法：施行全脾或部分脾切除术和非手术疗法，后者包括卧床、不行走，动态 B 超或 CT 监视，血流动力学指标检查结果审核和选择性输血或输液。尽管前者看起来治疗更为彻底，但越来越多的证据显示，非手术疗法完全可以使大多数病人治愈，因而非手术疗法已是当今用的钝性脾破裂的标准疗法。

美国学者在今年指出非手术治疗是血流动力学稳定的钝性脾外伤的标准疗法，其他学者则进一步表明非手术治疗是当今最常用的钝性脾外伤的治疗范本，脾切除在创伤中心医院内几乎消失。还有人报道 2 例血友病病例，脾钝性外伤用非手术疗法治愈。

除非手术治疗是钝性脾外伤治疗的金标准外，血管栓塞术还可减少 16％的手术率。美学者指出，经 5 年观察 23532 例钝性脾损伤中，仅 2366 例（占 10％）行直接手术，18506 例（占 79％）非手术治疗成功。经住院观察失败病例中 95％发生于伤后 3 天内。伤后 3～5 天失败率占 1.5％。因此钝性脾损伤应用非手术疗法，需住院观察 3～5 天，才可决定是否成功。

正如英国学者 Sinlas 指出的那样，钝性脾损伤应用非手术治疗是发展趋势。经过将早期和近年的治疗资料对比，美国和加拿大学者分别证实了非手术率和动脉栓塞率有所增加。

金指标：血流动力学稳定。

血流动力学稳定是钝性脾破裂应用非手术治疗成功的基本条件。病人的血压、凝血时间、血红蛋白、血小板计数虽均下降，但需稳定在正常幅度最低值上，如果继续下降，必须立刻剖腹脾切除。近期的一份报告显示，50 例单一脾损伤，不论其损伤强度，只要在血流动力学稳定的情况下均能做非手术治疗而愈，能缩短住院时间，无并发症，可恢复正常工作。美国去年报道 691 例非手术治疗，早期失败（3 天内）26 例占 5%，晚期失败 10 例，指出晚期失败少见，表明单一脾外伤住院 3 天已足够，不需再留院。

经总结 1008 例年龄≥55 岁的非手术失败率，55～64 岁占 19%，65～74 岁占 27.1%，大于 75 岁占 28.3%，说明 55 岁以上者，年龄愈大，非手术失败率愈高。另一份报告儿童脾外伤非手术治疗在 228 例血流动力学稳定者，仅 1 例有远期并发症（脾假性囊肿），表明非手术治疗的远期，仅有轻度危险因素。

虽然有如此多的证据支持非手术治疗钝性脾裂，但仍有不少人持有异议，如美国 WatsongA 等在 2006 年就曾报道 3085 例非手术治疗者，40.5% 失败。因此围绕钝性脾破裂的治疗仍是一个需继续研究的热点项目。

四、脾脏切除的其他适应证

（一）血液系统疾病

先天性溶血性贫血原因之一是遗传性球性红细胞增多症，是国内遗传性红细胞膜缺陷病中最常见的类型，有家族病史。由于红细胞的内在缺陷，使血液中的红细胞呈小而厚的球形，变性性能较正常红细胞差，导致红细胞过早地在脾脏内遭到破坏。临床表现为贫血、黄疸和脾大。脾切除是治疗本病的有效方法。手术后黄疸和贫血在短时间内很快消失，贫血可以得到完全持久的改善。因为幼儿脾切除后容易发生感染，一般 4 岁以下儿童不宜施行脾切除手术。

其他包括遗传性椭圆形红细胞增多症、丙酮酸激酶缺乏、镰状细胞性贫血、球蛋白生成障碍性贫血、红细胞生成性血卟啉病、自体免疫性溶血性贫血、血小板减少性紫癜。

（二）脾肿瘤

脾脏肿瘤少见，可分为良性和恶性两类，良性肿瘤包括血管瘤、淋巴管瘤、纤维瘤、脂肪瘤等，多为单发肿瘤。原发性脾脏恶性肿瘤尤其少见，均为肉瘤，如淋巴肉瘤、网织细胞肉瘤、恶性血管内皮细胞瘤、纤维肉瘤等。转移性恶性肿瘤少见，占所有脾脏恶性肿瘤的 2%～4%。原发病灶多为肺、胃、胰腺、结肠以及恶性黑色素瘤，绒毛膜上皮癌等。

五、脾切除的手术方法

（一）脾切除具体手术操作

1. 麻醉的选择

脾位于左上腹的背侧，经腹切口显得深而远，良好的暴露及顺利的操作，必须依赖于良好的麻醉，要求止痛完善及腹肌充分松弛，否则胃肠鼓胀于手术野，脾各韧带的游离难以顺利进行，更难以进行可靠的缝扎，术者常被迫徒手盲目分离脾肾韧带强行托脾，易造成大出血甚至撕裂脾蒂，导致严重后果。故良好的麻醉是手术的基本条件，一般可选用硬膜外麻醉或复合麻醉。

2. 切口的选择

脾切除术的切口可选用上腹纵切口、左下腹肋缘下斜切口或胸腹联合切口。

（1）上腹纵切口：包括上腹正中切口、左旁正中切口及经腹直肌切口，起自剑突或肋缘，下至脐下。本切口组织损伤少，操作简捷，出血少，适用于急诊或一般脾切除。纵切口中以经腹直肌切口暴露最好，组织愈合也好，应用最普遍，在广泛粘连的脾手术中，又可变成胸腹联合切口，或加一横切口成"T"形或"I"形，以便完成困难的脾切除术。上腹正中切口则用于腹部损伤，疑有内脏多处伤者，可兼顾右腹脏器的探查处理。

（2）左肋缘下斜切口：切口自剑突右侧沿肋缘下 3cm 直达左腋中线。这种切口在暴露脾的膈面、胃底贲门区方面比纵切口效佳，尤其在身材粗壮的病人更宜采用。但这种切口须横断腹上区的所有肌肉及神经，腹肌功能恢复较纵切口差，仅用于肠面可能有粘连的病例。

（3）胸腹联合切口：一般先作经腹直肌切口探查，如发现脾与膈或脾与左肝有广泛的血管性粘连，为改善手术野的暴露，减少大出血的危险，切口向左第 7 或第 8 肋间延伸，切断肋软骨及肋间肌，剪开膈肌，直达脾的膈面。在门静脉高压症，这种切口也可顺利完成 Sugiura 的门奇离断术。这种切口需加做气管内插管，损伤也较大，仅在少数情况中采用。

3．粘连巨脾的手术

脾是一个血窦样器官，实质柔软脆弱，通过各韧带与周围组织器官有广泛的血管性交通，出血是手术的最大危险，尤其在门静脉高压的情况下，脾更易与膈面、侧腹壁粘连形成侧支循环，切脾手术出血的危险性就更大。我国自 20 世纪六七十年代起为消灭血吸虫病，大规模地开展切脾治疗，在处理广泛血管性粘连巨脾方面，积累了丰富的经验，使手术病死率下降到 1% 以下。具体方法如下所述。

（1）扩大切口：根据探查结果，可考虑做胸腹联合切口或"T"形、"I"形切口。

（2）控制脾蒂或结扎脾动脉：粘连脾的分离一般由浅入深，先易后难，先打开胃脾韧带，在胰腺上沿找到脾动脉表浅处分离结扎，减少脾的动脉血供，脾的体积也会相应缩小，便于操作，减少出血。一般可在分离脾胃韧带及脾结肠韧带之后，在胰尾下缘剪开后腹膜，术者以示指在胰尾与脾蒂的背面沿疏松组织仔细地向上分离，直至脾动静脉及整个脾蒂在拇指和示指的控制之下。分离时必须轻柔，严防损伤脾静脉及侧支血管引起出血；若有可能，将胰尾从脾蒂分开后，可用粗丝线结扎脾动脉，若与胰尾分离困难，则可用一细条带先行结扎控制出血。

（3）分离脾周粘连：脾与侧腹壁的粘连一般可逐步钳夹结扎分离，由前缘到下极的脾结肠韧带游离完成后，则可把脾向内上推移以暴露脾肾韧带，也逐步作钳夹分离，并尽可能在明视下分离切断脾胃韧带及胃短动静脉；肠面及肝面的粘连应尽可能采用逐步分离结扎的方法以确保安全。多数情况下，可采用脾包膜下剥离的方法处理，即在肝膈面粘连处，切开脾包膜，剥离脾脏，立即以大块纱布巾填塞压迫膈面的剥离面，托出脾脏。若有可能，可把脾包膜对合缝合以消灭粗糙面。仔细检查各剥离面，尤其是胃底、贲门区及脾膈韧带区位置深，常被胃底所掩盖，应把胃底向内推开，彻底缝扎该处的剥离面。此外，脾肾韧带的剥离面也常需缝扎止血。脾切除术后常规在脾窝处留置橡皮引流管，以引出残血或渗血，并便于观察有无继续出血情况。引流管一般存留 24~48 小时后拔去。

4．脾切除术后持续发热问题

脾切除术后，有持续 38℃ 以上发热的病例较其他腹部手术后多见。切脾术后持续发热主要原因是感染，诱因是：①脾窝积血；②大量缝扎，异物存留及组织坏死增加；③脾切除术后感染的易感性增高；④胰尾损伤、结扎坏死等。故脾切除术后持续发热首先应考虑是否有腹内感染，应多次测定血白细胞，包括胸部在内的全身体格检查。若出现胸腔积液、左肺感染、左肋间饱满压痛，或左上腹压痛、左腰背部压痛等，都是膈下感染的征象，若病人诉左胸腹部或左腰背部胀痛不适，也提示有膈下感染。应做胸腹透视及拍摄胸腹部平片检查，若可见液气平面或膈下积液、左胸积液等，都提示为膈下脓肿，应在穿刺确诊后给予引流。近年来采用 B 超图检查，可获得较准确的定位，并可在 B 超引导下作穿刺，穿刺抽得脓液后应做细菌培养加抗生素敏感试验以选用有效的抗生素。脓肿经保守治疗无效者都应作切开引流，一般采用背部第 11 肋间切口，经胸膜外直达脓腔引流。持续发热的另一个原因是栓塞性静脉炎，脾切除术后，脾静脉呈一长的盲管，加上脾切除术后血小板的急骤上升，脾静脉不可避免地会有血栓形成，导致持续发热。若脾静脉血栓延至门静脉可以引起高热、腹痛、腹胀、腹水、血便、黄疸等门静脉栓塞症的表现。故在术后血小板升高达 $500 \times 10^9/L$ 以上者，应考虑应用水杨酸制剂以抑制血小板聚集和血栓形成。脾切除术后持续发热是否由脾切除后免疫功能紊乱所引起，目前尚无定论。总之，脾切除术后发热大多数是由于感染、吸收热、血栓形成等原因引起，应竭力寻找原因，进行处理。对少数"不明原因"者，可采用吲哚美辛等退热药加抗生素治疗，持续 1～2 周，停药后若反复发热，仍应考虑有潜在感染病灶，若停药后体温正常，则可认为是原因不明的"脾热"。

5．脾脏切除后常见并发症

（1）腹腔内大出血：一般在手术后 24～48 小时发生。常见的原因是手术中遗漏结扎的血管出血，或血管的结扎线脱落，膈面的严重渗血也可造成严重出血。手术后短时间内从引流管内引流出大量血液，病人出现血压降低、脉搏加快，甚至休克表现。应该迅速再次剖腹探查止血。

（2）膈下脓肿：脾脏切除手术后，病人在手术后 1～2 周，常有发热，体温一般不超过 38.5℃。但是如果手术后高热不退或体温下降后又再次上升，要警惕膈下脓肿的可能。可以应用 CT 或是 B 超检查，确认是否存在脓肿；如果有脓肿存在，可以穿刺置管引流。

手术过程中注意严密止血，结扎切断脾蒂时保护胰尾，避免损伤。手术后在膈下脾窝部位放置有效的引流，保持通畅，彻底引流积血、积液，都是预防膈下脓肿的有效方法。

（3）门静脉-肠系膜上静脉血栓形成：不是很常见，但是后果严重。一般认为和脾切除后血小板计数升高有关。因此目前主张对于手术后血小板计数超过（1000～2000）$\times 10^9/L$ 的病人，应用肝素等抗凝剂做预防治疗。还可以加用阿司匹林等药物治疗。

（二）脾脏部分切除术

1．适应证

除了脾脏外伤，脾脏的其他良性病变，包括脾脏囊肿，血管瘤等都可以进行脾脏部分切除术。

2．手术方法

要进行成功的保留脾脏手术，必须对脾脏的血液供应十分熟悉。脾动、静脉在腹膜后走行于胰腺体尾的上缘，切开胃结肠韧带后很容易显露血管。可以先用无创的哈巴狗钳暂时阻断脾动脉，这样可以减少手术过程中的出血。脾动脉在脾门内分为 3 个分支，每一个分支供应 1/3 的脾脏。脾脏除了腹膜后的脾动脉供外，脾胃韧带内的胃短血管也可以给脾脏提供血液供应，手术者应该记住这一点。

（1）手术切口：可以用正中切口或左侧的肋缘下切口，肋缘下切口在脾脏手术时可以提供很好的暴露，但是在怀疑有腹部其他复合伤时，正中切口显得更为有用。

（2）脾被膜撕裂：是一种较小的脾脏损伤，常发生于上腹部手术过程中，因为牵拉脾脏的邻近器官、组织造成，如胃、结肠、大网膜等。脾被膜撕裂后可造成慢性失血。可以先用纱布压迫出血部位 10 分钟左右，凝血时间通常是 6～8 分钟。如果出血仍不能止住，把吸收性明胶海绵、止血纱布（速即纱）等压在创面上，再用纱布继续压迫。

（3）脾脏有大的裂伤时，手术者可以先用大的纱布垫压住脾脏，将脾脏向内侧牵拉，通过这样对脾脏的压迫可以起到一定的止血作用，尽快吸净脾脏周围的积血，在距离脾脏被膜几个厘米的地方切开脾肾韧带后层，将脾脏连同胰尾从后腹壁游离，把脾脏托向前方。用手指捏住脾蒂后，游离出脾动脉，用无创的哈巴狗钳或血管钳暂时夹住脾动脉。动脉血流得到控制，出血速度减慢后，对脾脏和脾脏的血管进行更为全面的检查评估，以确定如何进行手术。

能否成功地进行保脾手术主要取决于创伤的严重程度，其次是能否对裂伤的脾脏有效止血。脾脏组织很脆弱，止血困难。在脾脏裂伤的情况下，可以在裂伤的裂口内填充止血材料，如吸收性明胶海绵、止血纱布等，然后小心地用间断缝合拉拢打结，压住脾脏裂口，原位固定这些填充材料。也有的手术者喜欢将带蒂的大网膜游离后，填入裂口的腔隙中，再用褥式缝合把大网膜原位固定，拉拢裂口的边缘后打结，减少出血。

脾脏中间部分的损伤累及脾门结构是脾脏保留手术的禁忌证。而脾脏上、下两极的裂伤可以在脾门处游离相应的供应两极的动、静脉分支来控制出血。脾动、静脉上、下极的分支结扎切断后，已无血液供应的区段颜色发生改变，切除相应的部分损伤脾脏。此时可以解除脾动脉的阻断，用细的可吸收线或丝线缝扎活动的出血点，还可以用电刀进一步止血。然后用干的纱布垫子压迫 5～10 分钟，检查创面有无活动性出血，如无出血，可将脾脏放回原位。

检查是否有腹腔内其他脏器损伤，包括胰尾、肝脏、结肠等。最后再次仔细检查脾脏，确认血运正常、止血完善后，关腹结束手术。

（4）手术后处理：手术后仍需严密观察监护，如有出血可能需再次输血。胃肠减压要保留到胃肠道功能恢复，这样可以减轻胃扩张，胃扩张可以导致沿胃大弯的胃短血管上的线结脱落，造成出血。鼓励病人咳嗽、咳痰，尤其是有肋骨骨折的病人，以防止发生肺炎、肺不张。还要注意观察有无膈下脓肿和早期胰漏的症状和体征。

第三章　胰腺常见外科疾病

第一节　慢性胰腺炎

慢性胰腺炎（CP）是由于各种不同原因造成的胰腺组织和功能持续性损害，其特征为胰腺基本结构发生永久性改变，广泛纤维化，即使病因已去除仍常有胰腺的功能障碍。临床表现为反复发作的腹痛，内、外分泌功能不全以及后期的胰石和假性囊肿形成。

一、病因和发病机制

本病的病因与急性胰腺炎相似，有多种多样，在国外以慢性酒精中毒为主要原因，而国内以胆石症为常见原因。

（一）胆管系统疾病

在我国，由各类胆管系统引起慢性胰腺炎占胰腺炎总数的 47%～65%。其中包括急慢性胆囊炎、胆管炎、胆石症、胆管蛔虫、Oddi 括约肌痉挛或功能障碍等。胆源性胰腺炎的发病机制主要是炎症感染或结石引起的胆总管开口部或胰胆管交界处狭窄或梗阻，胰液流出受阻，胰管内压力升高，导致胰腺腺泡、胰腺小导管破裂，损伤胰腺组织及胰导管系统，使胰管扭曲变形，造成胰腺慢性炎症或梗阻。

（二）慢性酒精中毒

酒精是西方国家慢性胰腺炎的主要原因，长期酗酒引起慢性胰腺炎的时间大约需要 8～10 年，酒精引起胰腺损害的确切机制尚不十分清楚，可能是酒精刺激促胃液素分泌，引起胃酸分泌增多，致使肠道的促胰液素和 CCK-PZ 分泌增加，致使肠道的促胰液素和胆囊收缩（CCK）分泌增多，进而引起胰液和胰酶分泌亢进；酒精又能直接引起十二指肠乳头水肿，Oddi 括约肌痉挛，使胰管梗阻导致胰管内压力增高，从而引起胰腺炎症的反复发作，损害胰实质。酒精引起胰酶的分泌多于胰液的分泌，高浓度胰酶能破坏胰管上皮细胞，引起胰液的蛋白质和钙浓度增高，两者结合形成蛋白栓子，引起胰管阻塞，腺泡组织破坏、炎症和纤维化。酒精及其代谢产物对胰腺也有直接损伤。

（三）胰腺疾病

胰腺的结石、囊肿或肿瘤等导致胰管梗阻，胰管内压力增高引起胰小管破裂，胰酶流入间质并损害胰腺和邻近组织。

急性胰腺炎发作时可有间质坏死及小叶周围纤维化，反复发作的急性胰腺炎将损伤小叶内导管，导致小胰管梗阻和扩张，有利于蛋白质沉淀形成蛋白质栓子，并最终形成钙化，造成胰腺组织不可逆的损害，导致慢性胰腺炎的发生。

胰腺分裂症是常见的胰腺先天发育异常，由于胚胎发育过程中腹侧和背侧胰腺融合不良，分裂的背侧胰腺分泌的胰液通过副乳头排出，但常由于副乳头较狭小，易引起梗阻，造成炎症，从而诱发胰腺炎反复发作，最终发展为慢性胰腺炎。

（四）其他因素

1. 营养因素

严重蛋白质及营养不良的儿童可出现慢性胰腺炎，腺泡内酶原颗粒、内质网和线粒体均减少，腺泡萎缩，病程长者整个胰腺纤维化。

2. 遗传因素

有一些家族，幼年即出现反复发作的急性胰腺炎，最终引起显著的胰管扩张、弥散性胰腺钙化、脂肪泻以及糖尿病。遗传方式为常染色体显性遗传。胰腺的囊性纤维化是儿童胰腺炎的最常见原因，也见于年轻的成年人，由于缺乏氯离子通道，引起胰腺分泌减少，导致胰液过饱和，在胰管内出现蛋白栓子沉积。

3. 甲状旁腺功能亢进和高钙血症

5%～10%甲状旁腺功能亢进病人并发本病，其理由是：①钙离子可以激活胰酶，破坏胰腺组织；②钙在碱性环境中易沉淀，一旦阻塞胰管，则使胰液引流不畅。

4. 高脂血症

家族性高脂血症易发生复发性胰腺炎。其原因尚不太清楚，可能由于脂肪微粒栓于胰毛细血管，由胰酶分解产生脂肪酸，对毛细血管有刺激作用，从而使胰腺血循环障碍，导致水肿甚至出血，可使炎症慢性化。

二、临床表现

本病病程常超出数年或十余年，表现为无症状期与症状轻重不等的发作期交替出现，其发作频率长短不一，主要表现为反复或持续发作的腹痛，也可无明显症状而仅表现为胰腺功能不全。

（一）腹痛

反复发作的上腹痛为慢性胰腺炎的主要症状，多见于病变早期，初为间歇性后转为持续性腹痛，多位于上腹正中或左、右上腹部，可放射至背、两肋、前胸、肾区及睾丸。轻者只有压重感或烧灼感，少有痉挛样感觉，重者需麻醉药方可止痛。腹痛多因饮酒、饱食或高脂肪餐诱发。疼痛和体位有关，平卧时加重，前倾位或弯腰或侧卧蜷腿时可减轻。

（二）胰腺功能不全表现

（1）胰腺外分泌功能不全：当胰腺被广泛累及时，胰液分泌不足，即当脂酶和蛋白酶均分别降至正常值的10%以下时，食物不能充分消化吸收，表现为腹痛与腹泻，每日大便3～4次，量多，色淡，表面有光泽和气泡、恶臭，多呈酸性反应。由于脂肪的消化、吸收障碍，粪便中脂肪量增加。此外，粪便中尚有不消化的肌肉纤维。由于大量脂肪和蛋白质丢失，病人出现消瘦、无力和营养不良等表现，并可出现维生素 A、维生素 D、维生素 E、维生素 K 缺乏，表现为夜盲、皮肤粗糙、肌肉无力和出血倾向等。

（2）胰腺内分泌功能不全：约50%的病人发生隐性糖尿病，糖耐量试验结果异常，10%～20%病人有显性糖尿病，提示胰岛细胞分泌功能已严重受损。

（三）体征

腹部压痛与腹痛程度不相称，多仅有轻度压痛，当并发假性囊肿时，腹部可扪及表面光整包块。当胰头显著纤维化或假性囊肿压迫胆总管下段，可出现持续或逐渐加深的黄疸。

三、辅助检查

（一）胰腺外分泌功能试验

慢性胰腺炎有 80%～90%病人胰外分泌功能异常。

（1）促胰液素试验、促胰液素-CCK 试验：促胰液素可刺激胰腺腺泡分泌胰液和碳酸氢盐，促胰液素静脉点滴或注射后，插管收集十二指肠内容物，测定胰液分泌量及碳酸氢钠的浓度，以估计胰腺外分泌功能。正常情况下 60 分钟内胰液分泌量＞2mL/kg，碳酸氢盐浓度＞90mmol/L；而慢性胰腺炎病人胰液分泌量＜2mL/kg，碳酸氢钠浓度＜90mmol/L。此试验虽然较难操作及标准化，且费时费力，会给病人带来较大痛苦，但因为是直接检查胰液分泌的方法，所以至今仍是胰腺外分泌功能试验的金标准。

（2）Lundh 试验：Lundh 首先创立该方法，至今仍在广泛应用。原理是基于采用试餐刺激胰腺分泌，摄入试餐后刺激十二指肠和空肠上段黏膜内 I 细胞和迷走神经，通过释放 CCK 和胆碱能神经作用刺激胰液分泌，收集十二指肠液测定胰蛋白酶或其他酶及电解质含量。正常人平均值为 310μg/mL，（范围 161～612μg/mL）。本试验对慢性胰腺炎诊断的敏感性为 75%～85%，特异性为 75%～85%。Lundh 试验可受一些非胰性因素影响，因为依赖促胰液素和 CCK 内源性释放，故肠病时肠黏膜释放激素受损时，可影响试验结果，胃肠手术后影响激素释放亦影响结果准确性。因此 Lundh 试验较促胰液素-CCK 试验敏感性及特异性低且亦需要十二指肠插管，故建议还是用促胰液素-CCK 试验。

（3）苯甲酰-酪氨酸-对氨基苯甲酸（BT-PABA）试验：BT-PABA 为一种人工合成的药物，口服到小肠后即被胰糜蛋白酶分解为 BZ-TY 与 PABA，PABA 经肠吸收，肝脏摄取并由肾脏排泄，所以尿中排出 PABA 可反映肠内胰酶活力。如胰腺功能障碍，分泌糜蛋白酶量减少，BT-PABA 不能被充分裂解，尿中 PABA 排泄量就减少，故测定尿中 PA-BA 含量可间接反映胰腺外分泌功能状态。由于试验中 PABA 需经小肠吸收、肝脏结合、肾脏排泄，故肝肾功能不全、炎性肠病、胃肠手术、糖尿病均会影响试验准确性。近来采用加对照试验日、单日对照试验等改良方法以减少假阴性，测定血 PABA 浓度，其准确性和尿试验相仿，倘同时测定血和尿的 PABA，还可提高试验的特异性。

（4）月桂酸荧光素试验（PLT）：PLT 试验的基本原理同 BT-PABA 试验。月桂酸荧光素由人工合成，口服后在肠内被胰腺分泌的芳香脂酶水解，生成游离荧光素，后再经小肠吸收和肝内结合，从尿中排泄。在慢性胰腺炎伴严重外分泌功能不全时，PLT 阳性率较高。敏感性可达 75%～93%，特异性 46%～97%。普遍认为，该试验检测轻度胰外分泌功能障碍和中度慢性胰腺炎的敏感性只有 50%，在严重胰腺功能不足和重症胰腺炎中与 BT-PA-BA 相比其敏感性及特异性稍高，胃切除、肝胆疾患、炎性肠病均可致假阳性结果。

（二）吸收功能试验

（1）粪便脂肪和肌纤维检查：慢性胰腺炎病人由于胰酶分泌不足，脂肪与肌肉的消化不良，粪便中脂肪增多，肌纤维及氮含量增高。正常人进食含100g 脂肪的食物后，72 小时粪便中脂肪排泄量应＜6g/d。如果每天进食含 70g 蛋白质食物后，正常人粪便中含氮量＜2g/d。

（2）维生素 B_{12} 吸收试验：应用 ^{60}Co 维生素 B_{12} 吸收试验显示不正常时，口服碳酸氢钠和胰酶片能被纠正者，提示维生素 B_{12} 的吸收障碍与胰腺分泌不足有关。

（三）胰腺内分泌测定

（1）血清 CCK-PZ 测定：用放射免疫法测定血中 CCK-PZ 含量，对诊断慢性胰腺炎有帮助。正常空腹为 60pg/mL，慢性胰腺炎病人可达 8000pg/mL，这是由于慢性胰腺炎时胰酶分泌减少，对于 CCK-PZ 分泌细胞的反馈抑制减弱所致。

（2）血浆胰多肽测定：血浆胰多肽（PP）主要由胰腺的 PP 细胞所产生，餐后血浆 PP 迅速升高，慢性胰腺炎病人血浆 PP 水平明显下降。

（3）血浆胰岛素测定：本病病人空腹血浆胰岛素水平大多正常，口服葡萄糖或 D860、静脉注入胰高糖素后不上升者，反映胰腺内胰岛素储备减少。

（四）影像学检查

（1）X 线检查：X 线腹部平片在部分病例可见位于第 1～第 3 腰椎邻近沿胰腺分布的钙化斑点或结石，是诊断慢性胰腺炎的重要依据。胃肠钡餐检查可发现肿大的胰腺头部或胰腺假性囊肿对胃十二指肠的压迫征象，如十二指肠曲扩大及胃移位等征象。

（2）逆行胰胆管造影（ERCP）：应用内镜逆行胰胆管造影检查（ERCP）以显示胰管情况：①胰管及其分支不规则扩张、狭窄或扭曲变形且分布不均匀。②主胰管部分或完全阻塞，含有胰石或蛋白栓子，均有助于诊断。胰管内造影剂排空速度可提供胰液流出障碍存在的证据。ERCP 还能发现胰腺分裂症及胆管系统病变，因此 ERCP 结果不仅是确诊的主要依据，同时还能确定病变的程度，特别是胰管形态学改变。其在慢性胰腺炎诊断中的作用已越来越受到重视。

（3）超声及超声内镜检查：慢性胰腺炎时主要表现为胰腺轻度增大或缩小，胰纤维化时胰腺回声增强，胰管有不规则扩张及管壁回声增强；有结石及钙化时可见光团及声影；有囊肿时可见液性暗区等。超声内镜对胰腺疾病的诊断很有帮助，优于体表超声和其他检查方法。

（4）磁共振胰胆管造影（MRCP）：是国内外近年来开展的胰胆管影像学检查的新技术，其多平面、多维成像能清晰显示正常和病变胰胆管结构，并具有无创伤、不用造影剂等特点，胰管扩张是慢性胰腺炎的影像学特征之一，MRCP 能显示胰管不同程度的扩张、胰管内结石和胰腺假性囊肿，但 MRCP 诊断胰管狭窄的假阳性率较高。

（5）血管造影：选择性腹腔动脉造影可见胰腺血管壁不整，并呈串珠状，同时有血管增生、不规则浓染以及脾静脉及门静脉狭窄、闭塞等征象，对慢性胰腺炎与胰腺癌鉴别极有帮助。

四、诊断和鉴别诊断

对于反复发作的急性胰腺炎、胆管疾病或糖尿病病人，有反复发作性或持续性上腹痛、慢性腹泻、体重减轻不能用其他疾病解释，应怀疑本病。临床诊断主要根据病史、体格检查并辅以必要的 X 线、超声或其他影像学检查、上消化道内镜及有关实验室检查等。慢性胰腺炎的诊断标准如下（日本胰腺病学会）。

有 CP 症状病人符合下列确诊标准之一，即可明确诊断，无症状者需在数月后复查。

1. 慢性胰腺炎确诊标准

（1）影像学检查：①腹部 B 超，胰腺组织内有胰石存在；②CT，胰腺内钙化，证实有胰石。

（2）ERCP：胰腺组织内胰管及其分支不规则扩张并且分布不均匀；主胰管部分或完全阻塞，含有胰石或蛋白栓子。

（3）分泌试验：重碳酸盐分泌减少，伴胰酶分泌或排除量降低。

（4）组织学检查：组织切片可见胰腺外分泌组织破坏、减少，小叶间有片状不规则的纤维化，但小叶间纤维化并非慢性胰腺炎所特有。

（5）导管上皮增生或不典型增生、囊肿形成。

2. 慢性胰腺炎标准

（1）影像检查：①腹部 B 超，胰腺实质回声不均，胰管不规则扩张或胰腺轮廓不规整。②CT，胰腺轮廓不规整。

（2）ERCP：仅有主胰管不规则扩张，胰管内充盈缺损，提示有非钙化性胰石或蛋白栓子。

（3）实验室检查：分泌试验：①仅有重碳酸盐分泌减少；②胰酶分泌及排出减少。非插管试验：BT-PABA 试验和粪糜蛋白酶试验在不同时间检查均异常。

（4）组织学检查：组织切片可见小叶间纤维化，以及有以下 1 项异常：外分泌组织减少，朗格汉斯巨细胞团分离或假性囊肿形成。

五、并发症

（1）假性囊肿：由于胰管梗阻、胰液排泄不畅，10%～48%（平均 25%）的慢性胰腺炎病人合并假性囊肿，多为单个，大小不一，小者无症状，可自行消失，大者可占据胰腺大部。腔内所含胰液有高浓度淀粉酶。这是由于胰管狭窄阻塞，引起胰管囊性扩张。随着内部压力增大，胰管上皮压迫性萎缩，囊肿扩大，形成假性囊肿，由于不存在急性炎症，胰液较清亮。巨大假性囊肿压迫周围脏器可能引起肠道梗阻、门脉高压、十二指肠梗阻等并发症，假性囊肿可穿破胃或结肠形成内瘘。

（2）糖尿病：多数病人在晚期（5～10 年）因胰岛素分泌减少而出现糖尿。糖耐量试验不正常者在非结石与结石症病人，分别为 14%～65% 及 34%～90%。症状与一般糖尿病无异。但血糖容易波动，发生酮症者少见。

（3）脂肪泻：为慢性胰腺炎的常见并发症，占 25%～33%，较糖尿病发病更晚。

（4）胆管梗阻及肝硬化：5%～10% 的病人可出现黄疸、发热、白细胞计数升高等症状，这是由于胰腺肿胀、纤维化或假性囊肿压迫胆总管引起胆管梗阻和急性胆管炎所致。持续时间过长可形成胆汁性肝硬化（1%）。2%～3% 的病人并发门脉性肝硬化，若用肝穿刺取活组织检查，发病率更高，原因不明。

（5）门静脉高压：门静脉或脾静脉受压，可致脾肿大与脾静脉血栓形成，并出现肝前性门静脉高压症。脾静脉血栓形成可能还与慢性胰腺炎的炎症急性发作和纤维化过程间接引起血管病变有关。临床可出现胃底或食管下段静脉曲张。

（6）消化道出血：慢性胰腺炎合并上消化道出血常见原因有①胰腺分泌碳酸氢盐减少，有10%～20%病人并发消化性溃疡出血；②胰源性门脉高压引起胃底静脉曲张、胃黏膜糜烂；③出血性囊肿侵蚀胃十二指肠引致出血；④本病与嗜酒关系密切，可因酒精性胃炎或 Mallory-Weiss 综合征导致出血。

（7）胰源性胸腹水：慢性胰腺炎并发腹水较少见。偶可见到胸腔积液，多发生在左侧，也可以是双侧。积液中含多量白蛋白、白细胞及淀粉酶。

（8）胰性脑病：病人出现抑郁、恐惧、狂躁、焦虑不安、定向力减退等精神症状，其原因尚不十分清楚。

（9）胰腺癌：慢性胰腺炎病人胰腺癌的发生率比一般人高（1%～2%）。病人常诉顽固性疼痛，食欲缺乏，体重明显下降。若系胰头癌，则有渐进性梗阻性黄疸。

（10）其他：有假性血管瘤形成、血栓性静脉炎、骨髓脂肪坏死或皮下脂肪坏死、特发性股骨头坏死等。病人因免疫功能紊乱常易发生各种感染性疾病，并发糖尿病者还可产生视网膜病、神经病变及动脉粥样硬化等。

六、内科治疗

（一）治疗原则

慢性胰腺炎是不同病因长期存在的结果，去除病因常可遏制慢性胰腺炎病理改变的发展，阻止中、晚期病例的恶化和复发。因此病因治疗更为重要，以控制症状、改善胰腺功能和治疗并发症为重点，强调以个体化治疗为原则的治疗方案，兼顾局部与全身治疗。

（二）一般治疗

对于没有并发症的慢性胰腺炎的治疗主要是解决慢性腹痛和治疗消化不良的胰酶治疗。慢性胰腺炎所致糖尿病需要外源性胰岛素治疗。

慢性胰腺炎病人需绝对戒酒、避免暴饮暴食，少量多餐可减轻胰腺分泌及其引起的胰性腹痛。慎用某些可能与发病有关的药物，如柳氮磺吡啶、雌激素、糖皮质激素、吲哚美辛、氢氯噻嗪、甲基多巴等。严格限制脂肪摄入，必要时给予静脉营养或肠内营养。长期脂肪泻病人应注意补充脂溶性维生素及维生素 B_{12}、叶酸，适当补充各种微量元素。

（三）胰腺外分泌功能不全的治疗

胰腺外分泌功能不全是胰腺炎晚期的主要表现之一。对于胰腺外分泌功能不足所致腹泻、腹胀者需用胰酶替代治疗。胰酶制剂对缓解胰性疼痛也有重要作用。胰酶制剂中的胰蛋白酶可通过负反馈作用抑制受损胰腺的分泌，使胰腺休息，并防止餐后疼痛的发生，又能帮助消化吸收营养物，从而保证摄入一定营养，因此胰酶制剂无论对早期还是后期衰竭的病人均有一定替代和治疗作用。

慢性胰腺炎时脂肪消化吸收不良较蛋白质或糖类消化吸收不良出现得更早且较明显。这是因为：①小肠中脂肪消化完全依赖胰脂酶和它的辅酶如脂肪酶和胆盐，在胰脂酶缺乏时没有其他有效的代偿机制。而蛋白酶的消化则由胃蛋白酶、胰蛋白酶和小肠刷状缘的肽酶共同完成。②病程中胰脂酶的合成和分泌障碍较其他酶更早出现。③慢性胰腺炎时，胰液中 HCO_3^- 排出量减少，以致胰酶在十二指肠酸性环境中失活加快。④脂肪酶本身的稳定性差。

脂酶替代治疗较蛋白酶替代治疗的问题多。这是因为补给的脂酶：①在胃内易被胃酸破坏；②在肠腔易被蛋白酶破坏；③如颗粒较大，不能与已消化的食糜同步通过幽门进入十二指肠；④如制剂的肠溶性差，脂酶释出缓慢，而不能适时地在肠腔发挥其消化作用。因此脂酶剂型及其脂酶含量对疗效有明显影响。目前推荐应用肠溶性（防止胃酸破坏作用）、微粒型［直径为（1.4±0.3）mm，以保证胰酶与食糜在消化期间同步进入十二指肠］、高脂酶含量（每次进餐服药后十二指肠内脂肪酶释出量为 2.5 万～4 万 U）、不含胆酸（以免引起胆汁性腹泻）的胰酶制剂。

有效地治疗脂肪泻通常需要在餐后 4 小时内至少给予脂肪酶 28000U 到十二指肠。所以应选择高活性脂肪酶、不含胆盐的肠溶胰酶制剂，肠溶制剂使药物不易被胃酸破坏失活。过去常用的胰酶制剂包装传统，在胃中即开始溶解，抑制了脂肪酶的活化，为预防这一现象，就必须用碳酸氢钠、H_2受体拮抗药或奥美拉唑等使胃内 pH 值保持在 4 以上。

目前常用的强力胰酶制剂有复方消化酶和得每通等多种，其酶含量各有差异。得每通是肠溶胰酶超微微粒胶囊，每粒含脂肪酶 1 万 U，其微粒释放后与食糜充分均匀混合，在十二指肠内发挥消化作用，应在进餐时与食物同时服用。大多数病人经常规剂量胰酶制剂治疗后，腹痛、腹泻等症状得到控制，体重趋于稳定，少数则治疗无效，可能因为同时伴有非胰源性腹泻、胃酸的灭活作用或服药方法及剂量不当等，也有部分病人因对胰酶制剂产生速发性变态反应而禁用胰酶替代治疗。强力胰酶制剂的其他不良反应还有咽痛、肛周瘙痒、腹部不适、高尿酸血症等，偶有儿童病人用后发生末端回肠和右半结肠严重纤维化的报道。在应用肠溶胰酶胶囊时不应同时使用抑酸药物，因为胃内 pH 值升高可使对 pH 敏感的肠溶胶囊在胃内即释放胰酶而不能发挥最佳消化作用。

对于重度脂肪泻病人，应限制病人脂肪摄入并提供高蛋白饮食，脂肪摄入量限制在总热量的 20%～50% 以下，蛋白质宜在 24% 左右，糖类不应超过 40%。严重脂肪泻病人可给予中链甘油三酯（MCT）供机体利用，国外已制成含 MCT 的制剂。

（四）胰腺内分泌功能不全的治疗

慢性胰腺炎病人后期胰岛细胞严重受损甚至丧失，可并发糖尿病，并且胰腺内外分泌功能失调紧密相连，在治疗上有其特殊之处。对糖尿病的病人首先应控制饮食，结合胰腺外分泌功能不全的情况制定综合的饮食方案，还应配合胰酶制剂加强脂肪和蛋白质的吸收，根据每日尿糖检查结果，给予小剂量胰岛素治疗。此类病人口服降糖药仅短期有效，属胰岛素依赖性糖尿病，但治疗中对胰岛素敏感性强，易发生低血糖反应，故剂量以每日 20～30U 为宜，适当控制即可。

（五）胰性疼痛的治疗

慢性胰腺炎疼痛的原因很多，故一种疗法不可能对所有的病人均有效。在制订治疗方案前应先对病人的疼痛性质有清楚的认识，如持续性或间歇性、严重程度、慢性胰腺炎的病因等。

（1）一般治疗：应鼓励病人戒酒，这样可以使疼痛减轻或缓解。持续腹痛者可采取禁食、胃肠减压和静脉营养。

（2）药物治疗：常需使用镇痛药，应首选非麻醉性镇痛药，如抗胆碱药物解痉和口服胰酶制剂等止痛，阿托品 0.5mg 肌内注射。疼痛严重者可用小剂量麻醉药，如用 0.5% 普鲁卡因静脉滴注常可取得较好的镇痛效果，但应尽量少用具有成瘾性的麻醉镇静药。

抑酸药：在应用止痛药的同时，可配合使用 H_2 受体拮抗药或质子泵抑制药以抑制胃酸，起到镇痛作用，尤其对合并消化性溃疡者疗效更佳。

麻醉药：对于顽固性剧烈疼痛者可选用腹腔神经丛麻醉、阻滞的方法。以 1% 普鲁卡因对交感神经胸 6～10 进行封闭，或采取胰腺神经丛切除术及硬膜外麻醉的方法。

奥曲肽：使用生长抑素类似物奥曲肽开始为人们重视，这一药物似乎可以减少胰腺的分泌，可能是通过干扰缩胆囊素引起的分泌负反馈控制而起作用。个别报道提示在一些病人可以缓解疼痛。美国多中心研究结果显示，缓解疼痛的最佳剂量为 200μg 皮下注射，3/d，可使 65% 的病人疼痛缓解。但仍需进一步研究以确立这一药物的有效性。

缩胆囊素拮抗药：如奥曲肽一样，缩胆囊素拮抗药通过干扰分泌的反馈控制和减少胰腺"高刺激状态"来减少胰腺的分泌及减轻疼痛。早期的研究提示这一药物可以减少胰腺分泌，但是否同时缓解疼痛尚需进一步研究。

此外，采用胰管括约肌切开、括约肌狭窄扩张、内镜下排除蛋白栓子、支架置入等内镜下治疗，也能起到缓解胰性疼痛的效果。还可应用中西医结合疗法如清胰汤等治疗胰性疼痛，有时也可以取得一定的镇痛效果。

七、手术治疗

手术治疗主要目的是解除或缓解疼痛症状。

（一）手术适应证

（1）药物治疗无效的顽固性疼痛。

（2）出现十二指肠梗阻或胆总管梗阻和黄疸。

（3）十二指肠梗阻。

（4）合并有主胰管扩张以及胰管结石并梗阻。

（5）有大的胰腺囊肿（直径＞5cm）。

（6）高度怀疑有胰腺癌。

（二）手术方法

1. 胰管空肠侧侧吻合术（Puestow-Gillesby 手术）

该术式是将主胰管纵行切开，取出胰管结石，和空肠做侧侧的全口吻合。

（1）切口和暴露：上腹正中切口，必要时经过脐左侧延长到下腹部。

（2）全面探察：仔细检查胆囊和胆总管，明确是否有结石存在，以及胆总管直径的大小。如果胆囊有结石，应该行胆囊切除手术。同时可以经过胆囊管进行胆道造影，检查胆道系统的结石。

（3）胰腺的显露：因为胰腺炎症反复发作，胃后壁和胰腺粘连，造成小网膜囊闭塞，需要锐性分离胃和胰腺之间的粘连，将胃游离后，就能够完全显露胰腺。

（4）胰管的暴露：胰腺因为慢性炎症纤维化，质地变硬，外观呈分叶状。可以进一步将胃窦后壁从胰腺上游离开，更好地显露胰头。此时应该尝试穿刺抽吸，以确定胰管的位置。也可以用术中 B 超来确定胰管的位置。如果确定胰管增粗，存在梗阻，应该考虑和空肠吻合减压。

（5）在胰管上做一相当大的切口并向右侧延伸，但是要注意不能延伸到十二指肠壁，以免切断胰十二指肠血管而造成不可控制的大出血。扩张的胰管可能部分呈囊状扩张，或表现为节段性扩张。要尽量取净胰管内的结石。通常胰管切开 6～8cm。

（6）胰管空肠吻合：距离 Treitz 韧带 15～20cm 提起空肠，切断空肠以及相应的部分系膜。远侧空肠断端用两层丝线间断缝合关闭，经过横结肠系膜的无血管区戳孔提到横结肠上方，空肠侧壁切开，长度和胰管的切开长度相同。空肠侧壁和胰管的切口进行吻合，一层间断缝合，缝合方式和小肠的侧侧吻合方式相同，注意缝合是要准确，确定将胰管以及部分胰腺组织和空肠侧壁全层缝合完成吻合，针距要足够紧密，防止手术后发生吻合口漏。距离胰管空肠吻合口大约 40cm 处，进行近端空肠和远端空肠的端侧吻合，常规全层间断缝合后，浆肌层缝合包埋。最后缝合关闭小肠系膜和横结肠系膜的开口，避免手术后发生内疝。

（7）关腹：胰管空肠吻合口部位留置引流管，按常规方式关闭腹腔。如果病人手术前有营养不良，可以在切口处做减张缝合予以加强。

2. 保留十二指肠的胰头切除术（Beger 手术）

适用于胰头部肿块，有严重的纤维增生者。沿着门静脉和肠系膜上静脉的内侧平面和十二指肠内侧 1cm 的平面将胰头和勾突组织全部切除，保持胆总管下段和静脉血管不受损伤。胰腺体尾部和空肠做吻合。优点是既去除了胰头部的肿块，又保留了十二指肠。

（1）慢性胰腺炎合并有胰头部肿块，同时伴有下列症状：顽固性疼痛；胆总管胰腺段的阻塞和狭窄，出现黄疸；合并有十二指肠梗阻；门静脉受压，出现门静脉高压症。

（2）胰头部肿块，不能排除恶性肿瘤可能。但是如果手术中病理检查证实为恶性肿瘤，最好实施胰头十二指肠切除手术。

3. 手术方法

（1）切口及探查：上腹部正中切口。进入腹腔后，仔细探查胰腺病变的范围，估计胰头部肿块切除的可能性。必要时采取穿刺细胞学或病理学检查，排除胰腺癌的可能性。

（2）Kocher 切开，游离胰头十二指肠：切开十二指肠降段外侧腹膜，游离胰头十二指肠，进一步探查胰头部病变范围、性质。

（3）切开胃结肠韧带，向左右延伸，分别达到幽门下方和脾门附近，充分显露胰腺前面和十二指肠第二、第三段。

（4）在胰腺颈部下缘切开后腹膜，解剖游离出肠系膜上静脉，沿着血管和胰腺背面的间隙向上分离，直到胰腺上缘处。慢性胰腺炎时，胰腺和血管通常有程度不同的炎性粘连，分离时有一定困难，但是仍然可以分开。

（5）如果胰头部肿块未累及胰腺颈部，可以在胰腺颈部切断胰腺。胰腺两侧断面的出血点要缝扎止血。注意寻找胰管，在胰管内置入相应口径的引流管。

（6）在距离十二指肠内侧缘 0.5～1cm 的胰腺组织处用丝线缝合胰腺组织，以防止切开胰腺组织时出血。在缝线的内侧切开胰腺组织，出血点逐一缝扎止血，要注意保护胰十二指肠前动脉弓和胆总管免受损伤。逐步将胰头和钩突部切除，最后只在十二指肠的内侧缘留下大约 1cm 厚的胰腺组织。胰头部后方和下方的胰腺系膜和十二指肠系膜都要保留，避免损伤而影响十二指肠的血运。

（7）胰头部残留组织妥善止血，胰管断端结扎后，远端胰腺和空肠进行 Roux-en-Y 吻合，吻合方法和胰头十二指肠切除手术相同。胰头部肿块切除后，胆总管胰腺段得以减压，如果没有胆管壁的增厚和狭窄，可以不切开胆总管。如果胆总管下端存在狭窄，可以将胆总管胰腺段切开，和空肠袢吻合。

（8）手术中要注意保存十二指肠的动脉血供和静脉回流，以防发生十二指肠瘘。

（三）内脏神经破坏手术

对于顽固性疼痛可以做神经切断或无水乙醇注射，破坏内脏神经节。

第二节　胰腺外伤

一、流行病学

胰腺外伤发生率较低，占腹部外伤的 1%～2%，但近年来其发生率有逐渐上升的趋势。国外资料显示，穿透伤占 2/3 左右；国内则相反，以钝性伤为主，占 3/4 以上，主要为交通事故所致。胰腺外伤术后处理的并发症率可高达 25%，病死率达 20% 左右。延误诊断或治疗不及时，会显著增加并发症率及病死率，如能早期确诊，治疗合理，预后多良好。

二、病因与病理

胰腺位于上腹部腹膜后，部位较深，受伤机会较少。胰腺外伤常因上腹部遭受强力挤压暴力，以致将胰腺挤压于脊柱上，造成不同程度的损伤。暴力偏向脊柱右侧时，多伤及胰头及邻近的十二指肠、肝外胆管和肝脏；暴力正对脊柱时，多造成胰腺体或胰腺体和十二指肠裂伤或断裂；暴力偏向左侧时，可引起胰尾和脾破裂。胰腺损伤，无论是钝性伤还是火器伤，多数都合并其他脏器伤。病死率主要取决于合并伤的多少和程度，也与受伤机制和损伤部位有关。医源性损伤主要见于胃大部切除术、脾切除术和十二指肠憩室手术，容易造成胰瘘。

临床上可以将胰腺外伤的程度简单地分为：单纯挫伤；胰被膜破裂，无胰管损伤；有主要胰管断裂；胰-十二指肠复合伤 4 类。此分类实用并可指导实践，但略显简单。美国创伤外科学会器官损伤评分委员会制定的分级法在当前最为常用：①Ⅰ级，胰腺轻度挫伤或裂伤，无胰管损伤；②Ⅱ级，重度胰腺挫伤或裂伤，但无胰管损伤；③Ⅲ级，远端胰腺断裂伤或远端胰腺实质伤，并有胰管损伤；④Ⅳ级，近端胰腺断裂或胰管及壶腹的近端胰腺损伤；⑤Ⅴ级，胰头的严重撕脱伤。

三、临床表现

胰腺外伤的主要临床表现是内出血和胰液性腹膜炎。胰液可积聚于网膜囊内而表现为上腹明显压痛和肌紧张，还可因膈肌受刺激而出现肩部疼痛。外渗的胰液经网膜孔或破裂的小网膜进入腹腔后，可很快出现弥漫性腹膜炎。部分病例渗液局限在网膜囊内，可形成胰腺假性囊肿。

胰腺外伤所致内出血数量一般不大，所致腹膜炎体征也无特异性。单纯胰腺钝性伤，缺乏典型的临床表现，常易延误。

四、辅助检查

血清及腹腔灌洗液淀粉酶测定、腹部 B 超检查、CT 检查、ERCP 检查等均有助于胰腺损伤的诊断。

（1）淀粉酶测定：血清及腹腔灌洗液淀粉酶测定是腹部创伤时的常用检查项目，胰腺创伤及创伤性胰腺炎时，其测定值升高。但血清及腹腔灌洗液淀粉酶升高并非胰腺损伤所特有，上消化道穿孔时也可有类似表现，其升高幅度也与胰腺伤情不成比例，且约 30% 胰腺损伤无淀粉酶升高。重复测定，血清淀粉酶呈上升趋势，比单次测定更有助于诊断胰腺损伤。

（2）B 超检查：胰腺损伤时，B 超可见胰腺肿大、裂伤、回声不均、周围积血积液，腹腔内出血，伴发其他脏器损伤等。但 B 超检查易受空腔脏器内气体的干扰，对胰腺损伤及其范围难以确定。

（3）CT 及 ERCP 检查：CT 检查是当前公认的最有价值的诊断胰腺外伤的无创性检查，CT 可准确判断有无胰腺的裂伤、胰腺血肿、胰腺周围积液、胰腺及周围组织水肿等。

ERCP 可明确胰腺损伤时胰管的完整性，但因属侵入性检查，故病情不稳定时不宜施行。

五、诊断

穿透性腹部外伤中，胰腺外伤较容易及时发现。但闭合性腹部外伤中，因合并周围脏器损伤掩盖胰腺外伤症状而难以在术前做出诊断。单纯胰腺外伤，症状体征可能不重，常延误诊断，甚至直到形成假性囊肿时方被发现。血清及腹腔灌洗液中淀粉酶测定、B 超、CT 等辅助检查可为诊断胰腺外伤提供重要的参考价值。重要的是，凡上腹部创伤都应考虑到胰腺损伤的可能。

尽管如此，大多数胰腺外伤不是在术前确诊，而是在剖腹探查术中发现的，故在术中注意发现胰腺外伤也十分重要。

六、治疗

高度怀疑或诊断为胰腺外伤者应立即手术治疗。因腹部外伤行剖腹手术，怀疑有胰腺外伤可能者，应探明胰腺，进行全面探查，包括切断胃结肠韧带探查胰腺的腹侧，按 Kocher 方法掀起十二指肠探查胰头背面和十二指肠。胰腺严重挫裂伤或断裂者，较易确诊；但损伤范围不大者可能漏诊。凡术中探查时发现胰腺附近后腹膜有血肿者，都应将血肿切开，以查清胰腺损伤。

手术以止血、清创、控制胰腺外分泌及处理合并伤为目的。被膜完整的胰腺挫伤，可仅做局部引流；胰腺体部分破裂而主胰管未断者，可用丝线行褥式修补；胰颈、胰腺体、胰尾部的严重挫裂伤或横断伤，宜行胰腺近端缝合、远端切除（胰腺储备功能足够，不易发生内外分泌功能不足）；胰头严重挫裂或断裂，则宜行主胰管吻合或胰头断面缝闭和远段胰腺空肠 Roux-Y 吻合（因胰岛多分布于体尾部，头部较少）；胰头损伤合并十二指肠破裂者，若胰头部胆总管断裂而胰管完好，可缝闭胆总管两断端，修补十二指肠及胰腺裂口，另行胆总管空肠 Roux-Y 吻合，如果胆总管与胰管同时断裂且胰腺后壁完整，可以空肠 Roux-Y 袢覆盖胰腺后壁与胰腺和十二指肠裂口吻合，以上两种情况都应加做缝闭幽门的十二指肠旷置术；只有胰头严重毁损，无法修复时不得已行胰头十二指肠切除。

各类手术均需建立充分有效的腹腔引流，最好同时使用烟卷和双套管负压吸引，烟卷可数日后拔除，胶管则应维持 10 天以上。

七、并发症

胰腺外伤的主要并发症有假性囊肿、胰腺脓肿和胰瘘，故无论行哪种手术，均需建立充分有效的腹腔引流。胰瘘有些要在 1 周后才逐渐表现出来。一般胰瘘在 4～6 周自愈，少数可能需引流数月，但很少需再次手术。生长抑素八肽及生长抑素十四肽可预防和治疗外伤性胰瘘。

第三节 胰腺囊肿

一、胰腺真性囊肿

（一）诊断

（1）症状：胰腺先天性囊肿常伴发肝肾等多发囊肿，很少见，常无明显症状。潴留性囊肿常有上腹部胀痛或钝痛，囊肿增大压迫胃肠道可出现消化道症状，还可以出现体重下降等。

（2）体征：部分病人在上腹部可扪及肿块，常为单发、圆形、界限清楚的囊性肿块，可有不同程度的压痛。

（3）实验室检查：部分潴留性囊肿病人可出现血液白细胞计数增加、血清淀粉酶升高。穿刺检查可发现囊液淀粉酶含量高。囊壁活检可以发现上皮样囊壁结构。

（4）辅助检查：B超检查先天性囊肿，一般较小，常伴有肝肾等多发囊肿；潴留性囊肿多为沿主胰管或其分支处出现单房无回声区。CT检查能明确肿物为囊性及其与周围器官的关系，了解胰腺的情况。

（二）鉴别诊断

（1）胰腺囊性疾病：如胰腺假性囊肿、胰腺囊性肿瘤。仅能通过手术切除后的病理诊断进行确诊。

（2）胰腺脓肿：胰腺脓肿可出现发热、畏寒等脓毒血症表现，上腹部可出现腹膜刺激征，血液中白细胞计数显著增加，腹平片和CT上有时可见气体影。

（3）胰腺癌：部分胰腺癌中心区坏死液化，可出现小囊肿，影像学检查有助于鉴别诊断。

（三）治疗原则

如无禁忌证需行手术探查，明确病理诊断。对于较大的囊肿，尤其是突出于胰腺表面的囊肿应尽量予以切除。难以切除的囊肿可考虑行胰腺囊肿空肠Roux-en-Y吻合术。

二、胰腺假性囊肿

（一）诊断

（1）症状：多有急、慢性胰腺炎或胰腺外伤史。有不同程度的腹胀和腹部隐痛，常放射至右肩部。有胃肠道症状；压迫胆管可引起胆管扩张和黄疸；胰腺外分泌功能受损引起吸收不良。并发感染、消化道梗阻、破裂和出血时，可出现相应的症状。

（2）体征：可在上腹部扪及肿块，圆形或椭圆形，边界不清，较固定，不随呼吸移动，有深压痛，巨大囊肿可测出囊性感。

（3）实验室检查：在早期囊肿未成熟时部分病人可有血尿淀粉酶升高。囊壁活检无上皮细胞覆盖。囊液一般浑浊，淀粉酶一般很高。

（4）辅助检查：腹平片可见胃和结肠推挤移位，胃肠钡餐造影则可见到胃、十二指肠、横结肠移位及压迹。B超可显示分隔或不分隔的囊性肿物。CT检查对假性囊肿影像更清晰明确，并可了解胰腺破坏的情况。必要时行逆行胰胆管造影（ERCP），观察囊肿与胰管是否相通。

（二）鉴别诊断

术前不易与其他胰腺囊性疾病（胰腺真性囊肿、胰腺囊性肿瘤）进行鉴别诊断，仅能通过手术切除后的病理诊断进行确诊。

（三）治疗原则

（1）胰腺假性囊肿形成早期（6周内），囊壁较薄或较小时，如无明显并发症，无全身中毒症状，可在B超或CT随诊下观察。

（2）急性假性囊肿，特别是在伴有感染时，以及不适于手术的慢性胰腺假性囊肿，可在B超和CT引导下行囊肿的穿刺外引流。

（3）囊肿直径＞6cm，且有症状的胰腺假性囊肿，特别是胰头部假性囊肿而又不适宜手术的病人，可选择内镜进行囊肿造瘘或十二指肠囊肿造瘘。

（4）手术疗法是治疗胰腺假性囊肿的主要方法，对非手术疗法无效的病例，均应在囊壁充分形成后进行手术疗法，一般在发病后6个月以上手术为宜。

外引流术作为急症手术用于治疗囊肿破裂，出血及感染。术后多形成胰瘘或囊肿复发，而需再次行内引流术。

内引流术有囊肿胃吻合术和囊肿空肠 Roux-en-Y 吻合术，吻合口应足够大，宜切除一块假性囊肿壁，而不是切开囊壁。吻合口应尽量选择在囊肿的最低点，以便重力引流。术中应注意：①先行囊肿穿刺，抽取部分囊液送淀粉酶测定。②对囊腔应做全面探查，发现赘生物应冰冻切片检查，同时切取部分囊壁做冰冻切片，确定是否胰腺瘤和有无恶变，并除外腹膜后肿瘤或恶性肿瘤坏死后囊性变。③如发现囊内有分隔，应将其分开，变成单囊后再行引流术。

对于一些多房性胰腺假性囊肿，估计内引流术的引流效果不彻底，可选择切除，如假性囊肿位于胰腺尾部除可以连同脾脏一并切除外，胰头部囊肿可行胰十二指肠切除术。

三、胰腺囊腺瘤和胰腺囊腺癌

（一）诊断

（1）症状：早期多无症状，生长慢，随肿瘤生长和病情发展可能出现上腹部持续性隐痛或胀痛。位于胰头部的囊腺瘤可压迫胆总管下端，发生梗阻性黄疸。病变广泛时，胰腺组织受损范围大，部分病人出现糖尿病；压迫胃肠道可发生消化道梗阻。位于胰尾部的囊性肿瘤，可压迫脾静脉导致脾肿大、腹水、食管静脉曲张。恶性变时体重减轻，胰腺囊性癌可发生远处转移。

（2）体征：上腹部可有压痛，程度不一，多不伴有肌紧张。上腹部可扪及无压痛的肿块，稍活动，可出现腹水和脾大。

（3）实验室检查：穿刺囊液测定的淀粉酶一般正常，囊液涂片发现富有糖原的浆液或黏液细胞，对囊腺瘤的诊断具有较高的特异性。囊液中 CEA 等肿瘤标志物有助于鉴别诊断。

（4）辅助检查：①B 超发现病变部位的液性暗区，囊腔内为等回声或略强回声光团，并有粗细不等的分隔光带及等回声漂浮光点；囊壁厚薄不均或有乳头状突起，常提示恶性病变的可能。多数胰管不扩张，胰腺组织本身形态回声正常。②CT 和 MRI 检查：可了解肿瘤的大小、部位和内部情况。进行增强扫描后出现囊壁结节提示囊性癌可能性大。③X 线检查：腹平片可见上腹部肿块影，胃肠钡餐检查可出现周围肠管、胃等脏器受压移位。囊壁出现钙化灶影提示恶变的可能。④术中必须进行全面探查，囊肿外观无特异性，良性病变和恶性病变可以并存，并多点多次取材才能避免误诊。

（二）鉴别诊断

（1）胰腺假性囊肿：多发生在胰腺外伤或胰腺炎后，囊壁无上皮覆盖，而由囊肿与周围脏器共同构成。B 超和 CT 多显示单腔囊肿，呈水样密度，腔内无分隔。囊壁薄而均匀无强化，无囊壁结节。ERCP 检查常发现胰管变形，大部分囊肿与胰管相通，囊液淀粉酶明显增高。

（2）乳头状囊性肿瘤：是极少见疾病，极易与黏液性囊腺瘤或囊性癌混淆。壁厚而不规则，可见乳头伸入，囊内充斥血块和坏死组织，CT 值较高，内无分隔。恶性程度低，根治术后可长期存活。

（3）胰腺导管扩张症：多发生于胰腺钩突部，是由主胰管及其分支局限性囊状扩张所致，瘤体呈葡萄串状，囊内无分隔。ERCP 的典型表现是囊腔与主胰管相通，充满造影剂。

（三）治疗原则

胰腺囊腺癌对放疗、化疗不敏感，手术切除是其唯一的治疗方法，彻底切除肿瘤可获长期存活。肿瘤一般与周围组织粘连较少，切除不难。因囊腺癌的囊腔较大并且呈多房性，故不可做外引流术和内引流术，以免引发感染或贻误手术切除时机。手术中注意进行全面探查并行病理检查，如怀疑胰腺囊腺瘤应多处取材送病理检查，注意局部恶变的可能。手术方式：位于胰腺体尾者可行胰腺体尾切除，一般同时行脾切除术；位于胰头者可行胰头十二指肠切除术。除非病变范围广泛，病人不能耐受根治性手术或肿瘤已经有转移之外，一般不做单纯肿瘤切除。

第四节　胰头癌和壶腹部癌

胰头癌，胆胰壶腹、十二指肠乳头、胆总管下端以及乳头附近的十二指肠来源的恶性肿瘤（胰壶腹部癌），临床表现相似，都以阻塞性黄疸为主要表现。但是壶腹部癌和胰头癌的临床表现和预后还是有差别的，壶腹部癌因为位于十二指肠腔内，肿瘤有时有坏死脱落，黄疸可以有波动性，预后比胰头癌要好。治疗方法以胰头十二指肠切除术为主，手术切除率高，而胰头癌的手术切除率低。

一、病理

90％以上的胰腺癌为导管腺癌，系从导管的立方上皮细胞发生而来，这种癌为致密的纤维性硬癌或硬纤维癌，肿瘤硬实，浸润性强而没有明显界限。切面常呈灰白色，胰腺由于和附近器官（如十二指肠、胆总管下端、胃、横结肠、门静脉）解剖关系密切，尤其是胆总管下端行经胰头实质之内，以及胰腺位于腹膜后，紧贴内脏神经，故胰腺癌的浸润很容易侵及这些附近器官和组织，并出现相应的临床症状。

胰腺癌的一种生物学行为特点为早期发生围胆管浸润，胰头癌常早期侵犯胆总管，即使在小胰癌（指直径小于 2cm 的癌灶）离胆总管有相当距离，亦可有明显的围胆管浸润，这不是邻近瘤组织的直接累及胆管下端而是胰头癌的转移性浸润，其途径可能是通过胰内淋巴管扩散而到达胆总管壁。胰腺体癌向腹膜后扩散也可能有同样的性质。这种早期经淋巴扩散的方式可能是胰腺癌预后不佳的重要原因。

二、临床表现

（1）胰腺癌的早期表现：早期症状为腹上区不适，或隐痛、钝痛、胀痛。由于餐后食物刺激胆胰液分泌，而其出口处有肿瘤梗阻，胆管胰管内压力增高，可使疼痛或不适加剧；另一显著症状为食欲缺乏或饮食习惯改变，尤不喜油腻和高动物蛋白食物。体重明显减轻而无其他原因亦是临床常见的表现之一。黄疸是胰头癌的特征性症状，由于胰腺癌有围胆管浸润的生物学特性，黄疸可早期出现，但不是早期症状，也可在前述症状出现后再表现出来。大便的颜色随着黄疸加深而变浅，最后呈陶土色。小便颜色愈来愈浓，呈酱油色。多数病人可因梗阻性黄疸而出现皮肤瘙痒。

（2）胰腺癌的晚期表现：晚期除上述表现更显著外，疼痛剧烈尤为突出，常牵涉到腰背部，持续而不缓解，致病人不能平卧，常坐而前俯，通宵达旦，十分痛苦。此表现是癌肿侵犯腹腔神经丛的结果，当肿瘤累及胰腺体部时，此种临床表现相当常见。晚期常出现腹水、肿块和恶病质；消化功能紊乱及消化道症状亦属常见。

三、辅助检查及诊断

（1）体格检查：检查病人有无肉眼可见的黄疸、左锁骨上淋巴结转移，了解心肺功能大体是否正常，检查腹部和胰腺或壶腹周围癌直接有关的一些体征，如胆囊胀大，腹上区结节状肿块，尤其是右上腹的不正常感，如肌肉不放松、深压痛，深部隐约有隆起不平感等。可惜每个检查者对这种发现体会常不一致，一旦确定，已非早期。出现腹水和明显包块都是晚期表现。胰腺癌病人可出现周围静脉血栓性静脉炎，在临床上并不常见。

（2）实验室检查：胰头癌病例因胆管下端梗阻，血清胆红素可显著增高，主要为直接胆红素含量增高；胆管梗阻的结果也常有血清碱性磷酸酶、转氨酶升高。在胰腺癌的病人，转肽酶升高也较常见，血清淀粉酶及空腹血糖亦可升高，但均无特异性。特异性胰腺癌的血清学标志物的检查，包括癌胚抗原（CEA）、DU-PAN-2，甲胎蛋白（AFP）、胰腺肿瘤胎儿抗原（POA）和肿瘤抗原 19-9（CA19-9）。目前没有哪项通用的血清学实验能够完全确诊胰腺癌，这些血清学实验应用是有限的，因为与其他肿瘤交叉反应，对可能切除的小病灶敏感性较低。在辅助诊断及随访中，目前 CA19-9最为常用。

（3）影像学检查：①B超检查：是疑为胰腺癌首选的检查方法，本法可以早期发现胆管系统扩张（总阻管超过 1cm 为不正常），包括胆囊胀大，也可发现胰管扩张。对肿瘤直径＞1cm 者有可能发现，发现直径为 2cm 的肿瘤可能性更大。本法的优点为不仅安全无创、方便，而且可反复多次追踪检查。②胃肠造影：胰腺癌如在胃肠造影中有所发现，往往已是晚期。低张力造影可提高阳性发现，尤其是与十二指肠内侧相抵的胰头边沿部癌肿，可能尚属可切除之例，但一般选择 B 超及 CT 扫描来诊断。③CT：对疑为胰腺癌病人也可选用 CT 作为首选诊断工具，其诊断准确性高于 B 超扫描，诊断准确率可达 80％以上，所接受的 X 线剂量很小，是安全的检查方法。CT 可发现胰、胆管扩张和直径＞1cm 的胰腺任何部位的肿瘤，且可发现腹膜后淋巴结转移，肝内转移以及观察有无腹膜后癌肿浸润，有助于术前判断肿瘤可否切除。④逆行胰胆管造影（ERCP）：即经纤维光束内镜逆行胰胆管造影，不仅可观察十二指肠降部侧壁，胆管口壶腹，且可插管入胆管、胰管，注射对比剂，使胆管或胰管显影，在胰腺癌病例常可见主胰管有中断现象。"双管征"即胆管、胰管均有狭窄，且两管的距离因癌肿浸润收缩而拉近，是胰头癌在 ERCP 检查中的诊断性特征。⑤经皮经肝胆管置管引流（PTCD）：PTCD 的优点为不仅可以造影，有助于诊断，而且可以引流控制感染，减轻黄疸，有助于改善肝功能，黄疸减轻可使病人皮肤不再瘙痒，得到休息，故本法可作为术前准备，也可作为不能手术的病例的姑息疗法。⑥经股动脉插管腹腔动脉或肠系膜动脉选择性造影：对诊断早期胰腺癌并非必要，但对于判断肿瘤能否切除有帮助。选择性腹腔动脉或肠系膜血管造影，结合门静脉解剖，可用于显现主要动脉和静脉的解剖学，并对肿瘤切除的可能性进行分级。⑦经皮细针穿刺细胞学检查：可在 B 超引导下或 CT 影像指导下穿刺肿瘤，也可在 ERCP 检查时进行，一般无危险和严重并发症，也不致引起肿瘤扩散。此法多用于不能切除的胰腺体癌，有助于明确诊断。

以上检查方法，并非每例均需全套检查，需根据情况而选择。

四、治疗

大多数壶腹部癌病人有手术治疗的适应证，需手术治疗；少数病人，可能适用非手术治疗。

（一）非手术治疗

非手术治疗适用于已有远处转移、局部病灶无法切除、急性或慢性消耗性疾病病人。非手术治疗病人，应尽量争取获得组织学诊断，并能够缓解如腹痛及胆管梗阻等症状。通过对远处转移灶和肝转移灶活检，或 ERCP 及经皮穿刺胰腺原发肿瘤活检获得的细胞学样本检查，得到组织学诊断。经皮细针穿刺活检术一般仅用于准备行非手术治疗的病人，而不能用于可切除的局部肿瘤。组织学诊断后，肿瘤相关的疼痛可以用口服镇痛药缓解，难以控制的疼痛可能需要经皮腹腔神经节阻滞缓解。胆管梗阻可以通过经皮经肝置管引流或经内镜使用内支架等非手术治疗得以完成。经皮经肝引流允许长期放置于胆管内，但需要外引流管。内支架具有避免外置引流管的优点，但由于支架迁移、侧孔被胆泥堵塞等需要重复内镜检查来调整或重新放置，从而使其应用受到了限制。使用新的金属支架，与旧的塑料支架相比有些优势。对于近 1/3 的病人出现的十二指肠梗阻，非手术姑息治疗十分困难，全身化疗或外照射放疗成功率亦非常有限。高度十二指肠梗阻一般需要手术干预，可行胃空肠吻合。

（二）化学治疗

Whipple 根治术后联合放化疗已表明可以延长生存期。无法切除的壶腹周围癌治疗效果并不如可以切除的肿瘤那样令人满意。肿瘤无法切除的病人中位生存期为 6～9 个月，与单纯 EBRT 相比，联合应用能提高生存率。为了增加直接投射到无法切除的肿瘤上的照射剂量，进行了几项术中放疗研究（IORT），结果单纯 IORT 并不能改善生存率，而且可能增加了手术全期并发症。这种方法可以控制局部肿瘤，但远期存活率几乎没有提高。

近年来胰腺癌化疗最重要的进展是吉西他滨的问世。全身化疗用于辅助性化疗和控制局部晚期不可切除以及有远处转移的胰腺癌，可改善晚期胰腺癌病人的生存率，吉西他滨优于含有 5-氟尿嘧啶的化疗，可以延长晚期胰腺病人的中位生存时间。吉西他滨 $10mg/（m^2 \cdot min）$可使细胞内磷酸化浓度最大化。

吉西他滨 $1000mg/m^2$ 静脉输注 30 分钟以上，每周 1 次，连用 3 周，再停用 1 周，4 周为 1 疗程。吉西他滨是治疗有远处转移胰腺癌的标准一线化疗方案，可按固定剂量率输注吉西他滨 $10mg/（m^2 \cdot min）$，有望取代吉西他滨大于 30 分钟静脉输注成为晚期胰腺癌治疗的一线方案。胰腺癌的二线化疗包括未用过吉西他滨者首选吉西他滨；用过吉西他滨者可考虑希罗达（$1000mg/m^2$，1～14 日，3 周方案），5-氟尿嘧啶连续输注，$200～250mg/（m^2 \cdot d）$。

吉西他滨联合化疗在肿瘤进展时间、总生存率和 1 年生存率上显示有优越性或潜在优越性。联合化疗的常用方案如下。吉西他滨＋顺铂（GP 方案），多数研究结果认为，与单用吉西他滨相比，GP 方案在疗效和存活方面无明显优势。吉西他滨＋草酸铂：吉西他滨 $1000mg/m^2$ 静脉输注 100 分钟以上，第 1 日；草酸铂 $100mg/m^2$，静脉输注 2 小时以上，第 2 日，每 2 周重复。其他还有：吉西他滨＋阿瓦斯汀，吉西他滨＋卡培他滨等。

从未接受过化疗的病人二线化疗方案以吉西他滨为基础，其他可供选择的方案有：卡培他滨（$1000mg/m^2$，口服，每日 2 次，连续 14 日，每 3 周重复）和 5-氟尿嘧啶联合草酸铂。

胰腺癌联合治疗方案举例如下。

（1）gEMOX：吉西他滨 1000mg/m²，静脉滴注大于 100 分钟，第 1 日；奥沙利铂 100mg/m²，静脉滴注大于 120 分钟，第 2 日；以上每 2 周重复（NCCN 推荐）。

（2）gEM＋CPT-11：吉西他滨 1000mg/m²，静脉滴注大于 30 分钟，第 1、第 8 日；开普拓 100mg/m²，静脉滴注大于 90 分钟，第 1、第 8 日；以上每 3 周重复（NCCN 推荐）。

（3）gEM＋Xeloda：吉西他滨 1000mg/m²，静脉滴注大于 30 分钟，第 1、第 8 日；希罗达 1000mg/m²，每日 2 次，第 1～第 14 日；以上每 3 周重复。

（4）gEM＋UFT：吉西他滨 1000mg/m²，静脉滴注大于 30 分钟，第 1、第 8、第 15 日；优福定 300mg/m²，每日 1 次；以上每 4 周重复。

（5）gEM＋DDP：吉西他滨 1000mg/m²，静脉滴注大于 30 分钟，第 1、第 8、第 15 日；顺铂 25mg/m²，静脉滴注，第 1、第 8、第 15 日；以上每 4 周重复。

（三）手术治疗

大部分壶腹周围癌病人采取胰十二指肠切除术，本节主要评价不同术式的选择原则。

1．术前准备

（1）营养状况的评估和补充。

（2）常规机械性及口服抗生素肠道准备。

（3）凝血状态评价，给予外源性维生素 K 纠正凝血时间延长。

（4）术前静脉应用抗生素以降低伤口感染的概率。

（5）考虑放置经皮经肝导管或内镜放置内支架。对继发于胆管炎的胆管感染病人或严重营养缺乏、胆管高度梗阻的病人最好放置胆管引流。

2．胰头癌合理的切除范围

（1）肝总管以下的胆管和胆囊及其周围的淋巴结，特别是要清除胆管后方的上组淋巴结。

（2）肝总动脉右下侧软组织及淋巴结。

（3）腹腔动脉干周围的淋巴结清除。

（4）切除远端 1/2 胃及屈氏韧带以下 10cm 左右的空肠，包括相应的部分大网膜，如行保留幽门的胰十二指肠切除术，必须将幽门上下的淋巴结切除。一般不主张保留幽门，因为会影响肿瘤切除的彻底性。

（5）胰头颈及钩部，一般认为肿瘤细胞在胰小叶间或胰管内蔓延大多在病灶边缘 3cm 之内，因此在门静脉左侧 1.5cm 处断胰，多可将肿瘤切除。胰腺钩突的切除必须包括钩尖。将肠系膜上动脉右侧的软组织切除，包括切除肠系膜上动脉及结肠中动脉根部的淋巴结。

（6）部分后腹膜切除。上界在肝下、下界至肾前的腹膜及软组织清除，包括腹主动脉周围的部分淋巴结。

（7）如果肿瘤只局部侵犯到门静脉，可以局部切除一部分静脉然后修补，或切除小段切除门静脉然后吻合。

3．术式选择

（1）胰头十二指肠切除术（PD）：对一般状态好，年龄小于 70 岁，无肝转移，无腹水，Ⅰ、Ⅱ

期胰头癌病人均适宜行 PD。PD 是腹部外科创伤大、出血多、并发症发生率高、手术病死率高的复杂手术。胰头癌行 PD 时，为防止胰腺切断面癌残留，胰腺切断线应距病灶 2～3cm。一般在门静脉左侧面 1.5cm 处或腹腔动脉左缘乃至腹主动脉左缘切断胰腺，尾侧胰腺断端术中行快速病理检查，以防癌残留。钩突部应予全部切除。胰腺癌淋巴结转移主要在胰头前、后，肠系膜上动脉周围，横结肠系膜根部，肝总动脉周围及肝十二指肠韧带内淋巴结。经典的 Whipple 手术多达不到根治切除的要求，现在做的多为经过改良的手术。

（2）区域性胰腺切除术（RP）：胰腺癌呈浸润性生长，易浸润神经与门静脉，并易发生淋巴结转移，采用经典术式难以达到根治目的。手术切除范围应包括全部或大部胰腺、周围软组织、淋巴结、肝门以下胆管、十二指肠、部分空肠、胃及整块横结肠系膜。

（3）保留幽门的胰头十二指肠切除术（PPPD）：该术式保留了胃贮存和消化功能，促进消化，预防倾倒综合征以及有利于改善营养。20 世纪 80 年代以来由于对生存质量的重视，PPPD 的适应证不断扩大。目前，国内外均有学者认为，壶腹部癌采用此术式既不影响切除范围，亦不影响远期生存率。

（4）全胰切除术（TP）：癌波及全胰，无肝转移及腹膜种植者为其适应证。至于一般胰头癌，有学者指出胰腺内转移播散或多中心病灶者，彻底切除须行 TP。鉴于 TP 后代谢紊乱难以控制，生存率无明显改善，仍应谨慎选择。

（5）胰体尾切除术（DP）：适合于胰腺体尾癌无转移者。手术范围包括脾、胰腺体尾及周围淋巴结廓清。手术操作简单，并发症少，病死率低。

（6）姑息性手术：多数胰腺癌就诊时较晚，不能切除肿瘤，有学者主张一般情况好、原发灶可以切除但不能根治的病人，有选择地做姑息切除是有意义的。

姑息性手术处理，其客观效果应使症状有所缓解，这主要解决两个方面的问题，即胆管梗阻和十二指肠梗阻。最常用的方法是胆囊或胆管—空肠吻合术，常能达到满意的胆管减压。在施行此种手术前必须检查肝门部情况，明确肿瘤继续生长是否侵犯胆囊管导致黄疸再现。若肿瘤已侵犯胆总管，可解剖出右肝管，在右肝管内置 T 形管，另一端插入空肠行胆汁转流术。晚期病人可行经皮肝穿刺胆管置管引流术，这是一种创伤较少的减压方法，但引流效果有时并不满意，常作为梗阻性黄疸病人的术前准备。

在施行姑息性手术时应同时兼顾其他治疗方法，如术中放疗、插管化疗、冷冻治疗及用于止痛的内脏神经丛无水乙醇注射等。

第五节　胰腺体尾部癌

胰腺体尾部癌约占全部胰腺癌的 30％。该部位的肿瘤在出现症状之前一般都已长得很大。此病病程隐匿，是由于胰腺体尾部位于腹膜后位，距离胆总管和十二指肠较远。因而，肿瘤不会导致早期梗阻性黄疸或胃肠道梗阻性症状。

一、临床表现

（1）症状：胰腺体尾部癌病人一般有体重减轻和疼痛，体重减轻很显著，病人体重下降可达全身体重的 20％。因为胰腺原发肿瘤与胆总管胰腺内段间相距较远，只有少于 10％的病人出现黄疸。

（2）体征：体格检查结果常为非特异性。可有定位不清的腹部压痛或可触及腹部包块。可发现转移性播散的表现，包括肝大、腹水、Blumer 架或淋巴结转移至 Virshow 淋巴结（左锁骨上淋巴结）。

二、辅助检查及诊断

胰腺体尾部癌的诊断依靠影像学检查。肿瘤相关抗原如 CEA 和 CA19-9 等血清学检查在巨大的肿瘤常为阳性，但也可为阴性。

（1）腹部 CT 扫描：腹部 CT 扫描是初步诊断中最好的影像学检查方法。CT 可见到胰腺原发肿瘤，可以用来检查肝转移，也可提供关于邻近脏器、血管结构或淋巴结转移的信息。经内镜逆行胰管造影常常能够发现胰管的异常。

（2）ERCP：ERCP 最常见的异常为胰管中断，表示由肿瘤造成的造影剂流动受阻。近端胰管一般是正常的，如果无腹部外伤史，胰腺影像学不正常，例如胰腺体尾部区域发现胰管狭窄或梗阻，则高度提示胰腺恶性肿瘤。

三、治疗

（一）胰腺体尾切除术

胰腺体尾切除术适合无远处转移的胰腺体癌或胰腺体尾部癌。

1. 术前准备及手术过程

胰腺体尾部切除术主要适用于胰腺体尾部良、恶性肿瘤及慢性胰腺炎。病人多有明显体重下降、贫血、低蛋白血症，术前应给予纠正。若有糖尿病应给予治疗。若有合并结肠切除的可能时应做肠道准备。

（1）胰腺癌行胰腺体尾部切除时宜采用腹上区横切口或沿两肋弓下弧形切口，必要时附加自剑突下至正中的切口。

（2）若为良性病变，对腹腔脏器行一般检查后，便可对胰腺病变部位直接进行探查。若为肿瘤，尤其是疑为胰腺癌时，开腹后首先检查有无腹水、腹腔内种植及肝转移，提起横结肠检查其系膜有无癌浸润（癌脐）。

（3）自左侧切开胃结肠韧带全长以及脾胃韧带。使胃与结肠、脾完全分离，剥离胃与胰腺间粘连，将胃牵向上方，充分显露胰腺的前面。检查病变的部位、性质。若为肿瘤，术中必须根据细胞学或病理组织学来判断。

（4）胰腺体尾部癌无处转移者的手术范围包括脾、胰腺体尾部切除及周围淋巴结廓清。游离脾及胰腺体尾背面时，应切开 Gerota 筋膜，摘除左肾上腺，使左肾动静脉裸露，游离胰腺至腹主动脉右缘，切除胰腺的 3/4，行扩大廓清时应切除全胃及部分结肠。肿瘤残留及淋巴结转移是影响手术效果的重要因素。

2. 术中注意事项

（1）若术中发现为良性病变，应尽可能争取施行保留脾脏的胰腺体尾部切除术。

（2）切断胰腺时，仔细寻找胰管并予以结扎。

3．术后处理

（1）胰腺体尾部切除，尤其是胰腺癌行胰腺体尾部切除术，包括有丰富胰岛分布的 50％以上尾侧胰腺被切除，术后病人多发生糖耐量异常，应积极使用胰岛素，并及时监测血糖及尿糖，防止血糖过高以及低血糖的发生。

（2）术后应给予充分的营养支持，并注意水、电解质的平衡情况。

（3）注意引流的量及性状，适时测定淀粉酶，以便及时发现胰瘘，并给予相应处理。

（4）术后保持引流管通畅，如无胰瘘发生，于术后 7 日左右拔除引流管。

（二）胰腺体尾部切除加淋巴结廓清术

胰腺体尾部癌早期缺乏特异性的症状，易与胃、肠疾患等症状相混淆，早期诊断困难。往往在腹部及腰背部疼痛或左上腹出现包块时才被确诊，确诊的病人多为中晚期癌。胰腺癌呈浸润性生长，除容易浸润周围脏器外，还容易浸润周围的神经、血管及淋巴结。对于胰腺体尾部癌为达到根治性切除的目的，胰腺的切断线尽可能地远离病灶以免胰腺断端有癌残留，并行充分的淋巴结廓清。

1．手术方法

（1）胰腺癌行胰腺体尾部切除术中脾及胰腺体尾部游离同一般胰腺体尾部切除术。充分游离脾结肠韧带，切开降结肠外侧腹膜，剥离降结肠，并将结肠压向内下方，显露左肾脂肪囊，裸露左肾动静脉。胰腺癌易浸润胰腺后方组织，故应清除左肾脂肪囊。在胰腺上、下缘游离后，将脾及胰腺体尾部翻向右上方，显露腹主动脉左缘。结扎、切断肠系膜下静脉。在剥离面的深处可显露左肾上腺，若有癌浸润时，应切除左肾上腺。

（2）胰腺的切断线最少应距离病灶 3cm 以上，多在肠系膜上静脉前方，即胰颈部切断胰腺，至此，完成胰腺癌的胰腺体尾部切除术。胰腺头侧断端送快速病理组织学检查，以防止残胰断端有癌残留。

（3）沿十二指肠降部外侧行 Kocher 切口，充分显露下腔静脉及腹主动脉，并廓清腹主动脉周围的 16 组淋巴结。廓清肝总动脉周围第 8a、第 8p 组及肝十二指肠制带内 $12a_2$ 淋巴结，胃左动脉周围第 7 组淋巴结和腹腔动脉周围第 9 组淋巴结。

（4）胰腺体尾部癌易浸润肝总动脉或腹腔动脉，如术中能确认癌未浸润胰腺头部、肠系膜上动脉、肝固有动脉及胃十二指肠动脉时，可行 Appleby 手术。该术式为胃癌根治术提倡的手术方法，手术包括全胃切除加胰腺尾侧切除，将腹腔动脉在根部及肝总动脉起始部结扎，切除腹腔动脉、脾动脉及肝总动脉，廓清腹腔动脉及肝总动脉周围的淋巴结。肝动脉的血流从肠系膜上动脉通过胰头十二指肠动脉弓到达肝固有动脉。Appleby 手术的禁忌证为腹腔动脉与肠系膜上动脉共干或肠系膜上动脉受癌浸润。

2．术中注意事项

（1）手术治疗的胰腺癌多为进行期，即使术中肉眼认为是根治性切除，部分病例在病理组织学上发现胰腺周围剥离面有癌残留。术中放疗实属必要，放疗时应保护好胃、小肠、结肠等，照射野应包括腹主动脉、腹腔动脉、肠系膜上动脉及腹腔神经丛在内。

（2）术中尽可能少触摸胰腺癌病灶，以减少癌扩散的机会。

（3）术中经肝动脉或门静脉注射 MMC 16～20mg，有助于肝转移的预防。

3．术后处理

（1）除按胰腺体尾切除术后处理外，还应注意由于腹膜后广泛廓清，从腹腔引流中丢失大量的蛋白，应适当给予白蛋白及血浆。

（2）对于不能经口进食、胃肠功能障碍、营养吸收不良的病人，应行肠外营养支持。对于经口进食少，但胃肠运动和吸收功能良好的病人，应行肠内营养支持。

（3）注意腹腔引流量及性状，及时发现腹腔感染、胰瘘。如无腹腔感染及胰瘘，术后 1 周拔除腹腔引流管。

（三）姑息性手术

在少数可以切除的胰腺癌病人，远端胰腺及脾全切除可提供根治机会，是缓解肿瘤疼痛的良好姑息疗法。在剖腹术诊断为无法切除的肿瘤病人，术中做化学性内脏神经切除以缓解疼痛。大部分胰腺体尾部癌病人，不需要做胆管短路或十二指肠短路手术。但是，一部分胰腺体尾部癌病人，肿瘤侵犯至十二指肠空肠曲，这一小部分病人做姑息性胃空肠吻合效果较好。高危病人、有转移证据及 CT 或血管造影诊断为明显无法切除的肿瘤病人，不要做探查手术，而以经皮活检以获得组织学诊断。胰腺体尾部癌切除率低（小于 7％）预后一般较差（平均生存期为 5～6 个月）。报道中，少数肿瘤切除术后生存 5 年者，一般是在腹腔内其他病理学检查过程中偶然发现的。接受带有根治目的的胰腺体尾部癌切除术病人，辅助化疗和术后 EBRT 可能是有益的，但尚缺乏肯定的资料。无法切除的肿瘤一般对放化疗反应差。

第六节　胰腺内分泌肿瘤

一、胰岛素瘤

胰岛素瘤是由胰腺 B 细胞组成的肿瘤，因为 B 细胞分泌胰岛素，大量的胰岛素释放进入血流，引起以低血糖为主的一系列症状。最常见的胰腺内分泌肿瘤是胰岛素瘤。胰岛素瘤表现为 Whipple 三联征：①饥饿时出现低血糖症状；②血糖水平低于 50mg/dL；③给予葡萄糖后症状缓解。在低血糖时，胰岛素瘤仍可自行合成和分泌胰岛素，导致自发性低血糖和特有的临床症状。这些症状可分为两类：低血糖诱发儿茶酚胺大量释放引起的症状（震颤、易激惹、乏力、多汗、心悸、饥饿）和神经系统低血糖症状（性格改变、精神错乱、反应迟钝、惊厥和昏迷）。典型表现为，摄入富含糖类的食物后症状即缓解。

在成年人中，低血糖鉴别诊断包括胃切除或胃肠吻合术引起的功能性低血糖，慢性肾上腺功能不全，垂体功能低下，严重肝功能不全，隐瞒注射胰岛素或服用磺脲类药物引起的低血糖以及反应性低血糖。这些疾病中，反应性低血糖最常见，常于餐后 3～5 小时出现症状，但不合并饥饿时低血糖。

（一）病理

胰岛素瘤的大小以及数目变异可以很大，可以是无数微小的显微镜下才能发现的胰岛素瘤，也可以是大小不等多发的肿瘤。90％以上胰岛素瘤是单发的圆形肿瘤，直径多在 1～2cm。显微镜下肿瘤可以呈有包膜或无包膜。胰岛素瘤主要由细胞构成，间质一般很小，间质中常有淀粉样变，形态有时很像甲状腺髓样癌，可能属同一细胞来源，即产肽激素系（APUD）细胞。电镜下瘤细胞内可见B细胞分泌颗粒，这是内分泌细胞肿瘤的特点。

（二）临床表现

胰岛素瘤的典型临床症状为低血糖发作，常在空腹时发生，通常有以下4组症状。

（1）意识障碍：为低血糖时大脑皮质受到不同程度抑制的表现，如嗜睡、精神恍惚，以及昏睡不醒，也可表现为头脑不清、反应迟钝、智力减退等。

（2）交感神经兴奋的表现：为低血糖引起的代偿反应，如出冷汗、面色苍白、心悸、四肢发凉、手足颤软等。

（3）精神异常：为多次低血糖发作大脑皮质进一步受抑制和受损的结果，重者有明显精神病表现，故不少病人常常以精神病就诊，经检查才明确系低血糖所致。

（4）颞叶癫痫：与癫痫大发作相似，为最严重的神经精神症状，发作时知觉丧失、牙关紧闭、四肢抽搐，甚至大小便失禁等。

低血糖症状发作如未确诊治疗，发作次数常愈来愈频繁，症状愈来愈重，但进食后能恢复如常人，对发作时的表现无记忆。有的病人在家属的帮助下，认识到进食可以缓解、夜间加餐可以预防低血糖发作。

（三）辅助检查及诊断

（1）血糖测定：确定症状发作由低血糖所致是诊断胰岛素瘤的重要依据，胰岛素瘤的病人空腹血糖一般在50mg/dL以下，发作时即刻测血糖其值往往更低，在不典型病例需多次测空腹血糖才可能测到一次低血糖值，有的尚需做激发试验，即在持续禁食条件下，密切观察症状的出现，并立即测定血糖。发作时证实有低血糖，给予静脉注射葡萄糖可立即中止发作，有经典的Whipple三联征，可用以诊断胰岛素瘤，但现在的诊断手段更为可靠。

（2）72小时禁食监测：为诊断胰岛素瘤的最可靠方法。禁食过程中，每4～6小时，特别是当症状发作时，要采血测定血糖及胰岛素水平。禁食时症状性低血糖常合并血胰岛素水平持续高于25μU/mL。计算胰岛素与血糖的比值也是支持胰岛素瘤诊断的方法，正常值应小于0.3；几乎所有胰岛素瘤病人，经一夜禁食后，胰岛素与血糖比值均大于0.4。因为胰岛素瘤细胞在过量合成胰岛素时，也合成了大量C肽和胰岛素原，因此患胰岛素瘤时，C肽和胰岛素原水平常常升高。另外，还可通过筛选排除那些可能使用胰岛素或磺脲类药物的病例，进一步支持胰岛素瘤的诊断。磺脲是一类口服降糖药物，刺激胰岛素分泌，用于治疗非胰岛素依赖型成年高发的糖尿病。通过血清学筛查可检测出磺脲。

（3）胰岛素测定：周围血中血清胰岛素的含量受多种因素影响，结果不可靠，经皮经肝门静脉内置管测门脉血中胰岛素含量比较可靠，此法也可用做定性定位诊断，即把导管顺门静脉逆行放到脾静脉开始部，然后自左向右拔出导管，每拔出1cm抽血测血清胰岛素一次。在有胰岛素瘤的部位，其反流静脉中胰岛素含量必高，可在相应的脾门静脉中出现高峰，达到定性和定位诊断的作用，且可发现多发性胰岛素瘤的部位，有助于术中找到和不致遗漏多发肿瘤。

（4）影像学检查：影像诊断方法如B超、CT以及腹腔动脉选择性动脉造影对胰岛素瘤的发现和定位均有帮助。但如肿瘤直径<1cm就不易发现。这些方法也并非均为必需，但如为第一次手术探

查失败，而临床仍支持胰岛素瘤的诊断时，影像学检查和诊断则成为必要。

（四）治疗

胰岛素瘤的治疗为手术摘除肿瘤，手术应尽早施行，因为长期低血糖发作可致中枢神经永久性损害，即使摘除了肿瘤，仍将遗留神经精神症状。手术的关键：①彻底探查胰腺各部；②摘除一个肿瘤后，仍应警惕有多发肿瘤存在，要避免遗漏，术中可连续监测血糖以了解肿瘤组织是否切净；③应以冰冻切片或细胞学检查于术中证明摘除物或疑似部位组织是否有胰岛组织。

1. 手术治疗

手术切除肿瘤是治疗胰岛素瘤的唯一有效方法，因此，一旦诊断确定后应及早手术。

（1）麻醉：手术一般应用静脉全麻，加肌松剂以达到能满意的手术探查，亦可应用硬膜外麻醉。在麻醉过程中要防止低血糖症状的发作，因此，要求每 20 分钟即测定一次血糖值。如果手术开始前血糖在 30mg/dL 以上水平又无症状发作，则术中仅静脉滴注生理盐水而不给予葡萄糖溶液。如果血糖低于 30mg/dL，可以给予 5％葡萄糖盐水，匀速静脉滴入，使病人的血糖水平保持在一恒定值再开始手术。除防止手术中血糖过低出现症状外，还需在肿瘤完全切除的前后作血糖的监测。

（2）切口：要求能将胰腺充分显露以能进行仔细的叩诊及术中 B 超检查。现大多采用肋缘下的横弧形切口。

（3）术中定位：虽然术前的各种检查对手术获得成功有很大的帮助，但关键仍是术中对胰腺和胰周组织进行全面而彻底的检查以找到肿瘤。特别是在胰头钩部及尾部，因微小而深在，位于胰头钩组织中的肿瘤及脾门部位的肿瘤很容易被遗漏。探查方法是打开胃结肠韧带，将胃向上牵开。沿胰腺体尾的下缘切开后腹膜，沿胰后间隙钝性将胰腺体尾后背松开，以右示、拇指行双合诊，自胰腺体至脾门胰尾仔细触摸。查胰头钩部需将十二指肠侧腹膜完全打开，沿头钩后的间隙分离直至头钩的背面，完全可以显露，以左手的示、拇指进行仔细的双合诊。

（4）手术方法：手术方法有肿瘤摘除、胰腺体或胰尾切除、肿瘤部位胰腺局部切除、胰十二指肠切除术等。

1）肿瘤摘除术：是最常用的方法，对单发或散在的、小而表浅的肿瘤，不论在何部位均宜采用。特别是在头体部的肿瘤，决定从胰的哪一面进行摘除。胰钩部肿瘤近胰的后侧，可向左翻起十二指肠由后侧切除。方法是沿肿瘤的包膜逐渐与胰腺组织分离，仔细结扎止血。剥离深部时可以用丝线贯穿瘤体牵引起来，在直视下完全摘除肿瘤，这样可避免损伤大血管及主胰管，瘤床不宜过多缝合而用大网膜覆盖，并在旁边置引流管。

2）胰尾或远侧胰腺切除术：对胰腺体尾较大而深在的肿瘤、多发的肿瘤及胰岛增生的病例可行胰腺体或胰尾切除术，应尽可能保留脾脏，只有在必要时才将脾一并切除。手术方法是如果切除胰尾一般易于保留脾脏，且系良性肿瘤，不必考虑肿瘤周围组织的残留，因此可沿胰尾后间隙仔细地分离脾动静脉，然后切断胰腺。胰腺体尾切除保留脾脏较难，如能将脾动静脉分离直达其根部则可保留脾脏，但多数病例血管在胰沟内，不易分离，则可以与脾一并切除。方法是先沿胃大弯切断胃脾韧带和胃短血管，用钝和锐相结合的方法切断脾膈、脾肾、脾结肠韧带，将脾向左翻出腹腔，沿胰尾后方间隙将胰腺体与后腹腔组织分离，显露出腹主动脉前的腹腔动脉，将脾动脉在其根部切断结扎。在靠近门静脉处的脾静脉予以分离并结扎去除切除标本，残胰创面找出胰管用细丝线结扎，间断褥式缝合再加数针"8"字缝合以闭合创面，胰床置管引流。如果需85%～90%切除，要求在门静脉右侧1cm处切断胰腺。

3）胰腺局部切除术：此法的缺点是对胰腺的损伤大，切除肿瘤和肿瘤周围的一部分正常胰组织，易伤以及较大的胰管和血管，导致术后严重的并发症发生，甚至造成病人死亡，因此这一方法目前已很少采用。但对胰头部较大的单个良性腺瘤手术时不可避免地会伤及主胰管，可应用保留胆总管的胰头切除术。方法是沿结肠中静脉找到胰颈后的肠系膜上静脉，沿静脉前的间隙将胰头与之分离，切断胰颈并止血。将胰头向右翻开，并将门一肠系膜上静脉牵向左侧，分离结扎自胰头进入门静脉的小支血管，但不游离胰钩突，再在胃十二指肠动脉的左侧沿肿瘤的包膜逐渐分离开胰腺，如有必要也可以切断胃十二指肠动脉。注意勿损伤胰内胆总管，在其右侧切除肿瘤及部分胰头，保留胰钩。切断的主胰管予以结扎，胰腺创面以"8"字缝合关闭，放置引流管。如果在术中发现有胆总管的侧壁损伤，可在胆总管的自由段放置T形管，修补破损部。

4）胰十二指肠切除术（whipple手术）：只适用于切除巨大的头钩部肿瘤和恶性胰岛素瘤。假如恶性胰岛素瘤已有肝转移，则尽可能切除原发瘤或转移瘤，这可减轻病人的症状，延长生存期。

（5）术后并发症：胰岛素瘤手术最严重的并发症是急性出血坏死性胰腺炎。这往往与手术过程中探查胰腺造成的损伤有关。特别是进行肿瘤摘除或胰腺局部切除时，可能伤及大血管及大胰管。因此要求操作轻柔，尽可能减少组织的损伤。胰岛素瘤切除术后最常见的并发症是胰瘘，其发生率为8%～23%，而胰头颈部肿瘤术后胰瘘发生率可达50%。胰液外漏可以造成腹腔感染，组织坏死，延迟愈合。其他并发症如胰腺假性囊肿、膈下及腹腔感染、腹腔内出血等也与胰瘘的发生有关。因此摘除肿瘤时要紧贴肿瘤被膜，瘤床彻底止血；仔细寻找较大胰管的破裂并妥善缝扎破裂的胰管；瘤床少缝或不缝；涂抹生物胶有助于减少胰瘘的发生。引流管放置位置要合适。术后延长禁食期并应用抗酸制剂和其他抑制胰腺外分泌的药物均有利于预防胰瘘的发生。

2. 非手术治疗

对高胰岛素血症病人的非手术治疗只是一种对症的姑息性治疗，应用于术前的准备时期，不易找到的隐匿性胰岛素瘤病人或无法切除的恶性胰岛素瘤。虽然内科治疗不能彻底治愈病人，但是能防止低血糖的发作，保护脑细胞少受损伤，是非常重要的治疗方法，特别是对无法手术治疗的病人，能改善生活质量，延长病人生命。

（1）饮食治疗：饮食治疗是最简便易行的治疗方法，许多病人往往在求医前就已发现进食能防止症状的发作。有的病人虽不知自己是什么病，却早已开始了饮食治疗，甚至长达数十年之久。由于长期的过量进食，病人往往肥胖。一般的饮食治疗方法是及时进食，增加餐次，多吃含糖的食物，尤其是晚间需加餐一次，并避免劳累，平时随身带一些糖果，当感到有发作的前兆时即刻服用，均可防止发作。平时食用吸收缓慢的主食，如精玉米、荞麦面、豆面等制作的食品以稳定地提供能量。

（2）药物治疗：发作频繁、症状严重的病例，单依靠饮食治疗难以控制，特别是作为术前的准备，需静脉注射或静脉滴注葡萄糖溶液。但作为长期的治疗则需服用抑制胰岛素分泌的药物，常用的药物有以下几种。

1）二氮嗪：每日口服剂量为200～600mg，其不良反应主要是胃肠道不适和水钠潴留，因而在进餐的同时服药及限制食盐可减轻不良反应，或服用利尿药物。治疗先以100mg/次，开始每日2次，根据病人的反应逐渐加量，直到病人的症状缓解，最大剂量为200mg/次，每日3次。约60%的胰岛素瘤病人症状可以得到控制。

2）长效生长抑素类药物：如奥曲肽，是一种具有广泛抑制作用的胃肠肽，能抑制正常胰岛细胞的分泌，也能抑制胰岛素瘤的分泌。有报道在恶性胰岛素瘤病例应用这类药后取得了明显的效果，它的短期使用使40%的胰岛素瘤病人的症状减轻，但这类药物只是在其他药物无效时短期内应用，因为它不可能长期抑制肿瘤的分泌，且所需剂量越来越大，不良反应也日益增加。

3）其他药物：激素类药物、钙通道阻滞剂、交感神经阻滞剂及苯妥英钠等，这些药物均有一些抑制胰岛素瘤分泌的效果，但作用因人而异，疗效并不理想。

4）化疗药物：链脲霉素，是由无色链真菌培养中分离出来的一种抗肿瘤抗生素，它通过抑制脱氧核糖核酸（DNA）的合成作用而选择性地损害胰岛B细胞，特别是能抑制已有转移的各种恶性胰岛细胞，故目前主要用于治疗胰岛细胞癌。其用量为每日20～30mg/kg，连续应用5日为1疗程，休息6～8周后重复；或每周静脉注射1次，连续8周总量为8～10g，休息8周后重复。亦可应用动脉插管或埋入式化疗导管法做肿瘤部位的局部灌注，用药量可减少，每次注入腹腔动脉或肝固有动脉5～10mg/kg，隔日1次，连用5～10次。

二、促胃液素瘤

促胃液素瘤是一种较少见的胰岛细胞瘤，但其发病率仅次于胰岛素瘤，临床以顽固性溃疡病为特征。Sailer和Zinninge首次报道合并消化性溃疡的胰岛细胞肿瘤后，Zollinger和Ellison报道了2例活动性消化性溃疡合并胰岛细胞肿瘤病人，详细地叙述了这种疾病的临床表现，故称为卓-艾综合征。当时提出作为诊断该综合征的三联征为：①少见部位的原发消化性溃疡；②尽管给予充分治疗，绝大部分促胃液素分泌持续存在；③发现有胰岛细胞肿瘤。

（一）病理

临床症状典型的病例，60%～70%的肿瘤是恶性的，有淋巴结或肝转移。这类肿瘤在光镜下形态和类癌不能区别。电镜下的超微结构也没有一致的表现，分泌颗粒也无特点，可靠的证明为免疫化学细胞学检查或从肿瘤中提取促胃液素。促胃液素瘤内可以有分泌其他激素的细胞，20%～30%的促胃液素瘤病例同时存在有其他内分泌肿瘤（多发性内分泌腺瘤-I型，MEA-I）。

（二）临床表现

主要临床表现是消化性溃疡和腹泻。90%的病人有消化性溃疡的临床症状，溃疡部位常可不典型，尽管发现十二指肠壶腹后溃疡可提示卓-艾综合征，但最常见的溃疡部位仍位于十二指肠壶腹部。60%的病人有出血、穿孔或幽门梗阻等溃疡病并发症，常有外科治疗溃疡病的手术后复发史。约10%病人以腹泻为突出的临床表现。促胃液素瘤病人中观察到的腹泻，是由于胃高度分泌引起的，可经胃肠减压或足量的抗胃分泌药物治疗而得以根除。

（三）诊断

1. 诊断依据

临床上有下列情况者，应疑有促胃液素瘤：①溃疡病手术后复发；②溃疡病伴有长期不明病因的腹泻，大量酸分泌；③多发溃疡或远端十二指肠、近端空肠溃疡、球后溃疡；④溃疡病伴有高钙血症；⑤有多发性内分泌肿瘤家族史；⑥消化性溃疡药物治疗无效；⑦上消化道造影可见显著的胃皱襞等。

2. 依据实验室检查诊断

（1）胃液分析：由于促胃液素的释放刺激胃酸大量分泌，基础酸分泌量（BAO）多数病例为 15mmol/h，溃疡病手术后 BAO 为 5mmol/h 均有意义；此外 BAO 和最大酸分泌量（MAO）差别缩小，酸分泌均在高峰状态亦是本病特点之一；在促胃液素瘤病人，空腹血清促胃液素水平常升高，超过正常范围（100～200pg/mL）。空腹促胃液素超过 1000pg/mL，伴有明确的由酸引起的消化性疾病或胃酸过多时，一般可诊断为促胃液素瘤。许多促胃液素瘤病人空腹促胃液素测定值在 200～1000pg/mL 之间。单纯空腹高促胃液素血症不足诊断促胃液素瘤，促胃液素是胃窦 G 细胞的正常分泌产物，高促胃液素血症在其他病生理状态，包括产生溃疡的疾病和与溃疡无关的疾病状态，都可发生（表 3-1）。要识别高促胃液素血症的确切原因，需要应用临床知识以及另外两项诊断方法：胃酸分析和激发试验。

表 3-1　合并高促胃液素血症的病例

溃疡源性的（胃酸过多）	非溃疡源性的（非胃酸过多）
卓-艾综合征	迷走神经切除术后
胃窦排空延迟	恶性贫血
胃出口梗阻	萎缩性胃炎
胃窦 G 细胞增生（高功能）	断肠综合征
	肾衰竭

（2）胃酸分析：可鉴别产生溃疡与非溃疡源性的状态。在停用制酸药物后测定 BAO 与 MAO。未手术病人 BAO＞15mmol/h，或既往接受减少酸分泌手术，其 BAO＞5mmol/h，均支持促胃液素瘤诊断。BAO/MAO＞0.6，高度支持此诊断。

（3）激发试验：当考虑促胃液素瘤的诊断时，特别是空腹促胃液素水平在 200～1000pg/mL 的病人，应行激发试验。激发试验有助于鉴别促胃液素瘤、胃窦 G 细胞增生/高功能状态，以及其他原因产生溃疡的高促胃液素血症。激发试验可选择静脉注射促胰液素。在整夜禁食后，做此试验，静脉注入促胰液素，3 分钟时采血测促胃液素。比基线水平绝对增加 200pg/mL 时，可诊断为促胃液素瘤。胃窦部 G 细胞增生或功能亢进的病人，其促胃液素受促胰液素刺激分泌的反应较平和。促胃液素对进餐的反应有助于区分产生溃疡性高促胃液素血症的各种原因。分别在进试验餐前，以及进餐后 1 小时内每隔 15 分钟测 1 次血清促胃液素水平。促胃液素瘤病人餐后血清促胃液素值改变很小或无改变（较基础水平增加不足 50%）。但胃窦 G 细胞功能亢进的病人，血清促胃液素水平升高可超过 100%。

（四）治疗

诊断促胃液素瘤以后，病人的治疗应遵循两条不同而又相互联系的原则：①控制促胃液素引起的胃酸过度分泌。②改变促胃液素瘤的自然病程（如肿瘤定位、判断转移病灶及对已定位的肿瘤行根治性切除）。以前，促胃液素瘤病人多死于暴发性胃酸过度分泌引起的并发症。当时，全胃切除为控制溃疡最可靠的措施，但对促胃液素瘤的自然病程没有影响。自从强力抗分泌的药物如组胺 H_2 受体阻滞剂及替代物苯丙咪唑问世后,药物控制胃酸过度分泌的状况得到改善,很少需要全胃切除。但是,现在认识到在抗分泌药物治疗的同时,肿瘤还在发展,大多数不能切除的促胃液素瘤病人死于肿瘤进展。因而,目前对促胃液素瘤,特别是与 MEN-I 无关的单独发病者的策略为:对于其潜在的根治可能,即应审慎进行最初诊断。

(1)药物治疗:替代物苯丙咪唑(奥美拉唑或兰索拉唑)已取代了组胺 H_2 受体阻滞剂,而成为治疗促胃液素瘤的首选药物。奥美拉唑和兰索拉唑选择性抑制胃腔表面胃壁细胞的 H^+-K^+-ATP 酶(质子泵)。这类药物对促胃液素瘤的病人均有效,无论是探查手术前初步治疗,还是对病灶无法切除需要长期药物治疗的病人。促胃液素瘤病人常用剂量为奥美拉唑 $40\sim160mg/d$,兰索拉唑 $30\sim90mg/d$。药物剂量应及时得到调整,以致在下次给药前胃内为无酸的环境。

(2)手术探查:在采用药物治疗控制胃细胞过度分泌后,所有病人均应接受影像学检查,对原发肿瘤定位及确定转移灶。影像学疑有无法切除的肝转移病人时,为得到组织学诊断应行经皮活检。若的确有无法切除的转移灶,则不需要再做探查手术,而维持抗分泌药物治疗。如果没有不能切除的病灶,所有病人都应该接受根治性探查手术。探查时,整个腹腔都要认真检查,尤其注意胰腺和胰腺外促胃液素瘤的好发部位。切除异常的肿块和胰腺周围淋巴结,做冷冻切片。术中超声检查对发现无法触及的胰腺内肿瘤很有价值。如果未探查到肿瘤,可在十二指肠第二部纵行切开十二指肠,双手触摸十二指肠,仔细外翻寻找是否存在十二指肠的促胃液素瘤。十二指肠胃泌素瘤常位于黏膜下层中,应与周围正常的十二指肠组织一并切除。

另一种用来确定十二指肠肿瘤的方法为术中透照法。经口腔放置可弯曲的上消化道内镜,进入十二指肠。胰腺内的肿瘤可以摘除(剜除)或者做胰腺部分切除术。在胰腺表面很容易找到的较小的(直径<2cm)包膜完整的肿瘤可以小心摘除;肿瘤较大而无明确的包膜或位于胰腺实质深部者常需做胰腺切除术。位于胰腺颈体尾部的肿瘤行远端胰腺切除,胰头或钩突肿瘤应行胰十二指肠切除术。

(3)其他疗法:目前,大部分促胃液素瘤病人死亡原因为肿瘤进展和播散。化学治疗、奥曲肽激素治疗、肝移植、肝脏栓塞以及干扰素治疗等,均用于无法切除或伴有转移的促胃液素瘤病人。化疗的总体反应率较差。最近的一项前瞻性研究表明:用链佐星 $3g/m^2$,5-氟尿嘧啶 $1.2g/m^2$ 和阿霉素 $40mg/m^2$ 治疗转移性促胃液素瘤,60%的病人对治疗无反应。对治疗有反应的40%病人中,未见到对药物完全反应者,而且化疗后生存率并没有显著改善。据报道用长效生长抑素类似物奥曲肽激素治疗,有转移的促胃液素瘤病人可缓解症状,减轻高促胃液素血症,降低胃酸过度分泌。但奥曲肽必须经胃肠外途径给药,其应用仍然受限,因为在大多数病人足量的抗分泌药物治疗也可以控制胃酸过多和胃酸引起的消化系统症状。无论肝移植还是栓塞治疗,均未证实在促胃液素瘤肝转移治疗中有稳定的疗效。据报道,少数病人使用人白细胞干扰素,可使肿瘤缩小并使血清促胃液素水平下降各50%。但总而言之,这些辅助治疗方法单独或联合应用,在无法切除的转移性促胃液素瘤治疗中的作用,仍有待于进一步试验来证实。

促胃液素瘤和 MEN-I 型的病人需要谨慎处理。应该用奥美拉唑或兰索拉唑控制胃酸过度分泌。甲状旁腺功能亢进症的外科治疗应先于促胃液素瘤手术治疗。典型的 MEN-I 型促胃液素瘤病人,有多发胰腺和(或)十二指肠肿瘤,须用定位技术来指导切除。MEN-I 型促胃液素瘤病人中有限的病例,外科手术就能够纠正高促胃液素血症。MEN-I 型促胃液素瘤总体治愈率比单发的促胃液素瘤要低。

三、胰高血糖素瘤

胰高血糖素瘤为胰岛 A 细胞发生的肿瘤，分泌高血糖素。本病罕见，我国仅有少数几个病例报道。本病主要表现为皮肤病变和高血糖，故又称糖尿病-皮炎综合征，60%～70%为恶性。胰高血糖素瘤综合征的特点是轻度糖尿病和重度皮炎。该病的糖尿病特点为较轻微，极少合并酮症。特征性皮疹（坏死性游走性红斑）常表现为环形迁移，边缘扩散，而中心则消散，变成愈合斑点。典型的发病部位是耻区、会阴部、口周区域或足部。该综合征病人，胰高血糖素测定值常常高于 500pg/mL，而正常水平应低于 120pg/mL。基础胰岛素水平升高也是其特点，此外还有血氨基酸显著降低。

（1）病理生理：胰高血糖素瘤可分泌过多高血糖素，使血浆中丙氨酸转化为糖，血浆丙氨酸缺乏；由于肿瘤需从血浆中摄取锌合成高血糖素，血浆及组织中锌下降，和引起皮肤病损有关。血糖升高而出现糖尿，但一般不严重。

（2）临床表现：临床表现以坏死性迁移性红斑为皮肤病变的主要特征。红斑形态不定，一般先起红斑，后生水疱，多个水疱可融合，疱破结痂，愈合后有色素沉着。全身均可出现，多见于腹股沟、会阴部、臀部等处。其他尚有口角，唇、舌等发炎，指甲松离等。此外病人可表现为营养不良、贫血、舌炎、低胆固醇血症、低蛋白血症和静脉血栓形成。病人可以有精神压抑状态，偶有静脉血栓形成等。

（3）诊断：有皮肤病变疑为本病时应做皮肤活检，需多次多处检查才能确诊。组织学所见为上皮坏死、皮肤颗粒层液化、角质层下裂开等。此种病人测糖耐量曲线，与糖尿病曲线相似。血浆丙氨酸水平降低有助于诊断，血浆锌水平降低有参考价值，最高值高血糖素大于 30pmol/L 有诊断价值，影像诊断定位和所有胰岛细胞瘤一样，为诊断所不可缺少。

（4）治疗：术前准备包括治疗皮炎及稳定糖尿病，同样要用标准实验方法对治疗定位及分期。据报道，应用类固醇和锌治疗以及全胃肠外营养和奥曲肽治疗可以改善皮炎。

所有怀疑胰高血糖素瘤的病人都建议做探查。发现大部分胰高血糖素瘤位于胰腺体尾部，探查时多数瘤体较大。近 80%病人发现转移，能彻底切除者仅占 30%。当有可能且操作安全时应行减瘤术，可使血糖恢复正常水平及彻底治愈皮炎。对无法根治或复发病人，用链佐星、达卡巴嗪（DTIC）化疗取得一些成功。另外已有报道，可用奥曲肽激素治疗来控制高血糖和皮炎。

四、血管活性肠肽瘤

血管活性肠肽瘤 80%发生于胰岛 DL 细胞，20%发生于神经节神经母细胞，后者多发生于儿童。

（1）病理生理：血管活性肠肽瘤可分泌大血管活性肠多肽（VIP），VIP 使小肠分泌增加，释出大量水和电解质；VIP 的结构和胰泌素、高血糖素相近，可使碱性胰液分泌增多，能抑制胃酸分泌，故临床可出现腹泻、低钾、脱水、无胃酸等，但真正无胃酸者仅占 50%。VIP 可使血管扩张，病人出现潮红，肠肽瘤尚可分胰多肽、5-羟色胺、前列腺素 E_2 等，所有这些激素，可抑制水、电解质的吸收，刺激肠平滑肌的蠕动以及升高血钙，可解释临床出现的严重腹泻。VIP 因有抑制胆囊收缩作用，加上脱水、胆汁浓缩，胆囊结石发生率较高。

（2）临床表现：主要表现为间断严重腹泻，经常为水样便，低血钾，无胃酸和低胃酸，皮肤潮红等。腹泻量通常 24 小时高于 1L，多者可达 6L，病人可出现倦怠无力、恶心、呕吐、腹痛、抽搐、体重下降者。严重脱水可引起肾小管坏死而致肾衰竭的临床表现。与卓-艾综合征引起的腹泻不同，水泻伴低钾及胃酸缺乏（WDHA）综合征的腹泻不能通过胃肠减压来缓解，因为它是由于循环中激素水平升高所引起的分泌性腹泻。某些病人可见到皮肤潮红，尽管病人对五肽促胃液素的反应为胃酸产生增加，但胃液分析常为胃酸减低。

（3）诊断：原因不明及通常治疗无效的水性腹泻应怀疑本病，影像诊断和血中 VIP 的测定可确诊，肠肽瘤病人血中 VIP 的范围报道为 48～760pmol/L，平均为（203±17）pmol/L，正常值应小于 30pmol/L。常根据临床表现怀疑到本病，血清 VIP 或胰多肽（胰岛细胞肿瘤标志物）升高进一步支持本病诊断。因 VIP 的分泌是发作性的，故应多次测量空腹血清 VIP 值。泼尼松龙试验有助于诊断，每日口服 30～40mg，可抑制肠肽瘤所致的腹泻。前列腺素 E_2 的测定亦有助于诊断，比正常值高数倍者应考虑本病。

（4）治疗：肿瘤的定位和分期仍用胰腺内分泌肿瘤的标准实验方法，与前面讨论内容相同。术前准备必须补充液体和电解质，纠正水、电解质失衡。在个别病例中证实，长效生长抑素类似物奥曲肽，对降低循环中 VIP 水平及控制腹泻是有效的。

WDHA 综合征最重要的治疗方法为手术切除肿瘤，文献报道的病例中超过 50％有恶性表现，在胰腺以外发现肿瘤转移。发现大部分肿瘤位于胰腺体尾部。有近 20％的病例发现该综合征的病因为胰岛细胞弥漫性过度增生。如果在胰腺内没能找到肿瘤，要仔细探查腹膜后，包括两侧肾上腺。若仍未发现有肿瘤，可以考虑行胰腺次全切除至肠系膜上静脉水平。当由于有转移播散而认为肿瘤无法根治时，应行姑息性减瘤术。对有症状的无法切除或复发肿瘤应用吲哚美辛或奥曲肽治疗可能有一定疗效。

五、其他胰岛内分泌肿瘤

1. 胰多肽瘤

各种胰内分泌肿瘤均可分泌多肽，但血中胰多肽值不一定很高，胰多肽瘤则多数有显著升高。由于胰多肽的生理作用不显著，至少在临床不易引起症状，故不易发现。现在有的学者认为所谓无功能胰岛细胞瘤实质为胰多肽瘤，发生于 PP 细胞。由于不引起特殊症状，肿瘤生长很大时才被发现，是本病特点。疑为本病时应测血浆胰多肽，尤其在胰岛素试验后，如血中胰多肽量显著升高，有助于诊断。本病也有恶性而转移早者。治疗主要依靠手术摘除。

2. 生长抑素瘤

生长抑素瘤综合征包括胆石症、糖尿病和脂肪泻。此综合征所观察到的大部分症状都与生长抑素抑制了多数消化器官功能有关。生长抑素瘤发生于胰岛 D 细胞，分泌抑生长激素，属罕见的肿瘤。估计年发病率为每 4000 万人口中可有 1 例发病。此外，已观察到生长抑素可降低血液循环中多种激素的水平。生长抑素正常时从下丘脑释放。生长抑素瘤的临床主要表现为抑制因子的作用，除抑制垂体分泌生长激素外，还抑制胃酸的分泌和胰腺的内、外分泌，出现所谓抑制综合征。临床出现贫血、胃酸降低、脂肪泻、食欲缺乏、体重下降、低蛋白血症等。抑制胆囊收缩素可出现胆石症。一般病人症状较轻，不易诊断，病人有胃、胆囊、胰腺、肠功能问题时，血糖可升高。

血清生长抑素水平（正常时低于 100pg/mL）可显著升高，经常超过 10ng/mL。该综合征早期表现常常是非特异性的，不易诊断。文献报道的少量病例中，大部分病人原发肿瘤位于胰头，探查时发现肝脏常有转移。生长抑素瘤病人治疗包括术前治疗高血糖及营养不良，结合标准的影像学定位和分期检查、胆囊超声显像以诊断胆囊结石。探查时，很少能根治性切除，尽管应该做安全的切除和减瘤术。由于认识到持续高生长抑素血症会增加胆石症的发病率，故应行胆囊切除术。其他如胰腺类瘤，亦称类癌胰岛细胞瘤、神经降压素瘤等均极罕见。

第四章　胆管系统外科疾病

第一节　急性胆囊炎

急性胆囊炎是常见的急腹症之一，多为急性结石性胆囊炎，常于中年以后发病，男女发病率之比为1：2～1：3。随着人民生活水平的提高，膳食结构的改变，导致胆囊结石发病率增高，相应的急性结石性胆囊炎的发病率也呈增高趋势。近年来，国内急性无结石性胆囊炎有增加趋势，占急性胆囊炎总数的2%～12%。

一、病因

急性胆囊炎按胆囊内有无结石，分为急性结石性胆囊炎和急性非结石性胆囊炎。

急性结石性胆囊炎的发病主要是由于结石阻塞胆囊管，造成胆囊内胆汁潴留，继发细菌感染而引起的急性炎症。胆囊流出道阻塞，胆汁排出受阻，从而滞留浓缩。高浓度胆汁酸的细胞毒性，造成黏膜细胞损害，引起黏膜的炎症水肿，甚至坏死。嵌顿的结石也可直接损伤受压部位的黏膜引起炎症。另外受损的胆囊黏膜细胞释放的磷脂酶可促使胆汁中的磷脂酰胆碱转变为溶血磷脂酰胆碱，后者是一种毒性复合物，又可引起进一步的感染。正常情况下胆囊内胆汁并无细菌生长。急性胆囊炎时，致病菌可经胆管逆行或经血循环及淋巴途径侵入胆囊。在急性胆囊炎时，胆汁或胆囊壁细菌培养阳性率为50%～70%，胆囊内胆汁的细菌计数往往≥106cfu/mL（每毫升菌落生成数）。细菌种类多为革兰阴性杆菌，最常见的是大肠埃希菌，厌氧菌感染亦较常见，其他有链球菌、克雷伯菌、葡萄球菌、伤寒杆菌、粪链球菌等，少见的有副流感嗜血杆菌、脑膜炎奈瑟菌、产气杆菌等，有时亦可发生梭状芽孢杆菌感染，使胆囊的囊腔、囊壁甚至周围间隙积气，称为急性气肿性胆囊炎。单纯的胆囊梗阻并非一定导致急性胆囊炎。

急性非结石性胆囊炎在国内较少见，国外报道发病率占急性胆囊炎的9.5%～20%，尤以有心血管疾病的老年男性病人居多。此病病人有急性胆囊炎的临床表现及病理改变，但无胆囊结石。急性非结石性胆囊炎的病因尚未完全清楚，大多发生在手术、创伤、肿瘤及危重病人和长时间的TPN治疗病人。急性非结石性胆囊炎病情发展迅速，病情危重复杂，胆囊易发生坏疽穿孔，死亡率高。一般认为应激反应所致神经内分泌因素的改变，导致胆囊收缩功能降低，胆汁潴留刺激胆囊黏膜的急性介质分泌；低组织灌注使胆囊壁局部缺血及胆囊黏膜抵抗力下降，在此基础上发生细菌感染，从而发生急性胆囊炎。长时间的TPN，肠道失去食物刺激，从而缺乏肠激素之一的CCK，使胆囊收缩频率失调，造成胆汁滞留，形成胆泥，可引起急性非结石性胆囊炎。Warren根据病因、临床特点及病理过程，将非结石性胆囊炎分为三型：Ⅰ型发生在肿瘤或急性重症疾病的住院病人，死亡率高（45.8%），主要发生在男性（75%），术前诊断率为50%；Ⅱ型无上述病理基础，表现为急性胆囊炎的症状，死亡率仅5%，多发生在年龄较大的病人，术前诊断率高（90%）；Ⅲ型与非结石性因素梗阻有关，具有中度死亡率（23.1%），而术前诊断率最低（15.4%）。

二、病理

急性胆囊炎的病理学变化过程，取决于胆囊颈管梗阻的程度、细菌的毒力、机体的抗病功能及诊治是否及时和正确。

炎症初期，为急性单纯性胆囊炎，胆囊肿大，黏膜充血水肿，黏液腺分泌亢进，渗出增加。此时及时治疗，炎症可逐渐消退。若疾病进一步发展，演变成急性化脓性胆囊炎，胆囊全壁被炎性细胞浸润，浆膜层出现脓性渗出物。如果胆囊颈管梗阻仍不能解除，炎症得不到控制，胆囊内压力持续上升，胆囊壁血循环障碍而缺血坏疽，成为坏疽性胆囊炎，易在胆囊底部和颈部造成穿孔，引起急性弥漫性腹膜炎或胆肠内瘘。急性胆囊炎的病理改变起于黏膜，后波及全层，根据病变程度分为单纯性胆囊炎、化脓性胆囊炎、坏疽性胆囊炎。急性胆囊炎治疗不彻底，则可迁延成慢性。

三、临床表现

1. 症状

病人多有胆管疾患的病史。常由一些诱因引发，如饮食不当、油腻饮食、饱餐、过劳、受寒、精神因素等。睡眠时体位改变，胆囊内原来浮在胆汁中的结石易移至胆囊颈部造成胆囊流出道梗阻，因此急性结石性胆囊炎常在夜间发作。

（1）腹痛：胆绞痛是特征性症状，常由胆囊管被结石阻塞引起。疼痛的部位多在右上腹，也可在中上腹。疼痛呈阵发性加重，并可放射至右肩或右背部。随继发细菌感染，右上腹痛持续加重。

（2）恶心、呕吐：疼痛发作时常伴恶心、呕吐，但一般并不严重，主要是由于胆囊壁平滑肌强烈收缩所致，经抗感染和解痉药物治疗后可在短期内获得缓解。如不缓解或变得更加严重，应考虑胆囊结石进入胆总管内或继发胰腺炎的可能性。

（3）发热：病人一般无高热，体温在38℃左右，无寒战。若病情发展，出现继发细菌感染，在化脓性胆囊炎阶段可出现高热和寒战。

（4）黄疸：10%～25%病人有轻度黄疸。这可能是胆色素通过受损的胆囊黏膜进入循环或邻近炎症引起Oddi括约肌痉挛所致。也可能是胆囊内结石排入胆总管引起阻塞造成。

2. 体征

检查时病人有右上腹饱满，呼吸运动受限，右上腹压痛和肌紧张，墨菲征阳性。约40%病人可触及肿大的胆囊，肿大的胆囊在肋缘下呈椭圆形，随呼吸上下移动，并有明显触痛。胆囊张力的大小对选择手术时机很有意义，高度紧张的胆囊常提示胆囊内压力高，发生坏疽和穿孔的危险性大，需早期行手术治疗。如大网膜包裹形成胆囊周围炎性团块时，则右上腹肿块触诊不清，活动度也受限。

急性非结石性胆囊炎的临床症状和体征和急性结石性胆囊炎相似，但常不典型，且病情发展迅速，并发症发生率高。

3. 实验室检查

白细胞及中性粒细胞轻中度增高，白细胞计数一般在（12～15）×10⁹/L。如果白细胞计数超过20×10⁹/L，常提示有严重并发症发生。老年病人由于机体反应性差，白细胞变化可不明显或仍在正常范围。肝功能检查约有20%的病人出现血清胆红素轻度升高。如果血清胆红素值超过5mg/dL，常提示有胆总管结石。有的病人可有血清转氨酶略微增高，这可能是由于胆囊炎症波及肝脏造成轻度肝功能损害引起的。急性胆囊炎的病人可有血、尿淀粉酶增高，但一般为轻度升高，若升高明显，应考虑胆源性胰腺炎的可能。

4. 影像学检查

（1）腹部平片：由于胆囊结石大多数透光率高，仅有 10%～15% 的胆囊结石因含钙量高，可呈现阳性影像。因此，腹部平片或透视对诊断帮助不大。但 X 线平片有时可显示肿大的胆囊及炎性肿块的软组织影以及气肿性胆囊炎时可见到胆囊炎及胆囊周围的气体影。此外，尚有一些间接的 X 线征象，有助于急性胆囊炎的诊断，如胆囊下方小肠扩张，充气等反射性肠淤积症。

（2）B超：由于 B 超具有简便、安全、无损伤的优点，且可在床边进行监测，故为急性胆囊炎诊断的最常用方法，确诊率可达 80%～90%。急性胆囊炎的 B 超声像图的主要表现有：①胆囊呈圆形或椭圆形肿大，且横径增加比纵径增加更具诊断意义。②胆囊壁弥漫性增厚，呈高回声，其间出现间断或连续的弱回声带，形成胆囊壁的"双环征"。③多伴有胆囊结石，往往嵌顿于胆囊颈管部。④胆囊收缩功能差或丧失。⑤胆囊积脓时，胆囊切面无回声区内出现稀疏密集的分布不均的细小或粗大回声斑点，呈云雾状。⑥胆囊穿孔时，可显示胆囊壁的局部膨出或缺损，以及胆囊周围的局限性积液。

（3）CT：CT 扫描不常用于诊断急性胆囊炎，但国外一些研究发现 CT 较 B 超诊断急性胆囊炎更为有效。Aoun 研究了 14 例经手术证实的急性胆囊炎病人的 CT 特征，发现胆囊周围脂肪线是急性胆囊炎最常见的 CT 表现，其次为胆囊膨大。Paulson 研究 29 例经手术证实的急性胆囊炎病人的 CT 图像，最常见的表现依次为胆囊壁增厚、胆囊周围脂肪线、胆囊膨大、胆囊周围积液、浆膜下水肿、密度增高的胆汁及黏膜脱落，当上述表现存在时，可诊断为急性胆囊炎。

（4）MRI：国外研究表明，MRI 在诊断急性胆囊炎方面要优于 B 超及 CT。MRI 的表现基本上同 CT 与 B 超，需要提出的是胆囊壁增厚在 TWI 显示更好。国外有报道胆胰造影磁共振成像（MRCP）发现壁内高信号增强影诊断急性胆囊炎具有较高的准确性，而且能发现胆囊外其他胆系疾病，如胆总管结石诊断率明显优于 B 超及 CT，认为 MRCP 在急性胆囊疾病术前检查中有可能取代 CT 和内镜逆行性胰胆管造影（ERCP）。

（5）胆管核素扫描：胆管核素扫描是一种简单、安全、可信度高的检查方法，准确率在 95% 以上，而且在血清胆红素上升到 20mg/dL 仍可应用。最常用的造影剂为 ^{99m}Tc 二异丙脂，如 PIPIDA 和 DISIDA。核素扫描可以用来评价胆囊管是否通畅，正常人一般在注射 ^{99m}TcDISIDA 后 1 小时内可见胆囊显影。急性结石性胆囊炎的病理改变是胆囊管阻塞，因此在 1 小时内胆囊显像者可排除急性胆囊炎的诊断。如果 3 小时以内胆总管及近侧小肠已显像而胆囊仍未显像者提示胆囊管有梗阻，如在注射 3～5 小时后胆囊延迟显像，则表明胆囊收缩功能丧失。

四、治疗

（一）非手术治疗

急性胆囊炎早期阶段若无严重并发症出现，应在严密观察下，先行积极有效的综合性非手术治疗。由于抗生素研究的不断发展，为治疗急性胆囊炎提供了重要条件。经非手术治疗，80%～85% 的病人能得到缓解。而且，在非手术治疗期间，密切观察病情，深入了解病史，有助于更好地判断病情，做好充分的术前准备工作。非手术治疗主要包括如下几种。

（1）抗感染：应选用针对性强、抗菌谱广、毒性反应小、血和胆汁中浓度高的抗生素，以抑制胆管内需氧菌和厌氧菌的生长，防止感染向全身扩散。临床上常选用的有氨苄西林、氨基糖苷类抗生素及甲硝唑。另外，第二代、第三代头孢菌素具有强大的抗菌作用，并经胆汁排泄，更适宜于急性严重感染的胆囊炎病人。

（2）禁食，胃肠减压：禁食是必要的。对病情较重或伴有呕吐的病人，留置胃管持续减压可减少胃液、胰液的刺激和胆囊痉挛的发作。

（3）解痉止痛及对症处理。

（4）纠正水、电解质和酸碱平衡失调。

（5）严密观察病情变化：包括全身和局部症状、体征的变化及了解各器官的功能，充分评估病情，考虑手术的病人应积极做好术前准备。

（二）手术治疗

1. 手术时机

（1）急诊手术：急性胆囊炎已穿孔并发生胆汁性腹膜炎，或胆囊化脓坏疽有穿孔趋势者；或急性胆囊炎伴结石嵌顿于胆囊颈和胆囊管，右上腹疼痛剧烈，难以忍受者；病人全身中毒症状明显，高热、白细胞计数升高，已有休克倾向者；急性结石性胆囊炎伴有急性梗阻性化脓性胆管炎者，行急诊手术治疗，已为共识。

（2）早期手术：胆囊结石伴急性胆囊炎经抗炎、补液、胃肠减压等积极治疗后，腹痛无缓解，腹部压痛和反跳痛不见减轻者；B超检查显示胆囊无明显萎缩及胆囊周围无液性暗区者；发病在72小时内，应早期手术治疗。

（3）延期或择期手术：急性结石性胆囊炎是延期还是择期手术治疗，目前仍有争议。有学者认为，急性胆囊炎经抗感染治疗后，症状虽缓解，但局部充血、水肿，解剖结构不清，胆囊三角区难于解剖游离，无法顺利切除胆囊而被迫行胆囊造口术，而且手术出血多，也易误伤邻近脏器。因此主张，急性期尽量非手术治疗，待炎症消退后3～6个月再择期行胆囊切除术。另有学者认为，结石性胆囊炎虽有各种非手术治疗，如体外震波碎石、口服溶石剂溶石、中西医结合排石等，均难得到稳定有效的结果，非手术综合治疗结石性胆囊炎就会使病人反复多次就医和住院，不仅给病人身心造成很大痛苦，而且增加经济负担。胆囊反复感染，与周围组织粘连严重，胆囊纤维化萎缩，给手术增加困难。因此主张急性胆囊炎采取早期手术，即入院后经抗感染治疗，炎症高峰期稍过，完成必要的术前检查，复查B超，只要不存在胆囊周围炎或胆囊三角完全不清晰，即可行手术治疗，若胆囊周围炎明显，一般认为炎症控制3～6个月再手术，较为稳妥。对反复发作的慢性胆囊炎、胆囊壁明显增厚，胆囊的浓度和收缩功能明显减退，引起长期消化不良症状或因反复发作影响日常的生活和工作者，胆囊管发生结石梗阻，引起胆囊积水或慢性萎缩性胆囊炎，胆囊结石疑有胆囊恶性肿瘤，均应行择期手术。

2. 胆总管探查指征

胆总管探查术是常用的一种胆管手术，它既是一种检查方法，又是一种治疗手段。胆总管探查的指征既包括术前检查，又包括手术中发现。胆总管探查的指征包括：①病史中有典型胆绞痛、寒战发热，尤其是有黄疸病史者；②B超检查发现胆管内有结石光团和光点伴声影，胆管扩张、囊状影像；③其他影像学检查发现胆总管或1～3级肝内胆管扩张或狭窄，胆管内有充盈缺损（结石、蛔虫或肿瘤)；④十二指肠引流中查到胆色素颗粒或胆固醇结晶，或有脓细胞者；⑤胆总管内触到结石、蛔虫或肿瘤；⑥胆总管扩张，直径在 1.5cm 以上；⑦胆总管坏死、穿孔；⑧胆总管管壁增厚，硬变；⑨胆总管穿刺抽出脓性胆汁、血性胆汁或胆汁内有泥沙样胆色素颗粒或沉淀；⑩胰腺特别是胰头肿大，胰体显著增厚或在胰腺管区触到结石或肿块；胆囊内有多个小结石，胆囊管扩张，或胆囊管断端处发现结石；胆囊和胆管畸形，胆囊萎缩而胆囊管扩张短缩；术中 B 超或胆管造影显示胆管内有结石、蛔虫或肿瘤负影、胆管狭窄、扩张或解剖位置异常等。

3. 手术方法

(1) 胆囊切除术：胆囊切除术是急性胆囊炎的常规术式和主要方法。多数资料表明，在 48～72 小时施行手术，并不增加操作技术方面的难度，术后并发症及死亡率与择期手术相比，并无显著性差异。而在 72 小时后施行手术，则并发症及死亡率明显增加，这包括一些因发生了严重并发症而行急诊手术的病人。这是因为，急性胆囊炎早期的病理改变主要为胆囊壁的充血水肿和增厚，并不妨碍肝门部重要结构的显示，而胆囊床因炎症和组织水肿，组织较脆，较易行胆囊切除。

根据胆囊病理改变的不同，可采用不同方法完成胆囊切除，即顺行法、逆行法、顺逆结合、胆囊部分切除及黏膜烧灼等。顺行式胆囊切除术适用于胆囊炎症不重，胆囊颈及 Calot 三角无明显炎症水肿，局部解剖较清晰者。该法优点为先处理胆囊动脉，分离和切除胆囊过程中出血少。而对于炎症较重，周围粘连较多，胆囊三角区解剖不清者，为避免医源性胆管损伤，应采用逆行式胆囊切除术，即从胆囊底部开始解剖，操作中应轻柔。此外，胆囊的多发小结石，可能由于操作中的挤压使胆囊内小结石进入胆总管，故胆囊切除后应注意探查胆总管。目前，临床中更多采用的是顺逆结合法，不仅有利于防止术中胆管损伤，还可防止胆囊内小结石因术中操作被挤压滑入胆总管的弊端。对于胆囊颈部与周围致密粘连而无法分离时，可做部分胆囊切除术，对残留的黏膜经搔刮后再用苯酚和 5% 碘酊烧灼，然后直视下缝合胆囊管口或行内荷包缝合，对于难切除的胆囊，是一种有效而实用的方法。

国内外已普遍开展急性胆囊炎的腹腔镜手术，临床研究及文献报道也比较多。国外一项研究将急性胆囊炎组和慢性胆囊炎组的腹腔镜胆囊切除术情况作比较，除中转开腹率在急性胆囊炎组较高外，手术时间、住院天数及并发症率并无统计学的差异。另一项前瞻性研究，将急性胆囊炎随机分为开腹手术组和腹腔镜手术组，两组平均手术时间及并发症率无显著差别，而术后住院天数腹腔镜组明显少于开腹手术组（该研究腹腔镜组中转开腹率为 15%）。腹腔镜胆囊切除术应在急性胆囊炎确诊后马上进行，最好在发病 3 天内进行，发病 3 天后手术与 3 天内手术相比，手术难度与中转开腹率明显增加，并发症发生率也增高。影响完成腹腔镜切除术的主要因素为：①非结石性急性胆囊炎，因胆囊壁表现为严重坏死改变，周围组织特别是 Calot 三角常有严重的水肿致解剖关系不清，腹腔镜手术极为困难，故对非结石性胆囊炎一般不考虑行腹腔镜胆囊切除术；②急性病程持续的时间，一般在 3 天内手术成功率比较高；③经输液、抗炎等内科处理后，症状、体征能在数小时内明显缓解者，手术一般困难不大；而对临床上出现高热（体温 >39℃），白细胞计数超过 $20 \times 10^9/L$，经内科综合治疗后症状、体征不能缓解或反而加重者，腹腔镜手术失败率则明显增加，一般只行传统开腹手术。

(2) 胆囊造瘘术：对一些危重急症病例，由于发病时间久或全身情况差无法完成胆囊切除而病情又不允许继续非手术治疗时，胆囊造口术仍不失为有价值的治疗方法，它可使病人安全度过危险阶段，为二期根治手术创造基础。胆囊造瘘术主要适用于：①病程在 3 天以上，出现胆囊周围脓肿、胆囊坏疽、穿孔，腹膜炎。②老年病人，有重要器官的严重病变，不能耐受胆囊切除术。③病情危重者，要求采取尽量简单手术者。④病情重的急性非结石性胆囊炎。胆囊造瘘术可分为传统的开腹手术及超声引导下经皮胆囊穿刺置管引流术。后者在国外目前报道较多，认为对严重的急性胆囊炎病人是一种安全、有效、简便的方法，尤其适用于高危病人及老年病人，应作为老年重症急性胆囊病人的首选方法。经皮胆囊穿刺置管引流术后，病人临床症状常可迅速缓解。常见的并发症有结肠损伤、气胸、胆汁性腹膜炎、出血、导管脱出等，但一般发生率很低。该法应在诊断明确的前提下进行。术后应严密观察，防止并发症的发生。经皮胆囊穿刺置管引流不仅有治疗作用还有诊断作用，既可经导管造影了解胆管情况，又可作为全身性感染来源的评价，如在引流 48 小时后症状无缓解，应考虑合并急性胆管炎及胆囊坏死。

胆囊造瘘术后 2 周，当胆管内感染已被控制时，可经造瘘管行胆管造影。胆囊造口术后 3 个月应行二期胆囊切除术，但对于高龄病人，胆囊有残石或伴有其他疾病不能行胆囊切除术时，有条件可通过瘘管取出胆囊结石。对于无残石、无症状的高龄并且不能耐受手术的病人，不应强求二期切除胆囊。胆管内结石可通过联合内镜行 Oddi 括约肌切开经胆总管取石。原则为避免日后胆管症状复发。

4．胆囊切除术的并发症及其处理

（1）出血：急性胆囊炎局部充血、水肿，手术游离时易于出血，或因反复发作、胆囊纤维化萎缩，Calot 三角区结构显示不清，很难显露胆囊动脉；或胆囊部分位于肝内，手术时易损伤肝包膜及肝实质；或因合并肝硬化，胆囊周围静脉曲张，以上情况下行胆囊切除术，很容易造成出血。此时最重要的是要细致地解剖 Calot 三角，显露胆囊动脉，结扎、切断。若术中遭遇难以控制的出血，切勿忙乱，更不要盲目钳夹或缝合出血区，可先用纱布垫暂时压迫止血，最好采用改良的 Pringle 法（即以左手伸入 Winslow 孔，拇指压迫肝门三联区）阻断第一肝门血供。吸净积血，边移去压迫物边吸引，发现出血点，用无操作组织钳准确钳夹、缝扎或结扎，达到有效止血，且不损伤邻近重要脏器的目的。胆囊床的渗血，也可用吸收性明胶海绵、止血海绵、凝血酶等局部覆盖止血。应用各种止血方法均无效仍广泛渗血不止，用纱条填塞止血，也不失为挽救病人生命之举。

（2）肝外胆管损伤：是胆囊切除术的严重并发症之一，发生率为 0.3%～0.5%。常发生于 Calot 三角粘连，解剖不清时。胆囊结石嵌顿于胆囊颈或 Hartmann 袋，压迫胆总管，胆囊管汇于胆总管的位置异常，因而：①最常见的是处理胆囊管时过于用力牵拉而误扎或误切胆管。②在胆囊管起始部盲目钳夹结扎了胆管。③过度分离引起胆管缺血性狭窄。④探查时，操作粗暴引起起始部盲目损伤。

术中一旦发生胆管损伤，应力争一期修复成功。其修复方式应根据损伤部位、程度、类型和近端胆管情况而定。①部分或完全缝扎，应拆开缝线，观察胆管通畅情况，证实胆管有无损伤。②部分损伤行纵向切开整形，横向结扎缝合修复，胆管内置一合适直径的 T 形管支撑引流 3～6 个月。③完全横断伤：将两断端游离、整形后，保持胆管血供良好，然后黏膜对黏膜端端吻合，吻合口应通畅而无张力，将适当直径的 T 形管置于吻合内，支撑引流 3～6 个月。④胆管损伤较重，缺损过长，对端吻合困难时，可将远端胆总管结扎或缝合封闭，近端与空肠行 Roux-en-Y 吻合，或与十二指肠行端侧吻合。吻合时亦要求黏膜对黏膜，要求吻合口直径>2cm，且无张力。吻合后，胆管内亦用 T 形管支撑引流 3～6 个月。如术中未能及时发现，术后出现梗阻性黄疸或腹膜炎已超过 72 小时，则常只能先做外引流，待炎症消退后 3～6 个月再次手术。

（3）胆瘘：10%～20%的人解剖上存在右副肝管。胆囊切除时，若不慎切断右副肝管，且未予结扎，术后出现胆瘘，又未被及时发现，均可能造成术后胆瘘。少量胆瘘，可经腹膜吸收或经腹腔引流管排出。低流量（200mL/d 以下）胆瘘，引流较长时间后，可以愈合；若引流不畅，而致胆汁性腹膜炎或膈下脓肿，往往需再次手术，再次手术的目的应以引流胆汁为主。引流量超过 200mL/d 者，经造影胆瘘与功能性胆管相通者，在做好充分的术前准备下，一般应在引流 3 个月后行再次手术。

（4）胆囊残株炎：胆囊切除时，由于粘连严重、解剖困难，尤其是壶腹部结石或胆囊嵌顿性结石，胆囊管显示不清，残株遗留过长，黏膜又未处理，日后逐渐扩张使胆汁淤积或感染，并可发生结石。尤其是胆总管下段有结石或狭窄梗阻时，出现原有的胆囊炎症状，常需再次手术，切除过长的胆囊残株。

（5）胆囊切除术后综合征：胆囊切除术后 4%～5%的病人仍有症状或新的主诉。究其原因，一类是胆管功能紊乱或伴有其他系统疾病，如术后胆管压力异常升高，胆汁流动障碍，或因溃疡病、慢性胰腺炎、冠心病等所表现的症状。这类征象往往经药物治疗可缓解。另一类是胆管器质性疾病，如残留的胆石、胆囊管残株炎及结石、狭窄性乳突炎、胆管损伤等。此类疾病应做详细检查，如能得到确诊，往往需再次手术治疗。

五、并发症

急性胆囊炎如果得不到及时的治疗，病情不断加重，则会出现严重并发症而危及生命。

（一）急性胆囊炎的并发症

除了感染播散造成败血症和脓毒血症肝脓肿和继发性胆总管结石、胆源性胰腺炎外，胆囊本身的并发症主要为胆囊坏疽和胆囊穿孔。

（1）胆囊坏疽：急性胆囊炎病情加重可出现胆囊壁的一处或多处全层坏死，胆囊壁坏疽的范围可为小片状的，也可以为大面积坏死，常为胆囊穿孔的前驱。临床上老年人多见，表现为持续性的剧烈腹痛，腹膜刺激征，胆囊肿大且张力增高，全身中毒症状明显，体温常常达 39～40℃，寒战，白细胞计数显著增高等。但有些老年病人出现胆囊坏疽时症状并不明显。

（2）胆囊穿孔：发生率为 6%～12%，是一种严重并发症，在老年病人急性胆囊炎穿孔率比一般人要高些，因为老年人的血管有退行性改变，可以累及胆囊组织。胆囊穿孔的时间可早起到病后 3 天或延迟到病后的第 2 周。穿孔的部位多在胆囊底部，因该处壁薄，血液循环欠佳，其次为胆囊颈、胆囊壶腹、胆囊体部等处，有时亦可发生在由罗-阿窦所形成的薄弱部分。穿孔有 3 种类型：穿孔局限化形成胆囊周围脓肿；伴有弥漫性腹膜炎的游离穿孔；穿入邻近的空腔脏器，形成内瘘。①胆囊周围脓肿：胆囊周围脓肿是穿孔最常见的形式，多由于胆囊周围组织粘连及被邻近器官如大网膜严密包裹，穿孔时形成胆囊周围脓肿。在临床上，当急性胆囊炎的症状、体征进展，出现明显的全身感染症状，发热、白细胞计数升高，特别是在右上腹触及压痛明显的肿块时，应怀疑此并发症。②弥漫性腹膜炎：发生率为 1%～2%，多数是因为供应胆囊的血管或主要分支受到结石的压迫，或胆囊动脉的栓塞，使胆囊壁出现局限性缺血，短期内发生坏疽、穿孔，胆囊与周围未形成粘连。临床表现为局限性疼痛的病人，疼痛和压痛突然扩散到腹部其他部位，出现腹膜炎的体征。③胆囊内瘘：

如果急性炎症的胆囊与邻近的胃、十二指肠、横结肠或胆总管粘连，在某些脏器的粘连侧发生坏死、穿孔并与空腔脏器相通，形成胆囊内瘘。胆囊与消化道形成内瘘后，压力随之下降，部分结石伴随脓性胆汁流入消化道，临床上感染症状与胆囊梗阻症状随之缓解，胆囊结石随瘘口排出。如结石相当大，进入肠道侧结石，则可能阻塞小肠，引起肠梗阻症状。胆囊胃瘘时，结石进入胃腔可被呕吐排出，胆囊结肠瘘时，结石进入结肠可能随粪便排出。胆囊胆总管瘘或十二指肠瘘有可能形成胆管梗阻或急性胰腺炎。然而，更多的胆囊内瘘并无特殊症状，而是在有症状的胆囊疾病行胆囊切除术时才偶尔发现。

（二）急性胆囊炎并发症的治疗

（1）胆囊坏疽：当临床怀疑胆囊坏疽时，应在做好充分术前准备的条件下，及早行手术治疗，胆囊切除术仍是最好的方法，传统开腹手术较为安全，一般不采取腹腔镜手术。在组织解剖关系不清，伴有其他严重疾病或病情严重时，应积极考虑胆囊造瘘。

（2）胆囊周围脓肿：不宜强行做胆囊切除术，局部引流是主要的治疗方法，胆囊造瘘术较为安全。3～6个月后择期行胆囊切除术。当病人病情较重或伴有其他严重疾病，经皮胆囊置管引流更适宜。

（3）弥漫性腹膜炎：只要怀疑有游离穿孔，就应急诊剖腹探查。首先应清理腹腔，如病人情况许可，则应做胆囊切除术，否则，行胆囊造口术。胆囊切除后，应充分引流腹腔，以免术后出现腹腔内残余脓肿。

（4）胆囊内瘘：对有症状的胆囊内瘘病人应做胆囊切除和肠瘘修补术。对于一些年龄较大、全身情况差的病人，在没有严重的并发症，亦没有结石时，可采取观察治疗。然而对于胆囊结肠瘘，即使没有症状亦应积极手术治疗，术前做好充分肠道准备，术式选择要根据病人全身和局部情况具体分析和设计。

六、特殊类型的急性胆囊炎

（一）急性气肿型胆囊炎

急性气肿型胆囊炎是一种少见的急性胆囊炎。男性病人是女性的3倍，约20%的病人有糖尿病，在大多数病例中，胆囊内没有结石。

急性气肿型胆囊炎常为产气荚膜杆菌感染，产生的气泡出现于胆囊的囊腔、囊壁内，以及胆囊周围的间隙中。由于胆囊内感染化脓，加上气体的膨胀，腔内压力增高明显和迅速，早期即可发生胆囊壁的缺血性坏疽，往往为全胆囊或大部分胆囊壁坏疽穿孔。本病表现为突然发生及迅速发展的急性胆囊炎症状，病人的中毒症状比通常所见的急性胆囊炎要重。体检时右上腹常能触及包块。腹部平片可见由于组织间积气所勾勒出的胆囊轮廓，表现为胆囊区圆形或梨形透亮区，有时可见胆囊内的气液平面。B超提示胆囊被气体遮盖，显示不清。胆囊穿孔，囊腔内气体溢于腹腔，膈下可见游离气体。这类病人应采用大剂量有效的抗梭状芽孢杆菌抗生素。应早期手术治疗，与其他类型的急性胆囊炎相比，其死亡率高。

（二）黄肉芽肿性胆囊炎

黄肉芽肿性胆囊炎（XGC）的临床表现类似常见的急性胆囊炎和慢性胆囊炎。在常规胆囊切除标本中的比例，国外报道占0.7%～1.2%，国内有文献报道达3.4%。

胆汁及脂肪进入胆囊黏膜被巨噬细胞摄取，形成类似胆固醇沉着病变，若病变局限于小范围，则相当于无症状的胆固醇息肉。相反，当脂肪和伴随的胆汁色素穿入胆囊壁结缔组织，则造成炎症过程，而其中又以巨噬细胞为主，则造成更加严重的后果。脂肪被氧化成有色胆色脂。Mcloy 首先称此病为黄肉芽肿性胆囊炎。与黄肉芽肿性胆囊炎有关的症状通常是急性或慢性胆囊炎，但有些人表现为厌食、疼痛和右季肋下肿块，提示胆囊癌诊断，器官影像学检查可能发生类似的误诊。黄肉芽肿性胆囊炎不仅在各方面类似癌，而且这两种病变有阳性联系。在黄肉芽肿性胆囊炎中，胆囊癌常见，而在胆囊癌中，黄肉芽肿性胆囊炎的发生率比预期的高。黄肉芽肿性胆囊炎，一般在胆囊切除后才能确诊，手术中经常见到胆囊与其他器官广泛粘连，黄肉芽肿炎症的黄色团块延伸至其他器官，如肝脏、小肠、大肠和网膜。胆囊外形可能十分不规则，易误诊为胆囊癌，但组织学表现为大量的泡沫细胞肉芽肿或胆汁肉芽肿。这种病人术后伤口感染和脓毒并发症的发生率高。

（三）寄生虫所致的急性胆囊炎

根据文献报道，中华分支睾吸虫（华支睾吸虫）、蓝氏贾第鞭毛虫、霍乱弧菌和伤寒杆菌等均可引起急性胆囊炎，其中华支睾吸虫最为常见。

华支睾吸虫病是人和动物肝胆管内的寄生虫病，当其囊蚴进入人体后即向十二指肠以至胆总管移动，并上行定居于小胆管。在广东地区人群中华支睾吸虫感染率较高，流行区可达 25.1%。华支睾吸虫感染者中胆囊炎的发生率可达 6.0%。胆囊炎发生率的高低与华支睾吸虫感染的程度成正比，说明华支睾吸虫感染与急性胆囊炎的发生有密切的关系。华支睾吸虫寄生于胆系，由于大量成虫及虫卵的淤积，造成胆汁不能畅流或者由于成虫的机械性刺激，成虫腺体分泌物及其代谢产物的作用，使胆系上皮细胞脱落，淋巴浸润，纤维组织增生，从而易于继发细菌感染，引起急性胆囊炎发生。华支睾吸虫所致的急性胆囊炎和常见的急性胆囊炎的临床表现基本相同，但血常规中可表现出嗜酸性粒细胞的增高。因此在华支睾吸虫流行地区，诊治胆囊炎时要考虑到华支睾吸虫可能是致病因素，而在发现有华支睾吸虫感染时，也应想到可引起胆囊炎的可能性。驱虫治疗对防治此类病人急性胆囊炎反复发作有积极的作用。积极防治华支睾吸虫病，及早地清除胆系内的成虫，是预防急性胆囊炎发生的有效措施。

第二节　慢性胆囊炎

一、病因

慢性胆囊炎可以伴有或不伴有胆囊结石，临床上以前者居多，约为70%。由于结石的刺激及阻塞于胆囊颈及胆囊管，使胆囊中胆汁淤积而形成慢性炎症。非结石性慢性胆囊炎可为急性胆囊炎的迁延所致，也可因胆囊发育异常，如胆囊过长悬垂，部分可能由慢性胰腺炎、胆管口括约肌张力过高、胆囊管狭窄等原因使胆囊不易排空所致。

二、临床表现

症状：慢性胆囊炎的临床症状常不典型，许多病人无明显症状，于 B 超检查时发现胆囊萎缩而壁厚，被诊断为慢性胆囊炎。多数慢性胆囊炎病人无急性发作史，仅有不规则的上腹隐痛，进食油腻食品后间歇性右上腹痛。病人有时可感到在肩胛骨角下、右季肋部或右腰部等处有隐痛,在长时间站立、运动或冷水浴后更加明显。有时出现恶心、上腹饱胀不适、食欲缺乏、消化不良等消化道症状,而长期误诊为胃炎,服胃炎药物无效。

体征:胆囊部位常有轻度压痛,偶尔还可触及肿大的胆囊;少数病例在第8、第10胸椎右旁也有压痛。

三、辅助检查及诊断

(1)B超检查:B超检查是慢性胆囊炎的首选辅助检查方法。B超可以显示胆囊的大小、囊壁的厚度、黏膜是否粗糙不平和胆囊内有无结石或胆固醇沉积,胆囊是否能活动,与周围脏器有无粘连。对慢性胆囊炎的诊断有肯定价值。B超检查既方便,对病人又无痛苦,其诊断正确率一般可达95%以上。其主要声像特征如下所述:①胆囊的长径和宽径明显缩小,可仅为2cm×1cm,甚至显示不清,难以探测。②胆囊壁毛糙不平,可明显增厚,直径>5mm。③胆囊内容物透声性差,可与胆囊壁混同呈椭圆形聚集光团,类似实体样回声。④胆囊较大者,有时在胆汁下部出现半圆形回声光点增多的区域,并随体位的改变而移动。⑤胆囊周围有炎症时,其周围条索状或斑块状回声增多,呼吸运动使胆囊有活动"受限"现象。⑥脂餐试验胆囊收缩功能差或丧失。

(2)CT检查:对少数B超检查发现胆囊壁有粗糙不平而不能确诊者,特别是疑有胆囊癌者应进一步做CT检查以明确诊断。但一般诊断慢性胆囊炎无须做CT摄片,只有B超或X线摄片发现,胆囊壁有高低不平或增生现象,不能肯定为胆囊息肉、腺瘤、胆固醇沉积或胆囊癌者,方有做CT摄片的指征。部分含钙少者,X线检查结石可阴性。

(3)胆囊造影:胆囊造影目前已较少使用,但该方法除可了解胆囊的大小、形态外,尚可了解胆囊的收缩功能,对某些慢性胆囊炎的诊断仍有一定价值。

四、鉴别诊断

由于慢性胆囊炎的症状常不典型,临床常易误诊,以下疾病常被误诊为慢性胆囊炎,故应注意鉴别。

(1)消化性溃疡:症状不典型的消化性溃疡与慢性胆囊炎常易混淆,而且此类疾病常与慢性胆囊炎并存。除仔细询问病史外,上消化道钡餐检查及B超检查有助于鉴别。

(2)慢性胃炎:各种慢性胃炎的症状与慢性胆囊炎有相似之处,纤维胃镜检查是诊断慢性胃炎的重要方法,诊断明确后行药物治疗,如症状好转,则可与慢性胆囊炎相鉴别。

(3)食管裂孔疝:食管裂孔疝常见的症状是上腹或两季肋部不适,典型者表现为胸骨后疼痛,多在饱餐后0.5~1小时发生,饭后平卧加重,站立或半卧位时减轻,可有嗳气反胃;而慢性胆囊炎腹痛多在右季肋部,饭后加重而与体位无关。因食管裂孔疝约有20%的病人合并慢性胆囊炎,故二者临床症状常同时并存。钡餐检查可以鉴别。

(4)原发性肝癌:在无B超的时代,临床上有些原发性肝癌被诊断为慢性胆囊炎。因为原发性肝癌早期,即小肝癌及亚临床肝癌多无自觉症状,一旦出现右上腹不适或隐痛,多已是晚期,B超及CT检查可以鉴别。

(5)胆囊癌:本病早期症状颇似慢性胆囊炎,此时行B超检查可与慢性胆囊炎鉴别,并可有较好的治疗效果。如病情发展,出现黄疸及右上腹肿块,多为晚期。

五、治疗

（一）治疗原则

（1）非结石性慢性胆囊炎可能通过节制饮食和内科治疗维持不发病，但疗效并不可靠。

（2）伴有结石的慢性胆囊炎急性发作的机会更多，而且可以有一系列严重并发症，可诱发胆囊癌。故本病最好的疗法是胆囊切除，只有切除胆囊才能除去感染病灶，防止发生并发症。须强调指出，所谓慢性胆囊炎的诊断，必须以上述辅助检查结果为依据，不能单靠临床表现来推断。凡临床表现明显，在过去或现在胆绞痛发作时，有急性胆囊炎的明显体征，伴有黄疸，且辅助检查亦支持诊断者，则胆囊切除疗效较好；反之，若症状较轻或长期未曾发作，辅助检查结果又似是而非、难以绝对肯定者，就不宜贸然做胆囊切除，否则术后症状可能改进不多，反而给病人带来一次手术负担和痛苦。

（二）手术适应证

若临床诊断为慢性胆囊炎，辅助检查不能确定，手术时发现胆囊的外观近乎正常者，则必须详细检查胃十二指肠有无溃疡，有无慢性阑尾炎、慢性胰腺炎或横结肠病变；在系统地排除了肝脏、胆管、胰腺、胃十二指肠、阑尾、横结肠等器官病变以后，仍以切除胆囊为较好疗法，较单做胆囊引流或缝闭腹腔为佳。这种胆囊切除后再做病理检查，很可能发现囊壁有慢性炎症存在，或为胆囊胆固醇沉着症，手术后病人也多数能解除症状，不再有胆绞痛发作或上腹隐痛。

（三）手术禁忌证

（1）如病人已患晚期癌症，或有严重的肾脏病或心血管病，则慢性胆囊炎不应施行手术治疗。

（2）如患者肝功能已有明显损害，或年龄过大，则除非病人的慢性胆囊炎急性发作极为频繁而且剧烈，一般不宜施行手术。

（3）有下列情况者，手术效果大多不佳，更应视为手术的禁忌证：①术前并无客观的检查证据证明胆囊确实有病变者；②临床症状未经仔细分析，实际上是由其他原因引起者；③手术时见胆囊基本正常，或仅有轻微病变者；④尚有其他病变存在（如胆管结石）而未能同时解决者。

（四）手术方法

手术方法同胆囊切除术。

第三节　急性梗阻性化脓性胆管炎

急性梗阻性化脓性胆管炎（AOSC）又称急性重症型肝管炎（ACST），是在胆管梗阻的基础上发生的急性化脓性炎症。这种梗阻完全或趋于完全，故胆内压很高，常并发败血症、胆源性肝脓肿、感染性休克及多器官功能不全或多器官功能衰竭，因而发病凶险、迅速，病死率很高。

一、临床表现

1. 夏柯（Charcot）三联征

（1）突发右上腹或剑突下剧烈绞痛，为持续性、阵发加剧，常向右肩及背部放射，伴有恶心、呕吐。

（2）寒战、高热：体温达 39～40℃，弛张热；如伴有肝脓肿可持续高热，每天可多次寒战，为细菌及内毒素入血所致。

（3）黄疸：为急剧加重的梗阻性黄疸。检查可见肝内外胆管扩张。

2．Reynold 五联征

除上述 Charcot 三联征外，还包括：①休克：30%～50%的病人发生感染性休克。病人出现心悸、脉率快，常大于 120～140/min；呼吸困难，呼吸频率常大于 40/min；尿少或无尿；皮肤黏膜发绀，肢端青紫发冷，常并发多器官功能衰竭；出现弥散性血管内凝血 DIC 时，血小板低于 $50×10^9$/L，DIC 试验阳性；可出现心功能衰竭、呼吸功能衰竭、肾衰竭、肝功能衰竭等多脏器衰竭。②意识障碍：病人伴随高热和休克，常出现不同程度的意识障碍，如烦躁、谵妄、嗜睡、昏迷等，其原因为脑血管痉挛和脑水肿。③腹部体征：右上腹中至重度压痛、反跳痛和肌紧张，少数可因继发胆囊或胆管穿孔而出现全腹膜刺激征。可扪及肿大及触痛的肝和（或）胆囊。

二、辅助检查

（1）血常规：白细胞计数明显增高，通常高达 $20×10^9$/L 以上。中性白细胞核左移。

（2）血生化检查：呈代谢性酸中毒、低钾血症的表现。

（3）肝功能检查：血清总胆红素、直接胆红素升高，ALT、AST 升高，谷丙酰转肽酶（7-GT）、碱性磷酸酶、乳酸脱氢酶等升高。

（4）尿常规：尿胆红素呈阳性反应，尿中可出现蛋白及颗粒管型。

（5）B 超、CT 检查：可见肝内外胆管明显扩张，胆囊肿大，并可见其梗阻的原因，如结石、蛔虫、肿瘤、狭窄等。

三、分型

急性梗阻性化脓性胆管炎（AOCS）分为 4 级。

Ⅰ级：单纯 AOSC，三联征加体温 39℃，脉搏＞120/min，白细胞＞$15×10^9$/L。B 超示胆管扩张或有蛔虫、结石，逆行十二指肠胆胰管造影（ERCP）、经皮肝穿刺造影（PTCD）或手术证实胆管高压及脓性胆汁。

Ⅱ级：AOSC 休克。低血压，皮肤色泽变化，神志变化，内环境紊乱等。

Ⅲ级：AOSC 伴胆源性肝脓肿。弛张热，白细胞高，败血症，难以纠正的内环境紊乱，胆管引流后症状不好转。B 超发现肝内脓腔，导向穿刺抽到脓液或经手术证实。

Ⅳ级：AOSC＋MOF。临床表现为心功能衰竭（ECG、IVP），成人呼吸窘迫综合征（ARDS），尿素氮（BUN）呈进行性增高，尿量及尿比重变化显著，白蛋白剧降，腹水，肝性脑病，弥散性血管内凝血 DIC，消化道出血或应激性溃疡，内环境失控。

四、治疗

（一）非手术治疗

（1）积极的抗休克治疗：AOSC 伴有中毒性休克是导致病人死亡的主要原因。因此，积极纠正休克，可以提高病人对手术的耐受性，减轻各重要器官功能损害，是防止出现 MOF 的主要措施。①补充血容量：为抗休克的基本措施。应立即输液、输血、补充血容量，以提高血压，维持组织的血液灌注，使中心静脉压维持在 490～785Pa（5～8cmH$_2$O）。②纠正电解质紊乱和酸中毒：第一为监测病人血清电解质，作血生化和血气分析，根据检验结果作相应的补充和纠正。留置导尿管，监测每小时尿量和尿比重，根据尿量注意补充钾离子。第二为注意纠正酸中毒。纠正酸中毒宜用碳酸氢钠溶液，其作用迅速，效果好。不宜使用乳酸钠溶液，因为肝细胞缺氧，其功能有不同程度的损害，不能将乳酸转变成为可利用的碳酸根。③血管活性药物应用：AOSC 病人经扩容、纠正酸中毒治疗后，血压可能升高，组织灌注改善，休克得以纠正。如果休克仍不能纠正，应该应用血管活性药物治疗。其一为 β 受体激动剂，可解除末梢血管的痉挛状态，改善微循环，增加回心血量及组织的血流灌注。常用药物有多巴胺、异丙基肾上腺素等。其二为 α 受体激动剂：已极少单独使用，多与多巴胺联合应用。其三为当输液量很大，心功能受到一定损害时，可应用毛花苷 C 治疗。④皮质类固醇药物：肾上腺类固醇药物能阻断 α 受体激动，解除末梢血管痉挛，使血管扩张，降低外周阻力，改善微循环，同时增强心肌收缩力，增加心排血量，增强血管对升压药物的反应。皮质类固醇还能保护细胞内溶酶体，防止溶酶体破裂；增进线粒体的功能，防止白细胞凝集。改善毛细血管通透性，减少渗出，有助于炎症消退，减轻细菌内毒素对重要脏器的损害，有利于纠正休克。一般临床上宜大剂量使用，如氢化可的松 200～300mg 或地塞米松 1～3mg/kg，加入液体中静脉滴注。

（2）抗感染治疗：控制感染是治疗 AOSC 的主要治疗，应合理选用抗生素。①选用广谱抗生素，既抗革兰阳性（G^+）又抗革兰阴性（G^-）菌。②选用抗需氧菌和抗厌氧菌的药物。③对有肝肾功能障碍者，特别是老年病人，尽可能选用对肝、肾毒性小的药物。④根据血培养、胆汁培养和药敏结果，选用对细菌敏感的抗生素。⑤在有胆管梗阻时，抗生素在血清中浓度比胆汁中浓度更为重要。因为胆汁淤积影响抗生素在胆管的排泄，控制败血症则更为重要。只有当解除胆管梗阻，行胆管引流术后，某些抗生素如头孢哌酮或头孢噻甲羧肟等才能获得胆汁中的适当浓度。⑥临床上常首选头孢菌素、甲硝唑以及氨基糖苷类药物联合应用。

（3）全身支持治疗：预防和治疗多器官衰竭（MOF）：在积极抢救休克的同时应注意全身支持，有利于全身情况的改善，提高病人对严重感染的抵抗力。可少量多次输入新鲜血浆、白蛋白等。AOSC 发生 MOF 较为多见，因此如何保护重要器官的功能，及时发现和治疗 MOF 成为减少 AOSC 病死率的重要内容。①肝功能衰竭：AOSC 病人应及时观察肝功能、血氨的变化、黄疸、精神状态、肢体震颤、腹水等，以便早期发现肝功能衰竭。应注意，其一，停止使用对肝脏有害的药物；其二，口服肠道抗生素抑制肠道细菌，减少内毒素的吸收；其三，静脉输入 GIK 溶液，给予能量、肌苷、白蛋白、支链氨基酸、精氨酸、谷氨酰胺、谷氨酸钠等。②肾衰竭：休克、感染中毒、高胆红素血症等可导致肾脏损害。当休克纠正后。仍然少尿、无尿，则预示急性肾衰竭。在补足血容量后间断使用利尿药，有利于毒性物质的排泄，可起到保护肾功能的作用。其一，在少尿期、无尿期应限制水分的摄入，其补液量应为隐性失水量（700mL）＋尿量＋异常失水量－内生水（450mL）。可给予大量呋塞米以及酚妥拉明（苄胺唑啉）等。其二，密切监测血清钾离子、尿素氮、肌酐，必要时可进行血液透析。其三，多尿期应注意水、电解质平衡，防治感染等。③心功能衰竭：其一，进行心电监护；其二，应用保心药物，如高渗糖、辅酶 A、肌苷等；其三，应限制液体的输入，注意调节输液速度，适当应用强心药物等。④呼吸衰竭：AOSC 的呼吸衰竭主要表现为肺水肿、ARDS（成人呼吸窘迫综合征），应注意防治。⑤弥散性血管内凝血（DIC）：其一，低分子右旋糖酐和肝素合用有较好的效果；其二，输入新鲜血液，给予维生素 K_1、6-氨基己酸等药物治疗。

（二）手术治疗

（1）手术治疗原则：①紧急胆管减压，解除梗阻，引流胆管，控制胆管感染。②手术应简单有效，以挽救病人生命为目的。

（2）手术指征：病人在行非手术治疗或观察期间，出现下列情况之一，应考虑及时行手术治疗：①使用大量广谱抗生素后，仍有持续性腹痛，体温在39℃以上，黄疸加重者。②上腹肌紧张、压痛明显，且呈进行性加重者。③肝脏压痛或有明显肝区叩击痛者。④血压开始下降，脉压差变小者。⑤出现表情淡漠、反应迟钝等精神症状者。⑥老年病人代偿力较差，容易发生 MOF，应尽早手术。

（3）手术方式：①基本手术方式为胆总管切开引流术。术中取出结石、蛔虫等解除梗阻。如肝外胆管有狭窄，应剪开狭窄，取出狭窄以上的结石，并充分引流狭窄以上的肝管。②对并发胆囊积脓、胆囊结石者，可同时做胆囊切开取石术和胆囊造瘘术，不必强求切除胆囊。③一般不宜采用单纯胆囊造瘘术治疗 AOSC，因为胆总管内梗阻因素未解除，加之胆囊管细小，炎性水肿后易被堵塞，造成引流效果不佳，影响预后。④如果术中发现胆源性肝脓肿，对较大的脓肿，应行脓肿引流术。⑤术中不宜行胆管造影术，以防增加胆管内压，使感染扩散，加重病情。

第四节　胆管先天性畸形

一、先天性胆管闭锁

先天性胆管闭锁病因不明，是胆管先天性发育障碍所致的胆管梗阻，是新生儿期长时间梗阻性黄疸的常见原因。病变可累及整个胆管，亦可仅累及肝内或肝外的部分胆管，其中以肝外胆管闭锁常见，占85%～90%。女性多于男性。

（一）病理

胆管闭锁所致梗阻性黄疸，可致肝细胞损害、肝脏淤胆肿大、胆汁性肝硬化等。按闭锁部位可分为肝内型、肝外型和混合型 3 型。

（二）临床表现

（1）黄疸：梗阻性黄疸是本病突出表现。一般出生时并无黄疸，1～2 周后出现，呈进行性加深，并可有陶土色大便、浓茶样尿等。

（2）营养及发育不良：初期患儿情况良好，营养发育正常。随后一般情况逐渐恶化，至3～4个月时出现营养不良、贫血、发育迟缓、反应迟钝等。

（3）肝脾大：是本病特点。出生时肝脏正常，随病情发展而呈进行性肿大，2～3 个月即可发展为胆汁性肝硬化及门静脉高压症。最终常因感染、出血、肝衰竭、肝性脑病，于生后 1 年内死亡。

（三）诊断

凡出生后1～2 个月出现持续性黄疸，陶土色大便，伴肝大者均应怀疑本病。下列各点有助于确诊：①黄疸超过 3～4 周仍呈进行性加重，对利胆药物治疗无效；对苯巴比妥和激素治疗试验无反应；血清胆红素动态观测呈持续上升，且以直接胆红素升高为主。②十二指肠引流液内无胆汁。③B 超检查显示肝外胆管和胆囊发育不良或缺如。④^{99m}Tc-EHIDA 扫描肠内无核素显示。⑤ERCP 和 MRCP。

有关报道 ERCP 的正确诊断率为 87%～90%，并能显示胆管闭锁的长度。

本病需与新生儿胆汁浓缩相鉴别，后者常见于新生儿肝炎、溶血病、药物（维生素 K）和严重脱水等引起胆汁浓缩、排出不畅而致暂时性梗阻性黄疸，一般经 1～2 个月利胆或激素治疗后黄疸逐渐减轻至消退。B 超、MRCP 或 ERCP 检查对鉴别诊断有帮助。

（四）治疗

手术治疗是唯一有效方法。手术宜在出生后 4 个月进行，此时尚未发生不可逆性肝损伤。若手术过晚，患儿已发生胆汁性肝硬化，则预后极差。

手术方式选择如下：①部分肝外胆管通畅，胆囊大小正常者，行胆囊或肝外胆管空肠 Roux-en-Y 吻合。②肝外胆管完全闭锁，肝内仍有胆管腔者，行 Kasai 肝门胆管空肠吻合术。③肝移植：适用于肝内肝外胆管完全闭锁、已发生肝硬化和施行 Kasai 手术后无效的患儿。胆管闭锁是儿童肝移植的主要适应证。

二、先天性胆管扩张症

先天性胆管扩张症可发生于肝内、肝外胆管的任何部分，因好发于胆总管，曾被称为先天性胆总管囊肿。本病好发于东方国家，尤以日本常见。女性发病多见，男女之比为 1:3～1:4。幼儿期即可出现症状，约 80%病例在儿童期发病。

（一）病因

未完全明了。胆管壁先天性发育不良及胆管末端狭窄或闭锁是发生本病的基本因素，其可能原因如下：①先天性胰胆管合流异常，胰液易反流入胆管，致胆管内膜受损，发生纤维性变，导致胆总管囊性扩张。②先天性胆管发育不良。③遗传因素。

（二）病理

根据胆管扩张的部位、范围和形态，分为 5 种类型：①Ⅰ型：囊性扩张。临床上最常见，约占 90%。可累及肝总管、胆总管的全部或部分肝管。②Ⅱ型：憩室样扩张。为胆总管壁侧方局限性扩张呈憩室样膨出，临床少见。③Ⅲ型：胆总管开口部囊性脱垂。胆总管末端十二指肠开口附近的局限性囊性扩张，脱垂坠入十二指肠腔内，常可致胆管部分梗阻。④Ⅳ型：肝内外胆管扩张。肝内胆管有大小不一的多发性囊性扩张，肝外胆管亦呈囊性扩张。⑤Ⅴ型：肝内胆管扩张（Caroli 病）。肝内胆管多发性囊性扩张伴肝纤维化，肝外胆管无扩张。其癌变率为 10%，成人接近 20%，较正常人群高出 10～20 倍。囊性扩张的胆管腔内也可有胆石形成，成年人中合并胆石者可高达 50%。

（三）临床表现

典型临床表现为腹痛、腹部包块和黄疸"三联征"。症状多呈间歇性发作。腹痛位于上腹部，可为持续性钝痛；黄疸呈间歇性；80%以上病人右上腹部可扪及表面光滑的囊性肿块。合并感染时，可出现黄疸持续加深，腹痛加重，肿块有触痛，并有畏寒、发热等表现。晚期可出现胆汁性肝硬化和门静脉高压症的临床表现。囊肿破裂可导致胆汁性腹膜炎。

（四）诊断

对于有典型"三联征"及反复发作胆管炎者诊断不难。B 超、MRCP、ERCP、PTC、胆管造影等检查对确诊有帮助。

（五）治疗

本病一经确诊应尽早手术，否则可因反复发作胆管炎导致肝硬化、癌变或囊肿破裂等严重并发症。完全切除囊肿和胆肠 Roux-en-Y 吻合是本病的主要治疗手段，疗效好。单纯囊肿-胃肠道吻合术，现已基本废弃。并发严重感染或穿孔等病情危重者，可先采用囊肿造瘘外引流术，待症状控制、黄疸消退、一般情况改善后，再行二期囊肿切除和胆肠内引流术。对于合并局限性肝内胆管扩张者，可同时行病变段肝切除术。如肝内胆管扩张、病变累及全肝或已并发肝硬化，可考虑施行肝移植手术。

第五节　胆管损伤

胆管损伤包括创伤性胆管损伤和医源性胆管损伤，以下分别论述。

一、创伤性胆管损伤

（一）流行病学

肝外胆管创伤较少见，仅占腹腔脏器损伤的 $3\%\sim5\%$；而胆囊较为膨胀且相对表浅，易于受到损伤。需要注意的是，创伤性胆管损伤常合并肝、十二指肠、胰腺或腹腔内大血管在内的其他脏器和组织损伤。

（二）病因及病理

胆囊创伤如下。①胆囊破裂：最常见，多为直接创伤所致，几乎全部合并肝创伤。②胆囊撕脱：是由于突然减速产生强大的剪切力导致胆囊从胆囊床上撕脱，可分为完全撕脱和部分撕脱。③胆囊挫伤：外界暴力可引起胆囊壁挫伤，表现为胆囊壁充血、淤血或胆囊壁内出血。严重的胆囊挫伤可引起局部缺血坏死而发生延迟性胆囊破裂。④胆囊炎：聚集于胆囊内的胆囊出血可以引起胆囊管的阻塞，从而出现急性胆囊炎。

肝外胆管创伤的发生率由高至低分别为胆总管、右肝管、左肝管。根据创伤程度将胆管创伤分为以下类型：①胆管挫伤：为非全层损伤，无胆汁渗漏。②简单胆管裂伤：伤口长度小于管壁周径的 1/2 的切线伤。③复杂胆管裂伤：包括伤口长度大于管壁周径的 1/2 的切线伤、胆管壁的节段型缺损、胆管的完全贯通伤。

（三）临床表现

由于常合并腹腔多器官损伤，故创伤性胆管损伤常无特异性临床表现，仅表现为腹痛、休克和腹膜炎。胆管挫伤瘢痕愈合后可引起迟发性的胆管狭窄，潜伏期可达 $40\sim80$ 天，以 $2\sim3$ 周最常见，表现为梗阻性黄疸、腹痛、食欲缺乏和胆管炎。

（四）辅助检查

创伤性胆管损伤行诊断性腹腔穿刺可能见到胆汁，但由于后者也可见于肝损伤和十二指肠损伤时，故不具特异性。当疑有创伤性胆管损伤或其引起的胆管狭窄时，应尽早行 CT、MRCP、B 超、ERCP 等检查以协助诊断。

（五）诊断及鉴别诊断

由于缺乏特异性的临床表现，创伤性胆管损伤术前明确诊断十分困难，重要的是在腹部创伤的病人行剖腹探查术时考虑到此诊断可能，并仔细、全面探查胆管系统；对可疑的病人应行术中胆管造影。

（六）治疗

创伤性胆管损伤治疗的首要目标是修复损伤的胆管和终止并发的腹腔内出血。手术方式根据损伤部位决定。

小于管壁周径 1/2 的简单胆管裂伤行损伤胆管壁的缝合和 T 形管引流术，后者应留置 6～12 个月。胆管壁部分断裂或缺损不大时，可行脐静脉、胆囊、带血管蒂的胃浆肌瓣或空肠片修复，再加以内支撑 3～6 个月。复杂性胆管裂伤通常需行胆肠吻合术，同样需留置 T 形管引流支撑。

（七）并发症

创伤性胆管损伤的并发症包括胆管狭窄、胆漏、胆管出血、腹腔脓肿等，其中以胆管狭窄最常见，常需再次手术处理。

（八）预后

创伤性胆管损伤的预后与其合并伤的种类有关，合并大血管、神经损伤者病死率较高。此外，对创伤性胆管损伤的漏诊和强行对复杂性胆管损伤的病人一期原位修复也是影响预后的重要因素。

二、医源性胆管损伤

（一）流行病学

医源性胆管损伤指胆囊切除术、胃大部切除术、肝切除术等腹部手术造成的胆管损伤，肝外胆管损伤较为常见。

（二）病因

（1）解剖因素：胆囊三角内及肝门结构的变异、结石的嵌顿造成解剖的复杂性等，均可导致医源性胆管损伤。

（2）病理因素：胆囊周围组织充血、水肿、炎症明显时，增加了手术难度，可导致医源性胆管损伤。

（3）技术因素：直接影响医源性胆管损伤的发生率。

（三）病理

（1）按损伤类型分类：①胆漏性胆管损伤：包括胆管撕裂、横断、坏死穿孔及胆囊残端漏。②梗阻性胆管损伤：指术中不当操作引起的肝外胆管和副右肝管闭塞。③胆总管下段假道伤：多由于术中使用胆管探子等强行通过胆总管下段时造成的胆总管十二指肠假道，术后感染破溃从而形成胆管十二指肠内瘘。

（2）按损伤时间分类：①早期胆管损伤：指术中或术后出院前发现的医源性胆管损伤。②晚期胆管损伤：常为胆管狭窄，出现较晚，表现为进行性梗阻性黄疸及胆管感染。常与局部胆管壁缺血有关，或发生胆漏导致局部组织炎性改变、结缔组织增生，最终出现胆管狭窄。

（3）按损伤部位分类：将晚期胆管狭窄的病人分为以下类型：①Ⅰ型：距胆总管起始部向远端2cm 以外。②Ⅱ型：距胆总管起始部向远端 2cm 以内。③Ⅲ型：左右肝管汇合部。④Ⅳ型：左侧或右侧肝管。⑤Ⅴ型：左右肝管分支处。

（四）临床表现

（1）早期胆管损伤如下。①胆漏：由于术中胆汁分泌常受抑制，小的胆漏术中常易漏诊。术后出现腹痛、发热等胆汁性腹膜炎的相应表现，并可有胆汁样液体自腹腔引流管引出。部分病人可出现麻痹性肠梗阻和腹腔脓肿。②梗阻性黄疸：胆总管或肝总管部分或完全闭塞可早期出现黄疸、尿色深染、陶土色大便等梗阻性黄疸的相应表现。③胆总管十二指肠内瘘：表现为术后 1 周左右自 T 形管内引流出臭味液体，内含浑浊棕黄色絮状物甚至食物残渣，T 形管引流量 1000～1500mL；病人常出现寒战、高热。

（2）晚期胆管损伤：从胆管壁损伤至出现胆管狭窄症状常需 3～12 个月，以致常被误诊为残余结石等。表现为反复发作的胆管感染、胆管结石、梗阻性黄疸甚至胆汁淤积性肝硬化。

（五）辅助检查

除碱性磷酸酶、谷氨酰转肽酶、总胆红素、直接胆红素等生化指标外，术后疑有医源性胆管损伤的病人，应选择性应用行 MRCP、T 形管造影、ERCP、PTC、B 超和腹部 CT 等检查。术中怀疑医源性胆管损伤的病人，应行术中胆管造影或术中 B 超，切勿抱侥幸心理而放弃术中诊断和治疗的机会。

（六）诊断及鉴别诊断

以下情况应考虑到医源性胆管损伤的可能：①术中见术野黄染；②胆管手术术后反复出现胆管炎症状或术后 24～48 小时出现黄疸者；③引出大量胆汁达 1 周者；④切除的胆囊标本有双管结构者。

（七）治疗

医源性胆管损伤的处理根据损伤的类型、时间和部位而定。

1. 术中诊断的胆管损伤

术中确诊后应尽可能术中处理。

（1）误扎肝外胆管：时间较短者拆除结扎线即可；若结扎时间较长，则可留置 T 形管支撑以防坏死或狭窄；已引起胆管壁血供障碍时，可切除该段胆管，行端端吻合或胆肠吻合术。

（2）肝外胆管撕裂伤：损伤小于胆管管径 50% 者应缝合损伤的管壁，并留置 T 形管支撑；损伤较大者，可行脐静脉、胆囊、带血管蒂的胃浆肌瓣或空肠片修复，再加以 T 形管内支撑 3～6 个月。

（3）肝外胆管横断伤：可行端端吻合术；对行该术式困难者，可行胆肠吻合术，以 Roux-en-Y 吻合为佳。

2. 早期胆管损伤

术后早期诊断的梗阻性胆管损伤应尽早再次手术修复或松解。胆漏性胆管损伤引流量少且无腹膜炎表现者，可暂行非手术治疗。引流情况不满意或出现胆汁性腹膜炎表现时，应果断手术探查：损伤小于 72 小时、全身状况较好者，可行一期修复；损伤大于 72 小时或一般情况较差者宜仅行胆管引流手术或 ENBD，2～3 个月后再行修复性手术治疗。

3. 晚期胆管损伤

晚期胆管损伤常表现为胆管狭窄，应行完善的术前准备，再根据不同情况行不同的处理。

（1）手术治疗：胆管端端吻合术：仅适用于胆管环状狭窄者。

胆肠吻合术：①胆管空肠 Roux-en-Y 吻合术：是应用最为广泛、效果最好的胆肠吻合术，适用于绝大多数困难的胆肠重建，术后常规置管支撑 6 个月以上。②胆管十二指肠侧侧或端侧吻合术：操作简便，但由于术后并发症较多，效果常不满意，目前已较少应用，仅应用于高龄或全身情况不能耐受更复杂手术的病人。③间置空肠胆管十二指肠吻合术：是将一带血管系膜的空肠袢置于胆管与十二指肠之间，从而将胆汁引流入十二指肠的术式。该术式吻合口张力小，可有效减少十二指肠液的反流和十二指肠溃疡的发生，但由于操作复杂、手术难度大，故应用较少。④胆管修复术：应用小牛心包膜、脐静脉、大隐静脉、自体胆囊、腹膜、带血管蒂的胃浆肌瓣或空肠片修复损伤的胆管。该术式可取得较好疗效，但目前应用较少，主要适用于不全梗阻的胆管狭窄。

（2）非手术治疗：①经T形管窦道胆管狭窄扩张术：对留置T形管的病人，可试行经T形管窦道利用扩张器、气囊等治疗狭窄，胆管镜有助于此种治疗的顺利进行。②内镜下括约肌切开术（EST）：仅应用于胆总管末段狭窄且范围<3cm者。③经皮肝穿刺气囊扩张：主要应用于肝外胆管较短的良性狭窄。

（八）并发症

医源性胆管损伤的并发症包括胆管感染、胆管出血、腹腔脓肿、胆汁淤积性肝硬化甚至门脉高压症等。

（九）预后

医源性胆管损伤的预后与能否术中诊断并获得治疗休戚相关。早期胆管损伤处理相对容易，预后较好；晚期胆管损伤诊断困难，修复手术存在多种并发症可能，疗效常不满意。

第六节　胆囊扭转

胆囊扭转是一种少见的疾病，与其他一些急性外科腹部疾病比较，临床特征甚少。一些学者认为其发病率逐渐增加，可能是人类寿命延长的结果。本病多见于60～70岁妇女，特别是瘦长体型者，男女之比为1：3～1：5。

一、病因

尚不清楚，老年胆囊系膜过长，为仅被一个蒂附着的自由浮动的胆囊。可动的胆囊底部，有力的肠蠕动、胆石、胆囊动脉硬化和脊往后凸，所有这些均被认为是患此病或有助于患此病的因素。

二、病理

整个胆囊不附在胆囊窝，而位于肝下，胆囊与肝脏之间有一定距离。胆囊系膜呈圆锥形如蒂，蒂的结构为胆囊管，胆囊动、静脉及系膜所组成。蒂成360°甚至720°扭转，多为顺时针方向，但亦能逆时针扭转。胆囊壁水肿增厚，可能有坏疽灶，胆囊内常有结石。如有继发感染，胆囊内有黏稠黯色液体，有恶臭味，为革兰阴性菌。

三、临床表现

突然发病，右上腹疼痛，呈持续性阵发性加剧，有时向右肩放散。也有的表现急性腹胀，广泛腹痛，伴恶心、呕吐、厌食，但无黄疸，既往无类似发作史。有不同程度的发热，白细胞增多。腹部检查，有明显腹膜刺激征。1/3病例能触及肿大的胆囊。表现在发病2小时内，于胆囊区触到一压痛明显、梨形、可随呼吸移动的包块。术前不易诊断，尤其与胆石症并发急性胆囊炎不易鉴别，亦易误诊为溃疡病穿孔、急性阑尾炎等。

四、诊断

本病缺少临床特征，过去术前诊断困难。CT显示胆囊壁增厚，胆囊膨胀等非特异性改变。但

B超显像有时提示本病，在B超显示：①胆囊漂浮征，几乎整个胆囊位于肝下，且不与肝脏接触。②胆囊蒂延长和（或）扭转征，圆锥形结构是由接近于圆锥尖部的多重线形回声组成。③胆囊壁弥漫性增厚和低回声，增厚可不均匀，底部灶性变薄可能表现该区域穿孔或将要穿孔。胆囊周围局限液体聚集提示为渗出液、脓肿或穿孔。

五、治疗

立即手术，行胆囊摘除术，及时手术死亡率为3%～5%。如手术有危险，可行经皮胆囊造瘘术，好转后手术。

第七节 胆管出血

胆管出血指各种原因引起的肝内、外胆管系统出血，是上消化道出血的主要原因之一。主要临床表现为上腹痛、呕血和（或）黑便、黄疸等所谓胆管出血三联征，但多数病例为隐性轻度出血。引起胆管出血的病因主要有外伤、炎症、结石、血管病变及肿瘤等，国内以胆管蛔虫症、胆石症多见。

一、诊断

1. 临床表现

取决于出血量和出血速度，长期少量的出血可导致贫血，大量急性出血可引起右上腹绞痛并发黄疸、呕血和（或）黑便。

（1）呕血与黑便：为最主要症状，外伤后4天至2周，突然发生大量黑便或呕血，或在剧烈腹痛减轻后出现。周期性反复出血是其特点。炎症性胆管出血多在蛔虫感染或胆石症发作后出血。少量出血仅于隐血试验时发现，反复出血引起慢性贫血表现。当病人血压明显降低或出血后胆管内压升高时，出血可自行停止，血压随即恢复正常。当凝血块因炎症软化脱落时，出血再度发生，因此本病出血的特征为周期性反复发作，呕血间隔时间一般为1～2周。

（2）胆绞痛：常为突然发生的剑突下或右上腹阵发性绞痛，其疼痛程度与出血速度、胆管内压力大小有关。原因是由于迅速大量出血引起胆管过度膨胀，胆管内压力急剧上升，反射性或血液刺激使胆管及Oddi括约肌强烈痉挛性收缩产生胆绞痛。当血凝块或积血排出胆管，疼痛则缓解或消失。若出血量少，速度较慢时仅表现为上腹部不适、隐隐胀痛，可伴右肩背部放散性酸痛，肝区可有叩击痛等表现。当有右上腹剧烈、持续性疼痛时要考虑是肝动脉瘤分离或破裂的典型表现。出血进入胰管系统也表现为上腹痛。

（3）黄疸：多为阻塞性黄疸，黄疸程度轻重不一，因为胆管受阻、胆汁淤积所致。黄疸多以间歇性与周期性为其特点。可伴有皮肤瘙痒、尿色加深及大便颜色变浅。

（4）胆囊与肝大：胆管出血时，可有肝大与胆囊肿大，伴有触痛，与胆管、胆囊的积血量及感染程度有关，当出血停止，感染控制后，肿大的胆囊和肝脏可随之缩小。

（5）发热：由于胆管感染、出血及梗阻可引起寒战、高热及乏力等症状。

2. 实验室检查

血常规可见白细胞计数增高，中性粒细胞升高。大量出血时可有血红蛋白降低。肝功能检查可见转氨酶和碱性磷酸酶增高，1/4～1/3 病人有黄疸，故血清胆红素增高，提示有阻塞性黄疸。

3. 影像学诊断

（1）内镜诊断：应及早行内镜诊断，一般要求在出血 24 小时内进行。内镜下如发现壶腹部开口处有鲜血或条状凝血块排出，则高度提示为胆管出血。在出血尚未停止前作 ERCP，可通过造影了解胆管内有无结石、蛔虫或肿瘤等，可做出进一步的诊断。

（2）选择性腹腔动脉造影或肝动脉造影：对于胆管出血的诊断具有重要价值，是胆管出血诊断和治疗最可靠的手段。对正在出血的病变，血管造影可显示出血的部位和血管病变性质。少数情况下，由于造影剂有助于显示胆系通道的轮廓，因此可发现动脉-胆管瘘。出血部位一旦被准确定位，可进行选择性动脉栓塞，以控制和治疗出血。

（3）其他诊断手段：对于肝肿瘤、感染或外伤引起的胆管出血，肝核素扫描、超声检查、磁共振成像扫描可了解占位性病变、有无血肿或脓肿、肝内外胆管有无扩张、胆囊大小及积血等，可起到诊断作用。还可在术中对出血部位进行定位诊断。

二、诊断思维程序

当遇到不明原因反复多次上消化道出血的病人时，要想到该病，尤其有比较典型的上腹痛、呕血和（或）黑便、黄疸（胆管出血三联征）时，要及早进行内镜检查或血管造影达到诊断及治疗的目的。

三、治疗

胆管出血由于病因复杂，引起的病变及出血程度不同，因此在治疗方法上的选择有很大差异，其预后也不同，故应根据出血的病因及出血的程度来选择治疗方法。

1. 内科治疗

多数胆管出血病例是可以通过内科保守治疗治愈的，尤其在我国以感染性出血为主，因此通过积极控制感染，补充血容量和应用止血剂，可取得较好的疗效。

（1）适应证：①胆管首次出血，无严重胆管感染、梗阻者。②胆管手术后出血，病灶已给予处理，估计出血量不大，可以控制者。③一般医源性损伤，如肝活检、经皮肝穿刺胆管造影及引流术后胆管出血者。④凝血功能障碍者。⑤机体情况差，如伴休克、其他严重的并发症难以耐受手术者。⑥估计失血易于控制或胆管出血的第 1～第 2 周。⑦胆管造影提示为炎症出血。⑧经手术探查或胆管造影仍未查明出血病灶者。

（2）治疗方法如下。①一般治疗：维持血容量，积极输血、补液稳定生命体征，积极有效地控制感染。结合药敏试验结果选择抗生素为最佳，以静脉内给药为好，但临床一般采取联合用药的办法，也可获得满意疗效。②应用止血剂：传统止血剂有维生素 K、酚磺乙胺、氨甲环酸、去甲肾上腺素、加压素或垂体后叶素。近年来推荐应用生长抑素，据报道疗效好，毒副反应少。善宁为人工合成的八肽生长抑素，用法一般为先静脉推注 0.1mg，而后 0.4～0.6mg 加入液体中维持静脉滴注，每日用量为 0.8～1.2mg。施他宁为人工合成的十四肽生长抑素，常用量为 250μg 静脉推注，而后 50～250μg/h 维持静脉滴注，以上两种药物可根据需要连续用 3～5 天或更长。③经 T 形管治疗：适用于胆管术后近期出血，从 T 形管注入冰盐水和去甲肾上腺素，与过氧化氢交替冲洗胆管。④介入治疗：胆管出血考虑手术止血困难者或肝动脉瘤导致的胆管出血，可考虑栓塞治疗。常用的栓塞剂为吸收性明胶海绵。栓塞治疗胆管出血的关键是进行超选择性插管，造影证实了出血部位后，尽可能地将导管超选择性地送到出血部位。注入造影剂时要在电视监视下进行，并应分次注入，以免栓塞剂反流入其他动脉分支造成误栓。栓塞完毕再造影观察栓塞效果时，应避免高压注射造影剂，以免引起栓塞剂的反流或移位。本治疗的优点为：a.止血准确率高；b.方法比较简便，不须剖腹；c.并发症少，仅有少数病人出现全身不适、腹痛和发热；d.可适用于腹腔广泛粘连、肝动脉结扎有困难者。

2．手术治疗

（1）适应证：①胆管出血伴有明显胆管感染、梗阻或腹膜炎。②胆管反复出血，失血量逐渐增多，伴有低血压或休克，虽经输血，但循环状态仍不稳定者。③外伤肝破裂或肝动脉瘤，破裂出血严重者。④出血反复2次以上，或持续出血24～48小时，或出血虽已停止，但发热和黄疸加重者，提示有血凝块或其他原因引起胆管梗阻者。⑤诊断不明，非手术治疗出血又不能控制者。

（2）手术方式：可选择胆总管引流、胆囊切除术、肝动脉结扎术、肝动脉瘤切除术、肝叶切除术等。

第八节　胆囊结石

胆囊结石是影响人类健康的常见病、多发病，其发病率呈逐年上升趋势。本病多见于成年人，女多于男，男女之比约1∶3，但随着年龄增长其性别差异减小。

一、临床表现

其症状出现与否取决于结石的大小、部位，以及有无梗阻及感染等。约有20%～40%的胆囊结石病人可终身无症状，即所谓静止性胆囊结石。当结石嵌顿于胆囊壶腹部或颈部时则引起急性胆囊炎，胆绞痛为其典型症状。表现为右上腹阵发性绞痛，并向右肩背部放射，多伴有恶心、呕吐。检查时右上腹有压痛和肌紧张，有时可扪及肿大的胆囊，墨菲征阳性。常于夜间发作，饱餐、进食油腻食物常为诱因。

若结石长期嵌顿于胆囊颈部，而又未引起继发感染者，则导致胆囊积液，胆囊内充满无色透明胆汁，故称为白胆汁；较小结石可排入胆总管而成为继发性胆管结石，也可排入十二指肠，如结石阻塞胆总管可引起急性重症胆管炎，如结石嵌顿于壶腹部亦可引起胆源性胰腺炎；持续嵌顿及压迫胆囊壶腹部和颈部的较大结石，可导致肝总管狭窄或胆囊胆管瘘，以及反复发作的胆囊炎、胆管炎和梗阻性黄疸，故称 Mirizzi 综合征；结石和炎症长期刺激则可诱发胆囊癌变。

二、诊断

临床病史和体格检查可为诊断提供重要线索，但确诊还有赖于影像学检查。B 超检查是诊断胆囊结石的重要首选方法，正确诊断率在96%以上。口服法胆囊造影可了解胆囊收缩及排空情况，对诊断有一定的帮助。CT、MRI 虽可显示胆囊结石，但价格昂贵，不宜常规采用。

三、治疗

胆囊结石的治疗原则是切除病变的胆囊。手术时机应根据病情缓急和病人的全身情况而定。对所谓静止性胆囊结石，可暂不手术，但应定时复查。

1．手术治疗

胆囊切除术是治疗胆囊结石的根本有效方法。对有症状的胆囊良性病变，只要无手术禁忌证，应及时手术治疗。手术方法可分为两类。

（1）传统胆囊切除术：将有结石的胆囊切除，为治疗胆囊炎胆结石的经典术式。在胆囊切除的同时如有下列情况之一者，应同时进行胆总管探查术：①胆囊结石合并既往或（和）现在有梗阻性黄疸者。②影像学检查发现胆总管结石或扩张者。③术中扪及胆总管内有结石、蛔虫或其他异物者。④术中发现胆管壁增厚，管腔扩张＞1.5cm 者。⑤胆管穿刺抽出脓性胆汁或胆汁内有泥沙样颗粒。⑥胰腺有慢性炎变且不能排除胆管内病变者。

（2）电视腹腔镜胆囊切除术：近年来广泛用于临床的新技术。该手术具有创伤小、手术时间短、痛苦小、恢复快、术后基本无切口瘢痕等特点。

2．体外震波碎石治疗

适用于胆囊内胆固醇结石，直径＞3cm，且胆囊的收缩排空功能良好。但治疗后部分病人可发生急性胆囊炎，或结石碎粒进入胆总管而引起胆绞痛和急性胆管炎，故有放弃趋势。

3．药物治疗

对于年老体弱，或伴有心、肝、肺、肾等严重器质性疾病不能耐受手术者，可考虑溶石、排石等中西药物治疗。特别是中医中药治疗对缓解症状、防止复发也有一定作用。溶石药物主要有熊去氧胆酸和鹅去氧胆酸等，该类药物仅对胆固醇结石有一定效果。但服药时间长，毒性反应大，且停药后结石易于复发，故而不宜常规应用。

第九节　肝外胆管结石

肝外胆管结石较常见，其中绝大多数为原发性肝外胆管结石。继发性肝外胆管结石常由肝内胆管结石下降引起，少部分来自胆囊结石。肝外胆管结石可位于肝总管或胆总管，但大多数位于胆总管下端。结石嵌顿时可引起胆管梗阻，并发感染可导致急性梗阻性化脓性胆管炎，严重时危及病人生命；结石嵌顿于胆总管壶腹部则可引起胆源性胰腺炎；结石梗阻并发感染可导致胆源性肝脓肿、胆管出血，以及胆汁性肝硬化。

一、临床表现

主要取决于有无梗阻和感染，一般静止期可无症状。如若结石阻塞胆管并发急性化脓性胆管炎时，其典型的表现为夏柯三联征，即腹痛、寒战高热、黄疸。

（1）腹痛：绝大多数病人表现为剑突下和右上腹阵发性剧烈绞痛，或是持续性疼痛阵发性加剧，常向右肩背部放射，伴有恶心、呕吐，进食油腻食物和体位改变常为诱发或加重的因素。

（2）寒战高热：约有 2/3 的病人在胆绞痛发作之后出现寒战高热。一般表现为弛张热，体温可高达 39～40℃，这是由于胆管内压升高，胆管感染的细菌及其毒素经肝血窦逆行扩散进入体循环，引起全身性感染所致。

（3）黄疸：在胆绞痛和寒战高热后 1～2 天出现梗阻性黄疸。如梗阻为不完全性或间歇性，黄疸程度较轻且呈波动性；如梗阻完全且合并感染时则黄疸明显，并呈进行性加深；如胆囊已被切除或有严重病变，常于梗阻后 8～24 小时内发生黄疸。黄疸时常有尿色加深、粪色变浅，有的可出现皮肤瘙痒。

体格检查：剑突下和右上腹有深压痛，感染严重者则出现右上腹肌紧张、肝区叩击痛，有时可扪及肿大而具有压痛的胆囊。

实验室检查：白细胞计数和中性粒细胞升高；血清胆红素升高，尿胆红素增加而尿胆原降低或消失，粪中尿胆原降低；血清转氨酶、γ 转肽酶、碱性磷酸酶等均升高。

影像学检查：B 超为首选的检查方法，可发现胆管内结石及胆管扩张，但对胆管下端病变显示较差。必要时可采用 PTC、ERCP、CT、MRI 等检查以进一步明确诊断。

二、诊断

根据病史及典型的夏柯三联征，多可做出诊断，如能结合实验室检查和影像学检查则可确定诊断。

三、治疗

肝外胆管结石以手术治疗为主，并可酌情采用中西医结合治疗。手术的原则：①术中尽可能取尽结石；②解除胆管狭窄及梗阻，去除感染病灶；③确保术后胆汁引流通畅，防止结石再发。

1. 手术治疗

手术时机和手术方法应根据病情和术中探查发现来决定。通常对于症状较轻、初次发作、胆管不完全性梗阻者，可采用非手术治疗，待病情好转或急性发作后行择期手术；对于反复发作或复发性结石病人，也可在发作的间歇期行择期手术；但当结石完全梗阻合并急性重症胆管炎时，则应果断地施行急诊手术。常用手术方法如下。

（1）胆总管切开取石 T 形管引流术：适应于单纯胆管结石，胆管无狭窄或其他病变。如伴胆囊结石和炎症，可同时切除胆囊。有条件者可采用术中胆管造影、B 超检查或胆管镜检查以防止结石残留。手术时应将 T 形管妥善固定、防止压迫和脱落。术后每日观察胆汁的引流量、色泽和性状。T 形管引流胆汁量平均每日为 200～400mL，如超过此量则提示胆总管下端有梗阻。如胆汁正常且流量逐日减少，说明胆总管下端通畅。一般于术后 12 天左右，可先行试夹管 1～2 天，如病人无腹痛、发热等不适可经 T 形管胆管造影，如无异常发现，于造影 24 小时后，可夹管 2～3 天，仍无症状可予拔管。如造影发现结石残留，则需保留 T 形管 6 周以上，待窦道形成坚固，再拔除 T 形管经窦道行纤维胆管镜取石。

（2）胆肠内引流术：其适应证为：①胆管明显扩张，下端有炎性狭窄等器质性病变，且用一般手术方法难以解除者，但胆总管上段必须通畅无狭窄。②泥沙样结石难以取尽，以及结石残留或复发者。常用术式有胆管空肠 Roux-en-y 吻合术，间置空肠胆管十二指肠吻合术（JICD）等。行胆肠内引流术时，无论胆囊有无病变均应同时切除。

（3）Oddi 括约肌形成术：其适应证同胆肠吻合术，尤其是胆总管扩张程度较轻而又不适用于做胆肠吻合术者。

（4）内镜下括约肌切开取石术：适用于结石嵌顿于壶腹部以及胆总管下端的良性狭窄。但若胆管内结石多于 5 枚，结石直径＞1cm 或狭窄段过长，该手术疗效不佳。

2．非手术治疗

该疗法不仅是急性胆管炎发作期重要的治疗方法，也是手术前准备的主要措施。主要包括：①禁食和补液，在纠正水、电解质和酸碱平衡失调的同时补充热能；②应用足量有效的抗生素，尽快控制感染；③解痉止痛，对症治疗；④补充维生素 K，纠正凝血功能障碍；⑤全身支持，酌情给予输血或血液制品、支链氨基酸等，增强病人的抗病能力。

第十节　肝内胆管结石

肝内胆管结石又称肝胆管结石，原发于肝内胆管，多为胆色素性结石，是我国常见而难治的胆管疾病。

一、病因与病理

肝内胆管结石可弥漫于整个肝内胆管系统，也可局限于某肝叶或肝段的胆管内。由于肝左叶肝管较长、呈水平方向行走，与肝总管成锐角，不利于胆汁的引流，故左叶结石多于右叶。其发病原因复杂，主要与肝内感染、胆汁淤积、胆管蛔虫等因素有关。

肝内胆管结石引起肝内胆管炎症，反复炎症导致狭窄，狭窄部位以上的胆管扩张呈囊状。结石长时间堵塞肝段、肝叶胆管，使该区域细胞坏死、纤维增生、肝组织萎缩。长期的胆管结石或炎症可诱发胆管癌。

二、临床表现

肝内胆管如不合并肝外胆管结石，可多年无症状或仅有肝区和胸背部胀痛不适。若合并肝外胆管结石时，其临床表现与肝外胆管结石相似。如发生梗阻和合并细菌感染，可表现为胆管炎症状，主要为寒战、发热，体检有上腹压痛、肝大、肝区叩击痛等，严重者出现急性梗阻性化脓性胆管炎的表现。除双侧胆管均有梗阻或发生胆汁性肝硬化晚期，肝内胆管结石一般不出现黄疸。肝内胆管结石合并感染容易引起多发肝脓肿，脓肿穿破膈肌可发生胆管支气管瘘。广泛的肝内结石、反复胆管炎易引发胆汁性肝硬化，晚期可继发门静脉高压。对病史较长，年龄较大，近期内频繁发作胆管炎，伴进行性黄疸、腹痛及发热难以控制者，应怀疑合并肝胆管癌的可能。

三、诊断

除病史及临床表现外，主要依靠影像学检查，如 B 超、CT、PTC、MRCP 等，均能有助于肝内胆管结石的诊断和鉴别诊断，并能准确定位，指导治疗。

四、治疗

肝内胆管结石主要采用手术治疗。治疗原则为尽可能取净结石，解除胆管狭窄及梗阻、去除结石部位和感染病灶、恢复和建立通畅的胆汁引流、防止结石的复发。手术方法包括以下几种。

（1）胆管切开取石：是最基本的方法，应争取切开狭窄的部位。沿胆总管纵行向上作肝总管及左右肝管的"Y"形切开，显露 1～2 级肝管，直视下取出结石。或者在手术中行 B 超检查协助定位，按照位置取出结石。术中胆管镜检查并取石是达到取净胆管内结石的最有效方法。

（2）胆肠吻合术：高位肝管切开取石后，多需做各种胆管空肠吻合内引流术，以预防狭窄，利于残留结石的排出及预防结石复发。但胆肠吻合手术决不能代替对胆管狭窄、结石等病灶的有效手术处理。

（3）肝切除术：局限于肝段、肝叶的结石，在确定没有其他部位结石的基础上，尤其是合并纤维化、萎缩和丧失功能时，可考虑做肝段、肝叶切除手术。不仅去除了结石的再生源地，并可防止病变肝段的癌变。

（4）残留结石的处理：术后结石残留较常见，可通过 T 形管窦道插入纤维胆管镜取出残留结石；结石过大可采用激光等其他方法将结石碎裂后取出，经 T 形管注入溶石药物也有一定疗效。

第十一节　胆管蛔虫症

胆管蛔虫症是由于肠道内的蛔虫钻入胆管所致。蛔虫进入胆管后，虫体造成机械刺激，可产生 Oddi 括约肌的强烈收缩或痉挛，特别在蛔虫部分进入胆管时，这种痉挛可更为剧烈。临床上病人可有剑突下偏右的阵发性或钻顶样绞痛。当虫体蠕动停止或括约肌疲劳时，疼痛可完全消失。这种忽起忽止的绞痛反复发作，常使病人非常痛苦。虫体完全进入胆管后，这种绞痛又可缓解。进入胆管的蛔虫一般不引起胆管梗阻，故临床上常不出现黄疸，无腹部压痛或仅有轻压痛，这种症状与体征的不相符合是本症的特征性表现。其主要的并发症为急性胆管感染，临床上可出现急性胆管感染的表现，如寒战、发热和黄疸等，甚至出现急性梗阻性化脓性胆管炎的一系列临床表现，还可以引起肝脓肿和致胆管出血，急性和慢性胰腺炎。蛔虫皮、虫卵或尸体等物质的残留，可供作胆色素结石的核心。根据病人突然出现的剧烈上腹绞痛和腹部体征较轻的不相符合特点，且有吐蛔虫的病史，诊断常不困难。B 超检查常能显示胆总管内有蛔虫影。ERCP 已应用于胆管蛔虫症的诊断，能清楚地了解胆管内有无蛔虫及其位置和数量。绝大多数的胆管蛔虫症可通过非手术治疗得到治愈，包括解痉镇痛，利胆驱虫，用抗生素防治胆管感染。B 超检查胆管内蛔虫影已消失后，方可结束治疗。近年来通过 ERCP 用取石钳将一些虫体尚未完全进入胆管的虫体拉出胆管，治疗效果较为确切。对少数伴有严重并发症者，如梗阻性化脓性胆管炎和胆管大出血须进行手术治疗。对非手术治疗失败的病人、出现胆管大出血或胆管穿孔引起腹膜炎的病人可采用手术疗法，术后病情稳定后进行肠道彻底驱虫，以防复发。

第十二节　胆囊息肉

胆囊息肉多为非肿瘤性息肉，如炎性息肉、胆囊腺肌性增生、胆固醇性息肉等，少部分为真性肿瘤如腺瘤性息肉、腺癌早期等。B 超为主要诊断依据，但不能鉴别肿瘤的良恶性。B 超发现胆囊息肉直径<1.0cm，可定期进行 B 超随访，在观察中，息肉明显增大及对合并有胆囊结石且有症状或息肉直径>1cm 者，应考虑手术切除胆囊。

胆囊息肉应该称为胆囊息肉样病变。多数医生称之为"胆囊息肉样病变"或"胆囊息肉"。也有的书上说是"胆囊隆起性病变"。在超声波的广泛应用之前，这一病变大多是在胆囊切除的标本上发现的。

胆囊息肉中最常见的是胆固醇性息肉，和胆固醇的代谢紊乱有关。胆固醇性息肉常是多发，并且较小，大多在 3～5mm，一般不超过 1cm，不会很快长大。在观察过程中，息肉的数目可以有变化。有些息肉甚至可以脱落，随着胆汁排出。但是偶尔也有单发的，直径也可以大于 1cm，不常见。胆固醇息肉不会恶性变成为胆囊癌，但是有时可以形成胆囊结石。如果没有自觉症状，不需要治疗。

其次是炎性息肉，是因为胆囊的慢性炎症引起，所以常发生在胆囊结石，慢性胆囊炎的情况，不是真正的肿瘤。需要治疗的是引起炎性息肉的病变，而不是炎性息肉本身。

真正的肿瘤性息肉是胆囊腺瘤，有一定的恶变率，需要警惕。一般具有以下特点的胆囊息肉样病变恶性变的可能性大，需要积极治疗：①息肉直径>1cm；②单个息肉；③息肉的基底较宽；④并发胆囊结石；⑤女性病人；⑥息肉位于胆囊颈部。

治疗原则是如下：①对于多发的，直径<1cm 的息肉，没有症状，不需要治疗，只要定期观察即可，一般每半年做超声检查一次。②对于单个的息肉，如果直径<1cm，也要定期观察，如果有增大的趋势，需要手术治疗。③对于合并有胆囊结石、急性或慢性胆囊炎的病人，如果有自觉症状，应该做胆囊切除手术。④对于直径>1cm 的单个息肉，或息肉位于胆囊颈部（容易堵住胆囊管开口，引起胆囊炎），不管是否有症状，都应该考虑手术切除胆囊。⑤高度怀疑有癌变的，更应该积极手术，关于药物治疗，因为没有有效的药物能够消除息肉，所以不推荐应用。

第十三节　胆囊癌

胆囊癌由于缺乏特异的症状及体征，常常到晚期才能明确诊断。胆囊癌在开始出现症状后平均生存时间为 6 个月，明确诊断后 1 年的病死率约为 88%，5 年生存率仅为 4%。一般统计原发性胆囊癌约占消化道恶性肿瘤的 1%，占胆管手术中的 0.5%～4%。女性与男性之比为 3:1～4:1；发病年龄平均为 50～55 岁，40 岁以下罕见。

一、病因

胆囊癌的病因尚未完全清楚，可能与下列因素有关。①胆囊结石与胆囊癌：原发性胆囊癌与胆囊结石病人在临床上有密切联系，40%～100% 的胆囊癌病人合并有胆囊结石。②胆囊腺瘤与胆囊癌：一般认为多发性、无蒂、直径>1cm 的腺瘤和伴有结石的腺瘤以及病理类型为管状腺瘤者，癌变概率更大。③胆囊腺肌病与胆囊癌：胆囊腺肌病以胆囊腺体和平滑肌增生为特征，近年来的临床观察和病理学研究发现其为癌前病变，或认为其具有癌变倾向。因此，即使不伴有胆囊结石也应行胆囊切除术。④异常胆胰管连接（AJPBD）与胆囊癌：AJPBD 是一种先天性疾病，主胰管和胆总管在十二指肠壁外汇合。由于结合部位过长及缺少括约肌而造成两个方向的反流。

由此可见，凡是中年以上的胆囊结石病人，即使平时无临床症状，一旦发现亦应及早切除胆囊，以免诱发胆囊癌。

二、病理及分期

（一）大体病理特征

胆囊癌可发生于胆囊的任何部位，但以胆囊底和胆囊颈最多见。原发性胆囊癌按大体形态可分为浸润型、结节型、胶质型和混合型。

（二）病理组织学类型

胆囊癌的病理类型以腺癌最为多见，占胆囊癌的 70%～90%，此外，尚有鳞癌、腺鳞癌、腺瘤恶变、息肉恶变、类癌等。

（三）转移途径

胆囊癌的转移包括淋巴转移、血行转移、神经转移、浸润转移、胆管内转移，通过以上多种方式可转移至其他许多脏器。胆囊癌的恶性程度高，进展迅速，一般发生转移较早。胆囊癌最主要的转移方式是直接浸润和淋巴转移。

（四）病理分期

国际抗癌联盟（UICC）公布了统一的胆囊癌 TNM 分期标准，成为全面衡量病情、确定治疗策略和评估预后的重要参考。

TNM 分期：Ⅰ期：$T_1N_0M_0$；Ⅱ期：$T_2N_0M_0$；Ⅲ期：$T_3N_0M_0$；Ⅳa 期：$T_4N_0M_0$、$T_nN_1M_0$；Ⅳb 期：$T_nN_2M_0$、$T_nN_nM_1$；Ⅴ期：无。

Nevin 分期：Ⅰ期：肿瘤限于黏膜；Ⅱ期：肿瘤侵犯肌层；Ⅲ期：肿瘤侵犯胆囊壁全层；Ⅳa 期：肿瘤侵犯胆囊壁全层；Ⅳb 期：伴有胆囊管淋巴结转移；Ⅴ期：侵犯肝或其他脏器，远处转移。

三、临床表现

（1）慢性胆囊炎症状：30%～50%的病例有长期右上腹痛等慢性胆囊炎或胆结石症状，在鉴别诊断上比较困难。慢性胆囊炎或伴胆结石，年龄在 40 岁以上，近期右上腹疼痛变为持续性或进行性加重并有较明显的消化障碍症状者；40 岁以上无症状的胆囊结石，特别是较大的单个结石病人，近期出现右上腹持续性隐痛或钝痛；慢性胆囊炎病史较短，局部疼痛和全身情况有明显变化者；胆囊结石或慢性胆囊炎病人近期出现梗阻性黄疸或右上腹可扪及肿块者，均应高度怀疑胆囊癌的可能性，应做进一步检查以明确诊断。

（2）急性胆囊炎症状：急性胆囊炎占胆囊癌的 10%～16%，这类病人多系胆囊颈部肿瘤或结石嵌顿引起急性胆囊炎或胆囊积脓。此类病人的切除率及生存率均较高，其切除率为 70%，但术前几乎无法诊断。有些病人按急性胆囊炎行药物治疗或单纯胆囊造瘘而误诊。故对老年人突然发生的急性胆囊炎，尤其是以往无胆管系统疾病者，应特别注意胆囊癌的可能性，争取早期手术治疗，由于病情需要必须做胆囊造瘘时，亦应仔细检查胆囊腔以排除胆囊癌。

（3）梗阻性黄疸症状：部分病人是以黄疸为主要症状而就诊，胆囊癌病人中有黄疸者占 40%左右。黄疸的出现提示肿瘤已侵犯胆管或同时伴有胆总管结石，这两种情况在胆囊癌的切除病例中都可遇到。因此胆囊癌病人不应单纯因黄疸的出现而放弃探查。

（4）右上腹肿块：肿瘤或结石阻塞或胆囊颈部，可引起胆囊积液、积脓，使胆囊胀大，这种光滑而有弹性的包块多可切除，且预后较好。但硬而呈结节状不光滑的包块为不能根治的晚期癌肿。

（5）其他：肝大、消瘦、腹水、贫血都可能是胆囊癌的晚期征象，表明已有肝转移或胃、十二指肠侵犯，可能无法手术切除。

四、辅助检查

1. 超声诊断

超声是诊断本病最常用也是最敏感的检查手段，包括常规超声、内镜超声、彩色多普勒等，能检出绝大多数病变，对病变性质的确定尚有局限。

（1）B超检查：目前仍是应用最普遍的方法，简便、无创、影像清晰，对微小病变识别能力强，可用于普查及随访；但对定性诊断和分期帮助不大，易受到肥胖和胃肠道气体干扰，有时有假阳性和假阴性结果。因胆囊癌的病理类型以浸润型为多，常无肿块，易漏诊，故要警惕胆囊壁不规则增厚的影像特征。

（2）内镜超声检查：是通过内镜将超声探头直接送入胃十二指肠检查胆囊，不受肥胖及胃肠道气体等因素干扰，对病灶的观察更细微。其分辨率高，成像更清晰，可显示胆囊壁的三层结构，能弥补常规超声的不足，对微小病变确诊和胆囊良恶性病变鉴别诊断价值高，但设备较昂贵，而且作为侵入性检查，难免有并发症发生。

（3）彩色多普勒检查：可显示肿瘤内部血供，根据病变中血流状况区别胆囊良恶性病变，敏感度和特异性较高。

2. CT检查

CT检查不受胸部肋骨、皮下脂肪和胃肠道气体的影响，而且能用造影剂增强对比及薄层扫描，是主要诊断方法之一。其早期诊断要点如下所述。

（1）胆囊壁局限或整体增厚，多超过0.5cm，不规则，厚薄不一，增强扫描有明显强化。

（2）胆囊腔内有软组织块，基底多较宽，增强扫描有强化，密度较肝实质低而较胆汁高。

（3）合并慢性胆囊炎和胆囊结石时有相应征象，厚壁型胆囊癌须与慢性胆囊炎鉴别，后者多为均匀性增厚；腔内肿块型须与胆囊息肉和腺瘤等鉴别，后者基底部多较窄。CT普遍应用于临床，对胆囊癌总体确诊率高于B超，结合增强扫描或动态扫描适用于定性诊断、病变与周围脏器关系的确定，利于手术方案制订，但对早期诊断仍无法取代B超。

3. MRI检查

胆囊癌的MRI表现与CT相似，可有厚壁型、腔内肿块型、弥漫型等。MRI价值和CT相仿，但费用更昂贵。近年出现的磁共振胰胆管成像（MRCP），使含有水分的胆管、胰管结构显影，产生水造影结果的方法。胆汁和胰液作为天然的对比剂，使磁共振造影在胆管、胰管检查中具有独特的优势。胆囊癌表现为胆囊壁的不规则缺损、僵硬，或胆囊腔内软组织肿块。MRCP在胆胰管梗阻时有很高价值，但对无胆管梗阻的早期胆囊癌效果仍不如超声检查。

4. 细胞学检查

术前行细胞学检查的途径有ERCP收集胆汁、B超引导下经皮肝胆囊穿刺抽取胆汁或肿块穿刺抽吸组织细胞活检，通常病人到较晚期诊断相对容易，故细胞学检查应用较少。但早期诊断确有困难时可采用，脱落细胞检查检出癌细胞可达到定性的目的。

5. 肿瘤标志物检测

迄今为止未发现对胆囊癌有特异性的肿瘤标志物，故肿瘤标志物检测只能作为诊断参考，应结合临床具体分析。对胆囊癌诊断肿瘤标志物检查可包括血清和胆汁两方面。恶性肿瘤的常用标志物如广谱肿瘤标志物 DR-70 可见于 20 多种肿瘤病人血液中，大部分阳性率在 90% 以上，对肝胆肿瘤的敏感性较高。肿瘤相关糖链抗原 CA19-9 和癌胚抗原（CEA）在胆囊癌病例有一定的阳性率，升高程度与病期相关，对诊断有一定帮助，在术前胆囊良恶性病变鉴别困难时可采用。检测胆汁内的肿瘤标志物较血液中更为敏感，联合检测能显著提高术前确诊率，术前可应用一些手段采集胆汁做胆囊癌的检测。

五、治疗

（一）外科治疗

多年来，人们对胆囊癌临床病理分期与预后关系的认识逐渐加深，影像学检查日益普及使胆囊癌术前诊断率有所提高，原发性胆囊癌的外科治疗模式产生了一定的发展和变革。

1. 外科治疗原则

胆囊癌的手术治疗方式主要取决于病人的临床病理分期。经典的观念认为，对于 Nevin Ⅰ、Ⅱ 期的病例，单纯胆囊切除术已足够，对Ⅲ期病例应采用根治性手术，范围包括胆囊切除术和距胆囊 2cm 的肝脏楔形切除术、肝十二指肠韧带内淋巴结清扫，而对于Ⅳ、Ⅴ期的晚期病例手术治疗已无价值。过去胆囊癌的诊断多为进行其他胆管良性病变手术时意外发现，随着人们对胆囊癌的重视程度提高，术前确诊的胆囊癌病例逐渐增多，加上近年对胆囊癌转移方式的研究深入，使许多学者对胆囊癌的经典手术原则提出了新的看法，基本包括两方面：①对于 Nevin Ⅰ、Ⅱ 期的病例应做根治性胆囊切除术。②对于 NevinⅣ、Ⅴ期的病例应行扩大切除术。这些观点均包括了肝脏外科的有关问题，尚存有一定争论。

2. 早期胆囊癌的根治性手术

（1）手术方式评价：早期胆囊癌是指 Nevin Ⅰ、Ⅱ 期或 TNM 分期 0、Ⅰ 期，对此类病人以往认为仅行胆囊切除术即可达治疗目的。近年研究表明，由于胆囊壁淋巴管丰富，胆囊癌可有极早的淋巴转移，并且早期发生肝脏转移也不少见，因而尽管是早期病例，亦有根治性切除的必要。许多学者的实践证明，对 Nevin Ⅰ、Ⅱ 期病例行根治性胆囊切除术的长期生存率显著优于单纯胆囊切除术，故强调包括肝楔形切除在内的胆囊癌根治手术的重要性。目前基本认可的看法是，术前确诊为胆囊癌者应该做根治性的手术，因良性病变行胆囊切除术后病检意外发现胆囊癌者，如为 Nevin Ⅰ 期不必再次手术，如为 Nevin Ⅱ 期应当再次手术清扫区域淋巴结并楔形切除部分肝脏。

（2）手术方法：手术应用全身麻醉。可根据切口不同选取仰卧位或右侧抬高的斜卧位。

（3）手术步骤如下。①开腹：可依手术医师习惯，取右上腹长直切口，自剑突起至脐下 2～4cm，亦可采用右侧肋缘下斜切口，利于暴露，切除肝组织更为方便。②探查：探查腹膜及腹腔内脏器，包括胆囊淋巴引流区域的淋巴结有无转移，以决定手术范围。③显露手术野：以肋缘牵开器将右侧肋弓尽量向前上方拉开，用湿纱布垫将胃及小肠向腹腔左侧和下方推开，暴露肝门和肝下区域。④游离十二指肠和胰头：剪开十二指肠外侧腹膜，适当游离十二指肠降段及胰头，以便于清除十二指肠后胆总管周围淋巴结。⑤显露肝门：在十二指肠上缘切开肝十二指肠韧带的前腹膜，依次分离出肝固有动脉、胆总管、门静脉主干，分别用橡皮片将其牵开以利于清除肝十二指肠韧带内淋巴组织。⑥清除肝门淋巴结：向上方逐步解剖分离肝动脉、胆总管以及门静脉以外的淋巴、神经、纤维、脂肪组织，直至肝横沟部。⑦游离胆囊：切断胆囊管并将断端送冰冻病理切片检查。沿肝总管向上分离胆囊三角处的淋巴、脂肪组织，妥善结扎、切断胆囊动脉。至此，需要保存的肝十二指肠韧带的重要结构便与需要切除的组织完全分开。⑧切除胆囊及部分肝组织：楔形切除肝中部的肝组织连同胆囊。在预计切除线上用电凝器烙上印记，以肝门止血带分别控制肝动脉及门静脉，沿切开线切开肝包膜，钝性分离肝实质，所遇肝内管道均经钳夹后切断，将肝组织、胆囊连同肝十二指肠韧带上的淋巴组织一同整块切除。肝切除可用微波刀凝固组织止血，而不必阻断肝门。⑨处理创面：缝扎肝断面上的出血处，经仔细检查，不再有漏胆或出血，肝断面可对端合拢缝合，或用就近大网膜覆盖缝合固定。⑩放置引流：肝断面处及右肝下间隙放置硅橡胶管引流，腹壁上另做戳口引出体外。

3. 中晚期胆囊癌的扩大切除术

（1）麻醉与体位：手术选用全身麻醉，病人取右侧抬高的斜卧位。

（2）手术步骤：以扩大的右半肝切除并淋巴结清扫为例做简要介绍。①切口：采取右侧肋缘下长的斜切口，或双侧肋缘下的"八"字形切口。②显露：开腹后保护切口，用肋缘牵开器拉开一侧或双侧的肋弓，使肝门结构及肝十二指肠韧带、胰头周围得以良好暴露。③探查：探查腹腔，包括腹膜和肝、胆、胰、脾以及胆囊引流区域的淋巴结有无转移，必要时取活组织行冰冻病理切片检查，如果转移范围过广，需同时做肝叶切除和胰头十二指肠切除，切除时应权衡病人的全身状况和病变的关系，慎重进行。④肝门部清扫：决定行淋巴结清扫和肝叶切除后，在十二指肠上缘切开肝十二指肠韧带的前腹膜，分离出胆总管、肝固有动脉、门静脉主干。由此向上清除周围淋巴、神经、纤维和脂肪组织直至肝脏横沟处。⑤清除胰头后上淋巴结：切开十二指肠外侧腹膜，将十二指肠及胰头适度游离，紧靠胆总管下端切断胆总管，两端予以结扎。暴露胰头十二指肠周围淋巴结，清除胰头后、上的淋巴及其他软组织。⑥清除腹腔动脉系统淋巴结：沿胃小弯动脉弓外切断小网膜向上翻起，贴近肝固有动脉向左分离肝总动脉至腹腔动脉，清除周围淋巴等软组织。⑦处理肝门部胆管和血管：将切断游离的近侧胆总管向上翻开，在肝横沟处分离出部分左肝管，距肝实质 1cm 处切断，近端预备胆肠吻合，远端结扎。在根部切断结扎肝右动脉以及门静脉右支。⑧游离肝右叶：锐性分离肝右叶的冠状韧带和右三角韧带，分开肝与右侧肾上腺的粘连，将肝右叶向左侧翻转，暴露下腔静脉前外侧面。⑨切除肝右叶：在镰状韧带右侧拟切除的肝脏表面用电凝划一切线至下腔静脉右侧，切开肝包膜，分离肝实质内的管道系统分别结扎。尤其要注意肝静脉系统应妥善结扎或缝扎，在进入下腔静脉之前分别切断结扎肝中静脉、肝右静脉及汇入下腔静脉的若干肝短静脉。切除肝脏时可行肝门阻断，方法如上文所述。⑩整块去除标本：至此切除的肝与下腔静脉分离，将肝右叶、部分左内叶、胆囊、胆总管以及肝十二指肠韧带内的软组织整块去除。⑪检查肝脏创面：将保留的肝左叶切面的胆管完全结扎并彻底止血。肝脏切除后的创面暂时用蒸馏水纱垫填塞。⑫胆管-空肠吻合：保留第 1 根空肠血管弓，距 Treitz 韧带约 20cm 处切断空肠，远端缝合关闭。按照 RouX-en-Y 胆管-空肠吻合术的方法处理空肠，将空肠远侧由横结肠前提起，行左肝管空肠端侧吻合，再行空肠近端与远端的端侧吻合，一般旷置肠袢约 50cm。间断缝合关闭空肠袢系膜与横结肠系膜间隙。⑬处理肝脏创面：取出创面填塞的纱垫，检查创面无渗血及漏胆后，用大网膜覆盖肝左叶的断面。⑭引流：在右侧膈下及肝脏断面处放置双套管引流，由腹壁另做戳口引出。不须做扩大的肝右叶切除，而行肝中叶切除者按照相应的肝切除范围做肝切除；有必要做胰头十二指肠切除术的病变可按 Whipple 方式进行操作，在此不作赘述。

4. 无法切除的胆囊癌肝转移的外科治疗

胆囊癌肝转移方式多样，有些情况下无法行切除手术，多见于：①肝内转移灶广泛；②转移灶过大或侵犯肝门；③肝转移合并其他脏器广泛转移；④全身状况较差，不能耐受肝切除手术；⑤合并肝硬化等。

不能切除的原发性肝癌和其他肝转移癌的治疗方法同样适用于胆囊癌肝转移。主要有经股动脉穿刺插管肝动脉化疗栓塞、经皮B超引导下无水乙醇注射等。全身化疗毒性反应大、疗效差，无太大价值。有时手术中发现不能切除的胆囊癌肝转移时，可采用动脉插管和（或）肝动脉选择结扎，也可联合应用门静脉插管化疗，放入皮下埋置式化疗泵。术中病灶微波固化、冷冻治疗等亦可考虑。对于合并肝门或远端胆管侵犯所致的各种梗阻性黄疸，应积极采取多种方式引流术以减轻痛苦，提高生存质量。

（二）非手术治疗

1. 放射治疗

为防止和减少局部复发，可将放疗作为胆囊癌手术的辅助治疗。术前放疗不会增加组织的脆性和术中出血量，但由于在手术前难以对胆囊癌的肿瘤大小和所累及的范围做出较为准确的诊断，因此，放疗的剂量难以控制；术中放疗对肿瘤的大小及其所累及的范围可做出正确的判断，具有定位准确、减少或避免正常组织器官受放射损伤的优点；临床上应用最多的是术后放射治疗，手术中明确肿瘤的部位和大小，并以金属夹对术后放疗的区域做出标记，一般在术后4～5周开始，外照射4～5周，总剂量40～50Gy。综合各家术后放疗结果报道，接受术后放疗的病人中位生存期均高于对照组，尤其是对于NevinⅢ、Ⅳ期或非根治性切除的病例，相对疗效更为明显。近年亦有报道通过PTCD的腔内照射与体外照射联合应用具有一定的效果。

2. 化学治疗

胆囊癌的化疗仍缺少系统的研究和确实有效的化疗方案，已经使用的化疗方案效果并不理想。对正常胆囊和胆囊癌标本的P糖蛋白含量的测定，发现胆囊自身为P糖蛋白的富集器官，所以需要合理选用化疗药物，常用的有5-氟尿嘧啶（5-Fu）、阿霉素（ADM）、丝裂霉素（MMC）和卡铂（CBP）。

目前胆囊癌多采用FAM方案（5-Fu 1.0g，ADM 40mg，MMC 20mg）和FMP方案（5-Fu 1.0g，MMC 10mg，CBP 500mg）。选择性动脉插管灌注化疗药物可减少全身毒性反应，一般在手术中从胃网膜右动脉置管入肝动脉，经皮下埋藏灌注药泵，于切口愈合后，选用FMP方案，根据病情需要间隔4周重复使用。此外，通过门静脉注入碘化油（加入化疗药物），使其微粒充分进入肝窦后可起到局部化疗和暂时性阻断肿瘤扩散途径的作用。临床应用取得了一定效果，为无法切除的胆囊癌伴有肝转移的病人提供了可行的治疗途径。腹腔内灌注顺铂和5-氟尿嘧啶对预防和治疗胆囊癌的腹腔种植转移有一定的疗效。目前正进行5-氟尿嘧啶、左旋咪唑与叶酸联合化疗的研究，可望取得良好的疗效。

3．其他治疗

近来的研究发现，*K-ras*、*CerbB-2*、*C-myc*、*p53*、*p15*、*p16* 和 *nm23* 基因与胆囊癌的发生、发展和转归有密切关系，但如何将其应用于临床治疗仍在积极的探索中。免疫治疗和应用各种生物反应调节剂如干扰素、白细胞介素等，常与放射治疗和化学治疗联合应用以改善其疗效。此外，温热疗法尚处于探索阶段。在目前胆囊癌疗效较差的情况下，积极探索各种综合治疗的措施是合理的，有望减轻病人的症状和改善预后。

第十四节　胆管癌

胆管分为肝内胆管和肝外胆管，通常所谓的胆管癌是指肝外胆管的恶性肿瘤，本节主要讨论肝外胆管癌。

一、病因

胆管癌的发病原因可能与下列因素有关。

（1）胆管结石与胆管癌：在肝内胆管结石基础上发生胆管癌，应引起重视，结石长期刺激胆管壁，引起胆管反复感染、胆管狭窄和胆汁淤积，诱发胆管黏膜上皮的不典型增生，最终导致癌变。

（2）胆总管囊状扩张与胆管癌：先天性胆管囊肿具有癌变倾向。由于本病大多合并有胰胆管汇合异常，胰液反流入胆管，胆汁内磷脂酰胆碱被磷脂酶氧化为脱脂酸磷脂酰胆碱，后者被吸收造成胆管上皮损害。

（3）原发性硬化性胆管炎与胆管癌：原发性硬化性胆管炎的组织学特点是胆管壁的大量纤维组织增生，与硬化型的胆管癌常难区别。一般认为原发性硬化性胆管炎是胆管癌的癌前病变。

（4）慢性溃疡性结肠炎胆管癌：有 8% 的胆管癌病人有慢性溃疡性结肠炎；慢性溃疡性结肠炎病人胆管癌的发生率为 0.4%～1.4%，其危险性远远高于一般人群。

（5）胆管寄生虫病与胆管癌：华支睾吸虫病是日本、朝鲜、韩国和中国等远东地区常见的胆管寄生虫病。致癌机制可能是：①虫体长期寄生在胆管内，其吸盘致胆管上皮反复溃疡和脱落，继发细菌感染，胆管长期受到机械刺激。②华支睾吸虫代谢产物及成虫死亡降解产物所致的化学刺激。③与其他因素协同作用，如致癌物（亚硝基化合物等）以及本身免疫、遗传等因素导致胆管上皮细胞发育不良及基因改变。

（6）其他：过去认为，丙型肝炎病毒（HCV）是肝细胞病毒，亦可致胆管损伤，目前认为 HCV 的致癌机制是通过其蛋白产物间接影响细胞增生分化或激活癌基因、灭活抑癌基因而致癌，其中 HCVC 蛋白在致癌中起重要作用。

二、病理

（1）大体病理特征：根据肿瘤的大体形态可将胆管癌分为乳头状型、硬化型、结节型和弥漫浸润型 4 种类型。胆管癌一般较少形成肿块，而多为管壁浸润、增厚、管腔闭塞；癌组织易向周围组织浸润，常侵犯神经和肝脏；病人常并发肝内和胆管感染而致死。

（2）病理组织学类型：肝外胆管癌组织学缺乏统一的分类，常用的是按癌细胞类型分化程度和生长方式分为6型：①乳头状腺癌；②高分化腺癌；③低分化腺癌；④未分化癌；⑤印戒细胞癌；⑥鳞状细胞癌等。以腺癌多见。

（3）转移途径：由于胆管周围有血管、淋巴管网和神经丛包绕，胆管癌细胞可通过多通道沿胆管周围向肝内或肝外扩散、滞留、生长和繁殖。胆管癌的转移包括淋巴转移、血行转移、神经转移、浸润转移等，通过以上多种方式可转移至其他许多脏器。肝门部胆管癌细胞可经多通道沿胆管周围淋巴、血管和神经周围间隙，向肝内方向及十二指肠韧带内扩散和蔓延，但较少发生远处转移。

（4）胆管癌的临床病理分期：目前，临床上多使用国际抗癌联盟（UICC）的TNM分期标准，对衡量病情、确定治疗策略和评估预后是一个重要参考。

T——原发肿瘤：T_{is}原位癌，T_1肿瘤侵及胆管壁，T_2肿瘤侵及胆管肌层外结缔组织，T_3肿瘤侵犯邻近组织。

N——区域淋巴结：N_0无区域淋巴结转移，N_1肝十二指肠韧带内淋巴结转移，N_2其他区域淋巴结转移。

M——远处转移：M_0无远处转移，M_1有远处转移。

三、分类及分型

（1）胆管癌分类：从胆管外科处理胆管癌的应用角度考虑，肝外胆管癌根据部位的不同又可分为高位胆管癌（又称肝门部胆管癌）、中段胆管癌和下段（低位）胆管癌三类。①肝门部胆管癌：又称为Klatskin肿瘤，一般是指胆囊管开口水平以上至左右肝管的肝外部分，包括肝总管、汇合部胆管、左右肝管的一级分支以及双侧尾叶肝管开口的胆管癌。②中段胆管癌：是发生于胆总管十二指肠上段、十二指肠后段的肝外胆管癌。③下段胆管癌：是指发生于胆总管胰腺段、十二指肠壁内段的肝外胆管癌。

（2）胆管癌分型：Bismuth-Corlette根据病变发生的部位，将肝门部胆管癌分为4型，现为国内外临床广泛使用：①Ⅰ型：肿瘤位于肝总管，未侵犯汇合部。②Ⅱ型：肿瘤位于左右肝管汇合部，未侵犯左、右肝管。③Ⅲ型：肿瘤位于汇合部胆管并已侵犯右肝管（Ⅲa）或侵犯左肝管（Ⅲb）。④Ⅳ型：肿瘤已侵犯左右双侧肝管。

在此基础上，国内学者又将Ⅳ型分为Ⅳa及Ⅳb型。

四、临床表现

胆管癌早期可无明显表现，或仅有腹上区不适、疼痛、食欲缺乏等不典型症状，随着病变进展，可出现下列症状及体征：①黄疸：90％以上的病人可出现黄疸，由于黄疸为梗阻性，大多数是无痛性渐进性黄疸，皮肤瘙痒，大便呈陶土色。②腹痛：腹痛主要是右上腹或背部隐痛，规律性差，且症状难以控制。③胆囊肿大：中下段胆管癌病人有时可触及肿大的胆囊。④肝肿大：各种部位的胆管癌都可能出现肝肿大，如果胆管梗阻时间长，肝脏损害致肝功能失代偿，可出现腹水等门静脉高压的表现。肝门部胆管癌如首发于一侧肝管，则可表现为患侧肝缩小和健侧肝增生肿大，即肝脏萎缩-肥大复合征。⑤胆管炎表现：合并胆管感染时，出现右上腹疼痛、寒战高热、黄疸。⑥晚期表现：晚期表现可有消瘦、贫血、腹水、大便隐血试验阳性等，甚至呈恶病质。有的病人可触及腹部包块。

五、辅助检查及诊断

胆管癌可结合临床表现、实验室及影像学检查做出初步诊断。术前确诊往往须行胆汁脱落细胞学检查，术中可做活检等。肝外胆管癌术前诊断目的：①明确病变性质；②明确病变的部位和范围；③确定肝内外有无转移灶；④了解肝叶有无萎缩和肥大；⑤了解手术切除的难度。

1. 实验室检查

由于胆管梗阻，病人血中总胆红素（TBIL）、直接胆红素（DBIL）、碱性磷酸酶（ALP）和 γ-谷氨酰转移酶（γ-GT）均显著升高，而转氨酶 ALT 和 AST 一般只出现轻度异常，藉此可与肝细胞性黄疸相鉴别。另外，维生素 K 吸收障碍，致使肝脏合成凝血因子受阻，凝血酶原时间延长。

2. 影像学检查

（1）B 超检查：B 超检查是首选的检查方法，具有无创、简便、价廉的优点。可初步判定：①肝内外胆管是否扩张，胆管有无梗阻；②梗阻部位是否在胆管；③胆管梗阻病变的性质。

（2）CT 检查：CT 是诊断胆管癌最成熟、最常用的影像学检查方法，能显示胆管梗阻的部位、梗阻近端胆管的扩张程度，显示胆管壁的形态、厚度以及肿瘤的大小、形态、边界和外侵程度，可了解腹腔转移情况。

（3）MRI 检查：MRI 与 CT 成像原理不同，但图像相似，胆管癌可表现为腔内型、厚壁型、肿块型等。磁共振胰胆管成像（MRCP），为无创检查，临床意义大。

肝门部胆管癌表现：①肝内胆管扩张，形态为"软藤样"。②肝总管、左肝管或右肝管起始部狭窄、中断或腔内充盈缺损。③肝门部软组织肿块向腔内或腔外生长，直径可达 2～4cm。T_1、T_2 均为等信号，增强后呈轻度或中等强化。④MRCP 表现为肝内胆管树"软藤样"扩张及肝门部胆管狭窄、中断或充盈缺损。⑤肝内多发转移可见散在低信号影，淋巴结转移和（或）血管受侵有相应的表现。

中下段胆管癌表现：①肝内胆管"软藤样"扩张，呈中到重度。②软组织肿块，T_1 呈等信号，T_2 呈稍高信号，增强后呈轻度强化。③梗阻处胆总管狭窄、中断、截断和腔内充盈缺损等征象。④胆囊增大。⑤MRCP 表现为肝内胆管和梗阻部位以上胆总管扩张，中到重度，梗阻段胆总管呈截断状、乳头状或鼠尾状等，胰头受侵时胰管扩张呈"双管征"。

（4）经皮肝穿刺胆管造影（PTC）和内镜逆行胆胰管造影（ERCP）：因创伤大，且可能引起胆瘘、胆管炎和胆管出血，甚至需要急症手术治疗。随着 MRCP 技术的不断进展，图像愈加清晰，单纯诊断性的 PTC 和 ERCP 已较少应用，多为介入治疗手段。

3. 定性诊断方法

术前行细胞学检查的途径有 PTCD、ERCP 收集胆汁、B 超引导下经皮肝胆管穿刺抽取胆汁或肿块穿刺抽吸组织细胞活检，还可行 PTCS 钳取组织活检。

胆汁脱落细胞检查、经胆管造影用的造影管和内镜刷洗物细胞学检查，胆汁的肿瘤相关抗原检查、DNA 流式细胞仪分析和 RAS 基因检测等方法，可提高定性诊断率，但阳性率不高。故在临床工作中不要过分强调术前定性诊断，应及时手术治疗，术中活检达到定性诊断目的。

4. 肿瘤标志物检测

胆管癌特异性的肿瘤标志物迄今为止仍未发现，故肿瘤标志物检测只能作为诊断参考，要结合临床具体分析。

（1）癌胚抗原（CEA）：CEA 在胆管癌病人的血清、胆汁和胆管上皮均存在。检测血清 CEA 对诊断胆管癌无灵敏度和特异性，但胆管癌病人胆汁 CEA 明显高于胆管良性狭窄病人，测定胆汁 CEA

有助于胆管癌的早期诊断。

（2）CA19-9 和 CA-50：血清 CA19-9＞100U/mL 对胆管癌有一定诊断价值，肿瘤切除病人血清 CA19-9 浓度明显低于肿瘤未切除病人，因此，CA19-9 对诊断胆管癌和监测疗效有一定作用。CA-50 诊断胆管癌的灵敏度为 94.5%，特异性只有 33.3%。

六、外科治疗

（一）肝门部胆管癌的外科治疗

1. 术前准备

由于肝门部胆管癌切除手术范围广，很多情况下需同时施行肝叶切除术，且病人往往有重度黄疸、营养不良、免疫功能低下，加上胆管癌病人一般年龄偏大，所以良好的术前准备是十分重要的。术前准备充分的病人，若手术复杂、时间长、范围大，仍可以平稳渡过手术全期。术前准备是保证手术实施的安全和减少并发症、降低病死率的前提。

（1）一般准备：系统的实验室和影像学检查，了解全身情况，补充生理需要的水分、电解质等，并在术前和术中应用抗菌药物。术前必须确认心肺功能是否能够耐受手术，轻度心肺功能不良术前应纠正。凝血功能障碍也应在术前尽量予以纠正。

（2）保肝治疗：对较长时间、严重黄疸的病人，尤其是可能采用大范围肝、胆、胰切除手术的病人，术前对肝功能的评估及保肝治疗十分重要。有些病变局部情况尚可切除，但因肝脏储备状态不够而难以承受，丧失了手术机会。术前应用 CT 测出全肝体积、拟切除肝体积，计算出保留肝的体积，有助于拟行扩大的肝门胆管癌根治性切除的肝功能评估。另外，糖耐量试验、前蛋白的测定等都有助于对病人肝功能的估计。术前保肝治疗是必需的，但是如果胆管梗阻不能解除，仅依靠药物保肝治疗效果不佳。目前常用药物目的是降低转氨酶、补充能量、增加营养。注意避免使用对肝脏有损害的药物。

（3）营养支持：术前给予合适的营养支持能改善病人的营养状况，使术后并发症减少。研究表明，肠外营养可使淋巴细胞总数增加，改善免疫机制，防御感染，促进伤口愈合。目前公认手术全期营养支持对降低并发症发生率和手术病死率，促进病人康复有肯定的效果。对一般病人，可采用周围静脉输入营养；重症病人或预计手术较大者，可于手术前 5～7 日留置深静脉输液管。对肝轻度损害的病人行营养支持时，热量供应 8400～10500kJ/d，蛋白质 1.0～1.5g/（kg·d）。糖占非蛋白质热量的 60%～70%，脂肪占 30%～40%。血糖高时，可给予外源性胰岛素。肝硬化病人热量供给为 6300～8400kJ/d，无肝性脑病时，蛋白质用量为 1.0～1.5g/（kg·d）；有肝性脑病时，则须限制蛋白质用量，根据病情限制在 30～40g/d。可给予 37%～50% 的支链氨基酸，以提供能量，提高血液中支链氨基酸与芳香族氨基酸的比例，达到营养支持与治疗肝病的双重目的。支链氨基酸的用量为 1g/（kg·d），脂肪为 0.5～1.0g/（kg·d）。此外，还必须供给足够的维生素和微量元素。对于梗阻性黄疸病人，热量供给应为 105～126kJ/（kg·d），糖量为 4～5g/（kg·d），蛋白质为 1.5～2.0g/（kg·d），脂肪量限制在 0.5～1.0g/（kg·d）。给予的脂肪制剂以中链脂肪和长链脂肪的混合物为宜。必须给予足够的维生素，特别是脂溶性维生素。如果血清胆红素为 256μmol/L，可行胆汁引流以配合营养支持的进行。

（4）减黄治疗：术前减黄、引流仍然存在争论。不主张减黄的理由：减黄术后病死率和并发症发生率并未降低；术前经内镜鼻胆管引流（ENBD）难以成功；术前经皮肝穿刺胆管外引流（PTCD）并发症尤其嵌闭性胆管感染的威胁大。主张减黄的理由：扩大根治性切除术需良好的术前准备，减黄很必要；术前减压第三周比前两周都好；内皮系统功能和凝血功能有显著改善；在细胞水平如前列腺素类代谢都有利于缓解肝损害；有利于大块肝切除的安全性。

（5）判断病变切除的可能性：判断病变切除的可能性主要是根据影像学检查来判断，但是在术前要达到准确判断的目的非常困难，有时需要剖腹探查后才能肯定，所以应强调多种检查方式的互相补充。如果影像学检查表明肿瘤累及4个或以上的肝段胆管，则切除的可能性为零；如果侵犯的胆管在3个肝段以下，约有50%可能切除；如仅累及一个肝段胆管，切除率可能达83%。如果发现肝动脉、肠系膜上动脉或门静脉被包裹时，切除率仍有35%，但如血管完全闭塞，则切除率为零。

2．禁忌证

有下列情况者应视为手术切除的禁忌证：①腹膜种植转移；②肝门部广泛性淋巴结转移；③双侧肝内转移；④双侧Ⅱ级以上肝管受侵犯；⑤肝固有动脉或左右肝动脉同时受侵犯；⑥双侧门静脉干或门静脉主干为肿瘤直接侵犯包裹。

3．手术

根据 Bismuth-Corlette 临床分型，对Ⅰ型肿瘤可采取肿瘤及肝外胆管切除（包括低位切断胆总管、切除胆囊、清除肝门部淋巴结；Ⅱ型行肿瘤切除加尾叶切除，为了便于显露可切除肝方叶，其余范围同Ⅰ型；Ⅲa 应在上述基础上同时切除右半肝，Ⅲb 型同时切除左半肝；Ⅳ型肿瘤侵犯范围广，切除难度大，可考虑全肝切除及肝移植术。尾状叶切除应当是肝门区胆管癌根治性切除的主要内容。胆管癌细胞既可直接浸润，也可通过血管、淋巴管，或通过神经周围间隙，转移至肝内外胆管及肝十二指肠韧带结缔组织内，因此，手术切除胆管癌时仔细解剖、切除肝门区神经纤维、神经丛，有时甚至包括右侧腹腔神经节，应当是胆管癌根治性切除的基本要求之一。同时，尽可能彻底地将肝十二指肠韧带内结缔组织连同脂肪淋巴组织一并清除，实现肝门区血管的"骨骼化"。

（1）切口：手术多采用右肋缘下斜切口或腹上区屋顶样切口，可获得较好的暴露。

（2）探查：切断肝圆韧带，系统探查腹腔，确定病变范围。如有腹膜种植转移或广泛转移，根治性手术已不可能，不应勉强。必要时对可疑病变取活检行组织冰冻切片病理检查。肝门部肿瘤的探查可向上拉开肝方叶，分开肝门板，进入肝门横沟并向两侧分离，一般可以发现在横沟深部的硬结较固定，常向肝内方向延伸，此时应注意检查左右肝管的受累情况。继而，术者用左手示指或中指伸入小网膜孔，拇指在肝十二指肠韧带前，触摸肝外胆管的全程、肝动脉、门静脉主干，了解肿瘤侵犯血管的情况。可结合术中超声、术中造影等，并与术前影像学检查资料进行对比，进一步掌握肿瘤分型和分期。根据探查结果，调整或改变术前拟定的手术方式。

（3）Ⅰ型胆管癌的切除：决定行肿瘤切除后，首先解剖肝十二指肠韧带内组织。沿十二指肠上部剪开肝十二指肠韧带前面的腹膜，分离出位于右前方的肝外胆管，继而解剖分离肝固有动脉及其分支，再解剖分离位于后方的门静脉干。三种管道分离后均用细硅胶管牵开。然后解剖 Calot 三角，切断、结扎胆囊动脉，将胆囊从胆囊床上分离下来，胆囊管暂时可不予切断。

在十二指肠上缘或更低部位切断胆总管，结扎远端；以近端胆总管作为牵引，向上将胆总管及肝十二指肠韧带内的淋巴、脂肪、神经、纤维组织整块从门静脉和肝动脉上分离，直至肝门部肿瘤上方。此时肝十二指肠韧带已达到"骨骼化"。有时须将左、右肝管的汇合部显露并与其后方的门静脉分叉部分开。然后在距肿瘤上缘约 1.0cm 处切断近端胆管，去除标本，送病理检验。如胆管上端切缘有癌残留，应扩大切除范围。切缘无癌残留者，通常切断的胆总管靠下方，直接吻合往往困难，以高位胆管和空肠 RouX-en-Y 吻合术为宜。

（4）Ⅱ型胆管癌的切除：判断肿瘤能够切除后，按 Ⅰ 型肝门部胆管癌的有关步骤进行，然后解剖分离肝门板，将胆囊和胆总管向下牵引，用"S"形拉钩拉开肝方叶下缘，切断肝左内外叶间的肝组织桥，便可显露肝门横沟的上缘。如果胆管癌局限，不须行肝叶切除，则可在肝门的前缘切开肝包膜，沿包膜向下分离使肝实质与肝门板分开，使肝门板降低。此时左右肝管汇合部及左右肝管已经暴露。如汇合部胆管或左右肝管显露不满意，可在切除胆管肿瘤之前先切除部分肝方叶。

尾状叶切除量的多少和切除部位视肿瘤的浸润范围而定，多数学者强调完整切除。常规于第一肝门和下腔静脉的肝上下段预置阻断带，以防门静脉和腔静脉凶猛出血。尾叶切除有左、中、右三种途径，左侧（小网膜）径路是充分离断肝胃韧带，把肝脏向右翻转，显露下腔静脉左缘；右侧径路是充分游离右半肝，向左翻转，全程显露肝后下腔静脉；中央径路是经肝正中裂切开肝实质，直达肝门，然后结合左右径路完整切除肝尾叶。应充分游离肝脏，把右半肝及尾叶向左翻起，在尾叶和下腔静脉之间分离疏松结缔组织，可见数目不定的肝短静脉，靠近下腔静脉端先予以钳夹或带线结扎，随后断离。少数病人的肝短静脉结扎也可从左侧径路施行。然后，在第一肝门横沟下缘切开肝被膜，暴露和分离通向尾叶的 Glisson 结构，近端结扎，远端烧灼。经中央径路时，在肝短静脉离断后即可开始将肝正中裂切开，从上而下直达第一肝门，清楚显露左右肝蒂，此时即能逐一游离和结扎通向尾叶的 Glisson 系统结构。离断尾状叶与肝左右叶的连接处，切除尾叶。

左右肝管分离出后，距肿瘤 1.0cm 以上切断。完成肿瘤切除后，左右肝管的断端成形，可将左侧和右侧相邻的肝胆管开口后壁分别缝合，使之成为较大的开口。左右肝管分别与空肠行 RouX-en-Y 吻合术，必要时放置内支撑管引流。

（5）Ⅲ型胆管癌的切除：Ⅲ型胆管癌如果侵犯左右肝管，肝内部分的距离短，不须行半肝切除时，手术方式与Ⅱ型相似。但是大多数的Ⅲ型胆管癌侵犯左右肝管的二级分支，或侵犯肝实质，需要做右半肝（Ⅲa 型）或左半肝（Ⅲb 型）切除，以保证根治的彻底性。

Ⅲa 型胆管癌的处理：①同上述 Ⅰ、Ⅱ 型的方法游离胆总管及肝门部胆管。②距肿瘤 1.0cm 以上处切断左肝管。③保留肝动脉左支，在肝右动脉起始部切断、结扎。④分离肿瘤与门静脉前壁，在门静脉右干的起始处结扎、缝闭并切断；保留门静脉左支。⑤离断右侧肝周围韧带，充分游离右肝，分离肝右静脉，并在其根部结扎。⑥向内侧翻转右肝显露尾状叶至腔静脉间的肝短静脉，并分别结扎、切断。⑦阻断第一肝门，行规则的右三叶切除术。

Ⅲb 型胆管癌的处理：与Ⅲa 型相对应，保留肝动脉和门静脉的右支，在起始部结扎、切断肝左动脉和门静脉左干，在靠近肝左静脉和肝中静脉共干处结扎、切断，游离左半肝，尾叶切除按左侧径路，将肝脏向右侧翻转，结扎、切断肝短静脉各支，然后阻断第一肝门行左半肝切除术。

半肝切除后余下半肝可能尚存左或右肝管，可将其与空肠吻合。有时余下半肝之一及肝管也已切除，肝断面上可能有数个小胆管开口，可以成形后与空肠吻合。无法成形者，可在两个小胆管之间将肝实质刮除一部分，使两管口沟通成为一个凹槽，然后与空肠吻合；如果开口较多，难以沟通，而开口又较小，不能一一吻合时，则可在其四周刮去部分肝组织，成为一个含有多个肝管开口的凹陷区，周边与空肠行肝肠吻合。

（6）Ⅳ型胆管癌的姑息性切除：根据肿瘤切除时切缘有无癌细胞残留可将手术方式分为：R0 切除，切缘无癌细胞；R1 切除，切缘镜下可见癌细胞；R2 切除，切缘肉眼见有癌组织。对恶性肿瘤的手术切除应当追求 R0 切除，但是Ⅳ型肝门部胆管癌的广泛浸润使 R0 切除变得不现实，以往对此类病人常常只用引流手术。目前观点认为，即使不能达到根治性切除，采用姑息性切除的生存率仍然显著高于单纯引流手术。因此，只要有切除的可能，就应争取姑息性切除肿瘤。如果连胆管引流都不能完成，则不应该再做切除手术。采取姑息性切除时，往往附加肝方叶切除或第Ⅳ肝段切除术，左右肝断面上的胆管能与空肠吻合则行 RouX-en-Y 吻合。如不能吻合或仅为 R2 切除，应该在肝内胆管插管进行外引流，或将插管的另一端置入空肠而转为胆管空肠间"搭桥"式内引流，但要特别注意胆管逆行感染的防治问题。

（7）相邻血管受累的处理：肝门部胆管癌有时浸润生长至胆管外，可侵犯其后方的肝动脉和门静脉主干。若肿瘤较大、转移范围广，应放弃切除手术；若病变不属于特别晚期，仅是侵犯部分肝动脉和（或）门静脉，血管暴露又比较容易，可以行包括血管部分切除在内的肿瘤切除。

如胆管癌侵犯肝固有动脉：可以切除一段动脉，将肝总动脉、肝固有动脉充分游离，常能行端端吻合。如侵犯肝左动脉或肝右动脉，须行肝叶切除时应切除病变肝叶的供血动脉；不行肝叶切除时，应将肝左动脉或肝右动脉切断，只要能维持门静脉通畅，则不会引起肝的坏死，除非病人有重度黄疸、肝功能失代偿。

如胆管癌侵犯门静脉主干：范围较小，可先将其无癌侵犯处充分游离，用无损伤血管钳控制与癌肿粘连处的门静脉上下端，将癌肿连同小部分门静脉壁切除，用 5-0 无损伤缝合线修补门静脉。如果门静脉受侵必须切除段，应尽量采用对端吻合，成功率高；如切除门静脉长度超过 2cm，应使用去掉静脉瓣的髂外静脉或人造血管搭桥吻合，这种方法因为吻合两侧门静脉的压力差较小，闭塞发生率较高，应尽量避免采用。

（8）肝门部胆管癌的肝移植：肝门部胆管癌的肝移植必须严格选择病例，因为肝移植后癌复发率相对较高，可达 20%～80%。

影响肝移植后胆管癌复发的因素：①周围淋巴结转移状况：肝周围淋巴结有癌浸润的病人仅生存 7～25 个月，而无浸润者生存 35 个月。②肿瘤分期：UICC 分期Ⅲ、Ⅳ期者移植后无 1 例病人生存达 3 年，而Ⅰ、Ⅱ期病人移植后约半数病人生存 5 年以上。③血管侵犯情况：有血管侵犯组和无血管侵犯组肝移植平均生存时间分别为 18 个月和 41 个月。

只有在下列情况下胆管癌才考虑行肝移植治疗：①剖腹探查肯定是 UICC Ⅱ期者。②术中由于肿瘤浸润，不能完成 R0 切除只能做 R1 或 R2 切除者。③肝内局灶性复发者。肝移植术后，病人还必须采用放射治疗才能取得一定的疗效。

（9）肝门部胆管癌的内引流手术：对无法切除的胆管癌，内引流手术是首选的方案，可在一定时期内改善病人的全身情况，提高生活质量。适用于肝内胆管扩张明显，无急性感染，而且欲引流的肝叶。根据分型不同手术方式也不同。

左侧肝内胆管-空肠吻合术：适用于 Bismuth Ⅲ型和少数Ⅳ型病变。经典的手术是 Longmire

手术，但需要切除肝左外叶，手术创伤大而不适用于肝管分叉部的梗阻。目前常采用的方法是圆韧带径路第Ⅲ段肝管空肠吻合术。此段胆管位于圆韧带和镰状韧带左旁，在门静脉左支的前上方，在肝前缘、脏面切开肝包膜后逐渐分开肝组织应先遇到该段肝管，操作容易。可沿胆管纵轴切开0.5～1.0cm，然后与空肠做 RouX-en-Y 吻合。此方法创伤小，简便、安全，当肝左叶有一定的代偿时引流效果较好，缺点是不能引流整个肝脏。为达到同时引流右肝叶的目的，可加"U"形管引流，用探子从第Ⅲ段肝管切开处置入，通过汇合部狭窄段进入右肝管梗阻近端，然后引入 1 根硅胶"U"管形，右肝管的胆汁通过"U"形管侧孔进入左肝管再经吻合口进入肠道。

右侧肝内胆管-空肠吻合术：右侧肝内胆管不像左侧走形部位那样恒定，寻找相对困难。最常用的方法是经胆囊床的肝右前叶胆管下段支的切开，与胆囊十二指肠吻合，或与空肠行 RouX-en-Y 吻合。根据肝门部的解剖，此段的胆管在胆囊床处只有 1～2cm 的深度，当肝内胆管扩张时，很容易在此处切开找到，并扩大切口以供吻合。手术时先游离胆囊，注意保存血供，随后胆囊也可作为一间置物，将胆囊与右肝内胆管吻合后，再与十二指肠吻合或与空肠行 RouX-en-Y 吻合，这样使操作变得更容易。

双侧胆管-空肠吻合：对Ⅲa 或Ⅲb 型以及Ⅳ型胆管癌，半肝引流不充分。理论上引流半肝可维持必要的肝功能，但是实际上半肝引流不能完全缓解黄疸、改善营养和提高生活质量。因此，除Ⅰ、Ⅱ型胆管癌外，其他类型如果可能均应做双侧胆管空肠吻合未，暴露和吻合的方法同上述。

对无法切除的肝门部或左、右肝管癌，主张在胆管内放置 1 根"U"形管以取得姑息疗效。切开胆总管后先用粗细不同的胆管探条或子宫探条充分扩张肝胆管的病变狭窄部分，然后用可通过的最粗探条插入肝内胆管直到肝脏表面，在手指触探引导下将探条穿出肝脏表面，再缓慢退出探条，同时顺便将 1 根长约 60cm、粗 0.5～0.8cm 的硅胶管拉出胆总管切口，使导管留置在肝内胆管中。注意导管通过病灶部位的上下方应开 3～5 个纵向侧孔，导管的上端就在肝面穿出处另做腹壁戳孔引出体外，导管的下端从胆总管切口引出后也从另一腹壁戳孔引出，这样导管就形成"U"形管。也可以让导管的远端留在胆总管内不引出体外，这样导管就形成"J"形管，临床上各有其用。这种留置在肝内胆管中的"J"形管或"U"形管，可以起到扩大和支撑胆管以及引流胆管和解除黄疸的作用，同时从导管上端还可以注入5-氟尿嘧啶等抗癌药对胆管癌做局部化疗。据报道，"U"形管的放置有一定的姑息疗效，能延长病人的存活期，个别病例可存活 3～5 年。

（二）中下段胆管癌的外科治疗

位于中段的胆管癌，如果肿瘤比较局限，可采取肿瘤所在的胆总管部分切除、肝十二指肠韧带淋巴结清扫和肝总管空肠 RouX-en-Y 吻合术；下段胆管癌一般须行胰头十二指肠切除术（Whipple手术）。影响手术效果的关键是能否使肝十二指肠韧带内达到"骨骼化"清扫。然而，有些学者认为，中段和下段胆管癌的恶性程度较高，发展迅速，容易转移至胰腺后和腹腔动脉周围淋巴结，根治性切除应包括胆囊、胆总管、胰头部和十二指肠的广泛切除以及肝十二指肠韧带内的彻底清扫。对此问题应该根据"个体化"的原则，针对不同的病人而做出相应的处理，不能一概而论。手术前准备及切口、探查等与肝门部胆管癌相同。

1. 中段胆管癌的切除

对于早期、局限和高分化的肿瘤，特别是向管腔内生长的乳头状腺癌，可以行胆总管切除加肝十二指肠韧带内淋巴、神经等软组织清扫，步骤可参见肝门部胆管癌的手术方法，但上端胆管切除范围至肝总管即可，最好能距肿瘤上缘 2.0cm 切除。胆管重建以肝总管空肠 RouX-en-Y 吻合为好，也可采用肝总管-间置空肠-十二指肠吻合的方式，但后者较为烦琐，疗效也与前者类似，故一般不采用。

2. 下段胆管癌的切除

（1）Whipple 手术及其改良术式：Whipple 首先应用胰头十二指肠切除术治疗 RouX 壶腹周围肿瘤，取得了良好效果。对胆管癌病人，此手术要求一般情况好，无腹腔内扩散转移或远处转移。标准的 Whipple 手术切除范围对治疗胆总管下段癌、壶腹周围癌是合适及有效的。胰头十二指肠切除后消化道重建方法主要有以下几种。①Whipple 法：顺序为胆肠、胰肠、胃肠吻合，胰肠吻合方法可采取端侧吻合方法，胰管与空肠黏膜吻合，但在胰管不扩张时，难度较大，并容易发生胰瘘。②Child 法：吻合排列顺序是胰肠、胆肠和胃肠吻合。Child 法胰瘘发生率明显低于 Whipple 法，该法一旦发生胰瘘，则仅有胰液流出，只要引流通畅，尚有愈合的机会。Whipple 与 Child 法均将胃肠吻合口放在胰肠、胆肠吻合口下方，胆汁与胰液经过胃肠吻合口酸碱得以中和，有助于减少吻合口溃疡的发生，是国内最常用的重建方法。③Cattell 法：以胃肠、胰肠和胆肠吻合顺序。

（2）保留幽门的胰头十二指肠切除术（PPPD）：保留全胃、幽门及十二指肠壶腹部，在幽门以远 2～4cm 切断十二指肠，断端与空肠起始部吻合，其余范围同 Whipple 术。该术式的优点在于：简化了手术操作，缩短了手术时间，保留了胃的消化贮存功能，可促进消化、预防倾倒综合征以及有利于改善营养，避免了与胃大部分切除相关的并发症。施行此手术的前提是肿瘤的恶性程度不高，幽门上下组淋巴结无转移。该手术方式治疗胆管下段癌一般不存在是否影响根治性的争论，但是应注意一些并发症的防治，主要是术后胃排空迟缓。胃排空延迟是指术后 10 日仍不能经口进流质饮食者，发生率为 27%～30%。其原因可能是切断了胃右动脉影响幽门与十二指肠的血供，迷走神经的完整性破坏，切除了十二指肠蠕动起搏点，以及胃运动起搏点受到抑制。胃排空延迟大多可经胃肠减压与营养代谢支持等非手术疗法获得治愈但有时长期不愈需要做胃造瘘术。

（3）十二指肠乳头局部切除如下。①适应证：远端胆管癌局限于胆管口壶腹部或十二指肠乳头者；年龄较大或合并全身性疾病，不宜施行胰十二指肠切除术者。手术前必须经影像学检查及十二指肠镜检查证明胆管肿瘤局限于末端。②手术方法：应进一步探查证明本式的可行性，切开十二指肠外侧腹膜，充分游离十二指肠，用左手拇指和示指在肠壁外可触及乳头肿大。在乳头对侧（十二指肠前外侧壁）纵行切开十二指肠壁，可见突入肠腔、肿大的十二指肠乳头。纵行切开胆总管，并通过胆管切口插入胆管探子，尽量将胆管探子从乳头开口处引出，上下结合探查，明确肿瘤的大小和活动度。确定行本手术后，在乳头上方胆管两侧缝 2 针牵引线，沿牵引线上方 0.5cm 用高频电刀横行切开十二指肠后壁，直至切开扩张的胆管，可见有胆汁流出。轻轻向下牵引乳头，用可吸收线缝合拟留下的十二指肠后壁和远端胆总管；继续绕十二指肠乳头向左侧环行扩大切口，边切边缝合十二指肠与胆管，直至胰管开口处。看清胰管开口后，将其上壁与胆总管缝合成共同开口，前壁与十二指肠壁缝合。相同方法切开乳头下方和右侧的十二指肠后壁，边切边缝合，待肿瘤完整切除，整个十二指肠后内壁与远端胆总管和胰管的吻合也同时完成。用 1 根直径与胰管相适应的硅胶管，插入胰管并缝合固定，硅胶管另一端置于肠腔内，长约 15cm。胆总管内常规置 T 形管引流。

（4）中下段胆管癌胆汁内引流术：相对于肝门部胆管癌较为容易，一般选择梗阻部位以上的胆管与空肠做 RouX-en-Y 吻合。下段胆管梗阻时，行胆囊-空肠吻合术更加简单，然而胆囊与肝管汇合部容易受胆管癌侵犯而堵塞，即使不堵塞，临床发现其引流效果也较差，故尽量避免应用。吻合的部位要尽可能选择肝总管高位，并切断胆管，远端结扎，近端与空肠吻合，不宜选择胆管十二指肠吻合，因十二指肠上翻太多可增加吻合口的张力，加上胆管肿瘤的存在，可很快侵及吻合口。中下段胆管癌随着肿瘤的生长，可能造成十二指肠梗阻，根据情况可做胃-空肠吻合。

七、其他治疗

（一）胆管癌的放射治疗

放射治疗可作为胆管癌的主要治疗手段，也可作为手术的辅助治疗。本病放疗有传统的外照射疗法、术中照射疗法、内照射疗法和放射免疫疗法 4 种。放射治疗的目的在于：①使肿瘤缩小，有助于胆管的再通而缓解黄疸。②减轻肿瘤压迫，缓解病人的疼痛程度。③减慢肿瘤生长速度，或使肿瘤缩小，维持胆管内支撑导管的通畅。通过以上效应，延长病人的生存期。

1. 胆管癌的外照射治疗

（1）外照射治疗方法和效果：外放射治疗有多种形式，通常用 ^{60}Co 或直线加速器，根据 CT 检查定位，用 3～4 个照射野在体外以每日 2.0Gy 进行照射，总量达 45～60Gy。由于肝、右肾、脊髓、十二指肠、胃等重要器官在放疗区域内，因而照射中要用 Custom 板保护，尽量减少对上述器官的放射损伤。如果手术后放疗，应在手术时放置金属标志物指示照射野，使定位更准确，可以缩小放疗区域，减少副损伤。对于胆管已经放置金属内支撑导管的病人，前后对穿照射效果较好，但由于支架两端常被生长的肿瘤堵塞，因此照射范围应超过支架。用立体定向技术 X 线照射治疗胆管癌的报道，CT 扫描定位并制作三维计划，标示 CTV（临床肿瘤体积）及 PTV（计划肿瘤体积），根据等剂量曲线及剂量-体积直方图来调整每照射野的入射方向及权重。一般分布 5～6 个照射野，80%～90% 等剂量线包绕 PTV 并归一，照射肿瘤量 35Gy，14 日共照射 7 次，或照射肿瘤量 36Gy，12 日共照射 6 次。观察表明肿瘤缩小，对减轻黄疸等症状有良好效果。Pederson 等报道了分子化疗＋放疗增敏对胆管癌细胞杀伤作用的体外及动物实验。该方法是利用分子生物学的方法构建一种毒素基因/前体复合物，使 5-氟尿嘧啶的前体 5-氟胞嘧啶在细胞内转化为 5-氟尿嘧啶，以增强 5-氟尿嘧啶的细胞内毒性作用，达到大量杀伤胆管癌细胞的作用。同时利用 5-氟尿嘧啶的放射增敏作用，继以 ^{60}Co 放疗。据报道效果显著，这种以毒素基因/前体药物分子化疗＋放疗方法可能会成为胆管癌综合治疗新的策略。

（2）不良反应：急性不良反应通常不很严重，如恶心、十二指肠炎等，但有时可发生胆管炎和胆管出血，需及时治疗。后期主要有十二指肠损伤和胆管狭窄。

2. 胆管癌的腔内放射治疗

胆管癌的腔内放射治疗的优点是能在局部对病灶高剂量照射，而几乎不损害周围正常组织。

（1）内照射治疗方法和效果：内照射疗法通常是经 PTCD 或 ERCP，或经手术放置的 T 形管、U 形管将放射源 ^{217}Ir 置入胆管肿瘤附近照射，一般 7～8Gy/次，间隔 5～7 日 1 次，共 4 次，总量 28～36Gy。如利用术后的管道通路放疗，可在手术时预留通道，经胆总管逐步向胆管狭窄处进行扩张，至内径达 6～9mm，置入硅胶单管做支撑并引流，引流管直接由胆总管探查切口处引出，使胆总管与支撑引流管之间夹角为 120°，便于放射源进入胆管内至癌肿处，术后 2 周病情稳定后即可进行。据报道效果良好，甚至部分病例术后经 2~3 次的照射后行纤维胆管镜检查肿瘤消失。

（2）缺点：①大部分病人单纯内放射并不能提供足够的杀灭肿瘤细胞的剂量。②如使用大剂量放射源，如 2 日内 20Gy 可能导致胞管上皮细胞的坏死而引起胆管狭窄与硬化。③对于离开管腔一定距离的肿瘤组织则无效。

3. 胆管癌的联合放射治疗

外照射与腔内放射治疗联合应用是利用二者的优势互补，提高疗效，减少不良反应。未行手术者内照射可经 PTC 或 ERCP 管道进行；对于手术后预留放疗通道的病人采取联合放疗尤其合适，较单独应用一种疗法的疗效好。

4. 胆管癌的术中放射治疗

（1）优点：①能做到对肿瘤直接、有效放疗，一次照射剂量大。②可将非照射部位遮盖，能使周围重要的器官得到保护。③使用电子束，表浅部位的照射剂量较大，放射性消失较快。④放射的深度可以任意调配。6~22meV 的能量通常可以治疗 6cm 厚度的肿瘤。

（2）局限性：①设备条件要求比较高，在手术室进行开腹后到放疗科进行放射治疗，然后病人回手术室继续手术，非常烦琐，且对病人有一定的危险。②一些组织不能耐受单次大剂量的放射。肝动脉和门静脉能耐受单次 45Gy 的放射治疗，而胆管在单次 15Gy 的放疗后就可以出现纤维化，30~40Gy 的放射治疗可以导致胆管继发性硬化。③尽管采用单次高剂量照射，但仍然可能不足以控制肿瘤。

（3）改进：①将相对低剂量的术中放疗和外放射治疗结合进行。②术中放疗结合放射增效剂的使用，可使缺氧细胞对放疗更敏感。

（二）胆管癌的化学治疗

胆管癌较其他胃肠道肿瘤（如结肠癌）化疗敏感性差，原因尚不清楚，可能与胆管癌的耐药性、肿瘤内药物浓度低等因素有关。因而目前对胆管癌的化疗仍无确实有效的方案。

1. 晚期胆管癌的治疗性化疗

常用的化疗药物与其他消化道癌相似，主要有 5-氟尿嘧啶、阿霉素、丝裂霉素及亚硝基脲素等。可全身应用，也可经动脉插管应用，由于胆管的血液供应来自于肝动脉，故动脉化疗可能较前者有更好的疗效。有一些研究的确表明化疗可能缓解胆管癌所引起的症状、提高病人生活质量，还可能延长生存期。一组报道 49 例病人，以 5-氟尿嘧啶为主要药物化疗，另一组 41 例只做一般护理，治疗组有 36%，而未治疗组只有 10%病人延长高质量的生活 4 个月，前者中位生存期为 6 个月，而后者只有 2.5 个月。

2. 新辅助放化疗法

新辅助放化疗法即对实体瘤首先应用化疗和放疗，随后再予以手术，术后辅助以化疗及放疗。理论基础为术前或放疗之前行有效的联合化疗，杀死大量敏感肿瘤细胞，降低肿瘤细胞的活力，然后再用手术切除或放疗，破坏残存的包括对化疗不敏感的癌细胞，达到治愈肿瘤的目的。有学者将此方案用于治疗肝门部胆管癌，通常于术前静脉滴注 5-氟尿嘧啶 $[300mg/（m^2 \cdot d）]$，共 5 日，然后再行肿瘤部位外放射治疗（1.8Gy/d，总剂量不超过 50Gy），结果增加了手术切除率，降低了胆管切缘镜下癌细胞残留率，从而减少局部复发，但能否提高生存率尚无结论。

3．化疗联合放疗

一些公认的放射增敏剂如 5-氟尿嘧啶的应用可提高放射治疗的疗效。Minsky 使用 5-氟尿嘧啶和丝裂霉素协同放射治疗：肿瘤床和淋巴结的照射量为 50Gy，有大部分病人还接受了 15Gy 的腔内放疗。病人均能耐受，3 年的生存率达到了 50％。还有术后使用外放射治疗以及 5-氟尿嘧啶化疗，可减少放疗剂量。

第十五节 胆管疾病及胆管手术常见并发症

胆管疾病及胆管手术的常见并发症有胆囊穿孔、胆管出血、胆管损伤和胆管狭窄、胆源性肝脓肿、胆源性胰腺炎等。

一、胆囊穿孔

是急性胆囊炎的严重并发症，有动脉硬化和糖尿病的老年人更易发生。穿孔部位以胆囊底部常见，胆囊颈部次之。胆囊穿孔后可引起弥漫性胆腹膜炎，穿透器官组织形成瘘，如胆囊-十二指肠瘘、胆囊-结肠瘘、胆囊-腹壁瘘等。

二、胆管出血

胆管出血又称胆血症，最常见原因是胆管感染。急性化脓性胆管炎时，汇管区的胆小管破溃形成多发性肝脓肿，并向门静脉穿破，而发生胆管出血，或胆管壁形成急性溃疡穿透胆管壁腐蚀伴行的肝动脉或门静脉而发生出血。典型的临床表现为剧烈的上腹部绞痛，畏寒发热、黄疸，呕血、便血。可出现失血性休克表现。胆管出血可自行停止，但可反复发作，呈周期性，隔 1～2 周发作一次。

治疗一般先采用非手术治疗。有下列情况者应及时采用手术治疗。

（1）反复发作大出血，特别是出血周期愈来愈短，出血量愈来愈大者。

（2）合并严重胆管感染需手术引流者。

（3）胆肠内引流后发生胆管大出血者。

（4）原发疾病需要外科手术治疗者，如肝胆系统肿瘤、血管性疾病、肝脓肿等。根据病情选用胆总管 T 形管引流、肝动脉结扎、病变肝叶（段）切除术。有条件者宜先行选择性肝动脉造影，明确出血部位和原因后行放射介入栓塞治疗。

三、胆管损伤

胆管损伤是胆管手术的严重并发症。90％以上的胆管损伤发生于开腹或腹腔镜胆囊切除术。损伤部位以胆囊管、肝总管、胆总管的汇合部常见，发生原因多样。胆管被完全横断结扎后，术中如未及时发现，术后早期即可发生梗阻性黄疸、胆漏，可合并胆管感染的症状。如为损伤性胆管狭窄，术后早期可无临床表现，术后数周或数月才出现反复发作的胆管感染症状，伴或不伴黄疸。B 超是首选检查方法，可显示损伤平面以上的肝内、肝外胆管扩张，宜同时进行 MRCP，必要时可采用 PTC、ERCP 或核素扫描等检查帮助诊断。

胆管损伤的处理困难，后果严重，因此，积极预防医源性胆管损伤的发生极其重要。

（1）首先是术者应加强责任心，要认真对待每一次胆囊切除手术，切不可掉以轻心。

（2）术中要保持术野的良好显露，结扎切断胆囊管前要认清胆囊管、肝总管和胆总管三者的解剖关系，切除胆囊后应再次确认三者的关系。

（3）结扎胆囊管时，应使胆囊管保持无张力状况，结扎线距胆总管壁应稍长于0.5cm。

（4）遇有胆囊动脉异常出血时，直视下看清出血点后，再行钳夹结扎或缝扎止血，切忌在"血池"中盲目钳夹。

（5）如顺行法切除胆囊困难，可改用逆行胆囊切除或采用"部分胆囊切除术"。

（6）腹腔镜胆囊切除有困难时，应及时中转开腹手术。

第五章 腹部外科

第一节 腹膜后血肿

一、基本概念

腹膜后血肿是位于腹膜后的器官、血管、肌肉及附近骨组织外伤所致的出血和血肿，多系腰腹部损伤的常见并发症，占10%～40%，可因直接或间接暴力造成。最常见原因是骨盆及腰椎骨折，约占2/3；其次是腹膜后脏器（肾、膀胱、十二指肠和胰腺等）破裂和大血管及软组织损伤。因常合并严重复合伤、出血性休克等，死亡率达35%～42%。

二、病因

在临床上，引起腹膜后血肿的常见病因如下。①骨盆、腰椎骨折。最为常见，占2/3左右。②肾脏、胰腺和十二指肠损伤。③腹主动脉、下腔静脉或其主要分支的损伤。④动脉瘤破裂。⑤造血功能及凝血机制障碍疾病，如血友病、流行性出血热等。⑥医源性损伤：如血管结扎线的滑脱、血管造影导管插入损伤、腹盆腔手术损伤血管等。⑦其他：如尿毒症、肾衰、妊娠期或产褥期中的自发性腹膜后血肿等。

三、发病机制

腹膜后血肿多由交通事故、碾压伤、挤压伤等导致骨盆、腰椎、腹膜后脏器、组织和血管损伤而引起，也见于利器、高速投射物等导致的穿透性腹部损伤。由于腹膜后间隙为疏松组织，其前方为腹腔，阻力较小，所以损伤后容易造成大量出血和血肿形成。

自发性腹膜后血肿较罕见，常与腹腔内出血同时存在。出血原因多为血管硬化、畸形或发育缺陷有关，妊娠期或产褥期中的自发性腹膜后血肿多与内分泌有关。此外血友病、流行性出血热、尿毒症、肾衰等亦可因造血功能及凝血机制障碍而自发性出血，导致腹膜后血肿。

四、临床特征

腹膜后血肿由于原发损伤器官不同，损伤的严重程度不同，临床表现差异较大，主要有以下几种特征。

（1）失血征：主要表现为呕血、便血、血尿及周围循环功能障碍等。如损伤胰腺、十二指肠可能出现呕血、便血；若为腹主动脉或下腔静脉及其主要分支损伤，多伴有大出血。大量失血者多死于事故现场，大中血管伤出血能到医院者，多有极度贫血、面色苍白、失血性休克的征象。两侧肾外伤则以腰痛、血尿多见，一般失血量不大，只有肾断裂或部分断裂、肾蒂血管损伤，而穿入伤、穿透伤会有大量失血、休克表现。

（2）腹痛征：主要表现为腹痛或腰背部疼痛。如为胰腺、十二指肠损伤，腹痛主要集中于腰背部、上腹部，程度较重，呈持续性，伴呕吐或呕血。多数病人血肿区有压痛，并可以扪及隆起肿胀。肠麻痹很常见，有时很重。血液可因后腹膜损伤穿破，流入腹腔内而出现腹膜刺激症状。

（3）骨折征：骨盆骨折如髂骨、耻骨、坐骨骨折，骶髂关节骨折、脱位等可引起骨折断端出血、腹膜后血肿，但如伴发骨盆部腹膜后髂血管伤则血肿会进行性、膨胀性增大，如骨折伴发子宫破裂、断裂或子宫动脉断裂都会有大量盆腔内出血；伴直肠、膀胱损伤则会有粪便、尿液进入骨盆腔，引起腹膜炎。骨盆粉碎性骨折多见于交通事故，腰骶部挤压和高处坠落伤。腰椎骨折如椎板、椎体等导致腹膜后血肿，一般出血量不大。

（4）腹腔穿刺：对于腹部损伤，腹穿具有重要的诊断价值，一般在合并有腹内器官损伤时多抽出不凝血。如腹膜后血肿渗入腹腔内的渗血，腹穿液体血色较淡，有时仅为镜下见到少许红细胞。穿入腹膜后血肿所得腹穿液虽为全血但迅速凝固，这可与腹腔内出血鉴别。

五、辅助检查

（1）血常规：白细胞计数升高，失血多时红细胞计数、血红蛋白浓度和血细胞比容下降。

（2）尿常规：有肾损伤时可出现肉眼或镜下血尿。

（3）X线检查：腰大肌阴影模糊或消失、血肿包块阴影、充气肠段移位等征象提示腹膜后血肿的可能。

（4）静脉泌尿系造影：发现造影剂从肾外渗亦提示肾外伤和腹膜后有出血。

（5）B超：对腹膜后血肿的诊断准确率较高，其声像表现为圆形或椭圆形肿物，内有局限性和（或）弥漫性的液性暗区或低回声区，肿物的后壁回声增强，用加压实时超声探测，常能发现肿物有一定的可压缩性。

（6）CT检查：可确诊腹膜后血肿并确定其部位及范围，可动态观察血肿部位、大小变化。

（7）选择性血管造影：对盆腔区或腹肋区的腹膜后血肿诊断、定位颇有帮助。

六、诊断思路

（1）询问病史：多有外伤史，例如高处坠落、车祸、挤压、钝器伤、被殴、火器伤和锐器伤等。必须尽量了解受伤时的细节，如外力性质、大小、方向，损伤的部位及方式，分析损伤的机制。凡有腹痛、腹胀和腰背痛、出血性休克表现的腹部、脊柱和骨盆创伤，均应考虑腹膜后血肿的可能。有骨盆骨折病史，同时有腹胀、血尿、里急后重感等消化及泌尿系统功能紊乱者，应考虑骨盆骨折合并尿道、膀胱、直肠、会阴、输尿管及髂血管等脏器损伤。对于无外伤史的自发性腹膜后大出血，在老年人首先应考虑动脉瘤破裂。对于无明确外伤史的病人，还要详细追问有无血友病、流行性出血热等出凝血功能机制障碍及近期腹盆腔手术、血管造影病史等。如果是严重复合伤，可能腹部症状被掩盖。如果病人处于休克状态，则腹部症状很难表现，注意鉴别。

（2）体格检查：由于血肿的部位、范围、程度，出血量的不同，加之此类病人常合并其他脏器的多发性损伤，故难有固定的典型体征。多数病人血肿区明显压痛，腹膜后血肿因腹膜损伤穿破流入腹腔，出现腹部压痛和反跳痛、肌紧张、肠鸣音减弱或消失等腹膜刺激征及肠麻痹表现。这给确定有无腹内脏器伤带来困难。不伴大血管或重要脏器伤的单纯腹膜后血肿，腹膜刺激征出现较晚且轻微，抗休克治疗后多能奏效。诊断性腹腔穿刺常可与腹腔内出血鉴别，但穿刺不宜过深，以免刺入腹膜后血肿内，以致误认为腹腔内出血而行剖腹探查。若诊断不能肯定，严密观察是绝对必要的。直肠指诊可触及骶前区隆起包块，柔软、有波动感，说明盆腔腹膜后有血肿。上腹部的腹膜后血肿极少数病人可出现的典型的"腹膜后综合征"，即手及身体外露部位苍白、冷汗、口唇发绀、脉搏消失、阴茎半勃起等现象。

（3）辅助检查：根据需要给予病人血尿常规、凝血功能、生化、腹部X线、腹部CT、腹部MRI、静脉肾盂造影、选择性血管造影等检查，有助于临床诊断。

七、临床诊断

（1）腹膜后血肿由于原发损伤器官不同，损伤的严重程度不同，临床表现各异，诊断常较困难。

Lilwin 等将腹膜后血肿的动态情况分为三型。①稳定型：常见于一般腹膜后挫伤；②扩张型：腹膜后有挫裂伤或血管损伤；③搏动型：属于腹膜后的动态损伤。

Henao 将腹膜后血肿所在部位分为4种。①中央区：常合并有十二指肠、胰腺、脊柱、下腔静脉、腹主动脉等损伤，该处外伤性腹膜后血肿的症状重，诊断难，并发症多，病死率高，临床均有不同程度出血或休克。②腹肋区：多见于肾脏损伤，常可引起血尿，可由升、降结肠或侧腹壁血管损伤引起。③骨盆区：血肿局限于盆腔，多见于骨盆骨折，偶因膀胱或直肠损伤引起，直肠指检可触及骶前区饱满、波动感和触痛。④混合区：兼有上述区域的损伤。此动态类型和血肿分区符合临床实际。因为不同部位的腹部后血肿各具有其特殊性，所以对腹膜后血肿的定位和动态观察，在治疗中起着重要作用。可根据临床表现、各型特点、辅助检查并结合病史综合分析来诊断，常用的辅助检查有B超、CT、X线检查及诊断性腹腔穿刺和腹腔灌洗。

（2）凡在腹部、腰背部和骨盆部位损伤后出现低血容量休克和肠麻痹而无其他原因引起的失血表现时，即应高度警惕外伤性腹膜后血肿的可能。腹膜后血肿的病人均有不同程度的腹痛或腰背痛，有腹部压痛，腹膜后血肿较大或有渗血者可有反跳痛和肌紧张，肠鸣音减弱或消失。腹膜后血肿常会出现明显的腹胀，但这须与空腔脏器损伤晚期所致的麻痹性肠梗阻相鉴别。

（3）实验室检查除须行常规检查外，尚须连续测定红细胞压积，血淀粉酶测定有助于诊断腹膜后血肿并胰腺和十二指肠损伤。腹腔穿刺有助于腹膜后血肿的诊断，腹穿所得的液体血色较淡，有时仅为镜下见到少许红细胞，可考虑为腹膜后血肿渗入腹腔内的渗血。穿入腹膜后血肿所得腹穿液虽为全血但迅速凝固，这一点可与腹腔内出血相鉴别。腹膜后血肿破裂或同时合并有腹内出血，腹穿液为不凝的全血。

（4）腹部X线检查可从脊柱或骨盆骨折、腰大肌阴影消失、肾影异常、血肿包块阴影、充气肠段移位等征象提示腹膜后血肿的可能。泌尿系统常出现肉眼或镜下血尿，排泄性尿路造影具有诊断意义。B超检查对腹膜后血肿的诊断准确率较高。CT检查对腹膜后血肿的诊断和定位具有较肯定的价值，可以对腹腔内和腹膜后腔内容做全面检查，提供解剖细节及损伤范围。血管造影术也是比较可靠的诊断方法，能提供出血部位，但近年来这种损伤性诊断方法临床上很少采用。

（5）根据病人病史结合症状、体征及辅助检查，基本可以确定诊断。应该连续、细致地动态观察症状与体征的变化，尤其对诊断不明确的病例更为重要。

八、鉴别诊断

腹膜后血肿多系腹腰部损伤的常见并发症，并无明确的疾病与之鉴别。鉴别诊断的意义在于如何准确、及时地判定出腹腔内脏器损伤的有无和程度，如何区分腹部症状是否为腹膜后血肿引起至关重要。仅因腹膜后血肿而行剖腹探查手术，在临床上并不多见。因此，应详细询问病人的受伤情况和受伤部位，全面细致地体格检查，反复进行腹部触诊、叩诊和听诊，结合必要的实验室和影像学检查，做好下列腹内脏器和组织损伤的鉴别。

（1）骨盆骨折：多由车祸、高空坠落、压辗等强大暴力外伤引起。骨盆区疼痛，翻身或下肢活动受限。骨盆区压痛，相应部位皮肤瘀斑、骨摩擦音、异常活动，下肢短缩及旋转畸形，肢体长度不对称。骨盆分离试验与挤压试验阳性。X 线检查可显示骨折类型及骨折块移位情况，骶髂关节情况以CT 检查更为清晰。

（2）腰椎骨折：由直接或间接暴力引起。症状：腰背部疼痛，活动受限或伴截瘫。体征：腰椎棘突压痛、叩痛或生理反射消失，出现病理反射及神经定位体征。X 线可见椎体楔形变、椎弓裂纹、椎体碎裂等，CT、MRI 可进一步观察脊髓情况。

（3）肾损伤：可分为肾挫伤、肾部分裂伤、肾脏全层裂伤、肾蒂损伤。一般有暴力外伤史。患侧腰部疼痛，可伴血尿，严重者可有失血性休克表现。查体可发现腰背部肿胀、压痛，双合诊可扪及包块。腹部平片、B 超、CT 等影像学技术对定位诊断有帮助，其中 CT 可明确显示肾实质受损、肾周出血、尿外渗、肾蒂血管损伤的情况。核素扫描也被广泛应用于肾损伤的诊断，无论对损伤早期、晚期的观察，均有重要价值，此法简单、安全、无痛，不需任何准备，无过敏反应，也不增加伤情。

（4）胰腺损伤：胰腺位于后腹膜，早期缺乏临床症状，8～12 小时后出现腹痛，疼痛开始于脐部或上腹部，并向腰背部放射，后为全腹痛。查体：上腹部或全腹部均有压痛，但上腹部压痛更明显，并有全腹肌紧张和反跳痛。血清和尿淀粉酶升高，腹腔穿刺有不凝血液，穿刺液中淀粉酶升高。X 线示腹部平片见后腹膜肿块，十二指肠袢增宽及胃和横结肠移位。B 超示胰腺轮廓模糊，胰腺肿胀，密度不均，胰周血肿、积液。CT 示胰腺断裂，胰管损伤，腺体密度不均，出血渗出所致的包膜增厚。ERCP 是术前诊断有无主胰管损伤的唯一方法。

（5）十二指肠损伤：有下胸部、上腹部或腰背部外伤史。有腹痛或腰背部剧痛，伴有呕吐，呕吐物有血液、胃液和胆汁。偶有睾丸痛或阴茎勃起。查体：上腹部压痛，但反跳痛或肌紧张在腹膜十二指肠损伤时不明显，有合并伤时明显。腹腔穿刺或灌洗液可能为阴性，若为阳性，其中含有胆汁。腹部平片可见右侧腰大肌模糊或右肾周积气。术中探查十二指肠周围腹膜隆起并有水肿、血肿；腹膜后蜂窝织炎；腹膜后脂肪坏死；腹膜后组织可变成黄绿色，腹膜后组织间亦可见气肿。

（6）腹膜后大血管损伤：腹部创伤后伤口大量流血、进行性腹胀和重度休克高度怀疑腹部大血管损伤。由于出血凶猛，病情的迅速恶化不允许进行全面检查，只有在积极抗休克的同时立即剖腹控制出血才有救治的可能。迅猛的出血，伤员多在现场死亡，少数能存活送达医院者也往往处于休克甚至濒死状态。早期面色苍白、出冷汗、脉搏细速、血压下降。随后表情淡漠、躁动、四肢冰冷、脉搏细弱、血压继续下降、呼吸浅快。以后昏迷、脉搏和血压均不能测到、呼吸微弱、瞳孔散大，最终心搏停止而死亡。腹主动脉损伤可出现双下肢动脉搏动明显减弱或消失。伤侧下肢疼痛、皮肤苍白、肢体冰冷、动脉搏动微弱或消失，伤肢活动受限，甚至下肢因急性缺血而迅速发生坏疽，提示髂总动脉、髂外动脉损伤。

九、治疗

1. 治疗原则

对腹膜后血肿的病人首先要判断是单纯腹膜后血肿还是伴有其他损伤。对不伴有腹内脏器或大血管损伤的单纯腹膜后血肿且无血液动力学改变者，可在严密观察下行非手术治疗。如伴有腹内脏器损伤或疑有大血管损伤，或血液动力学有改变且伴有休克者，则应立即剖腹探查。手术指征放宽些为妥，否则会贻误内脏伤或大血管损伤治疗的时机。

（1）急救：①根据病人到达急诊室的情况决定是否复苏。开放上肢静脉，必要时中央静脉插管。除非不得已，不利用下肢静脉输液。②必要时输同型血，注意采取保暖措施。

（2）保守治疗：适用于脉搏、血压和体温正常，症状轻，白细胞计数不升高的病人。①静脉输液，保持水、电解质平衡。预防感染。②密切观察病情变化，B 超随访血肿是否增大。必要时进行CT、MRI 甚至 DSA 检查。

（3）手术探查和治疗：①适应证：a.闭合伤。有明确的腹部血管损伤；血肿增大或者休克；没有休克症状但是有腹膜刺激征，或 CT、MRI 或 DSA 发现血管损伤以及必须修复的脏器损伤；病人腹腔灌洗或者 B 超检查结果阳性。b.开放伤。明确的腹部血管损伤、枪伤和其他外伤的休克病人。②禁忌证：病人已经没有生命体征。③手术探查和手术治疗原则：根据受伤部位或者影像学资料探查，尽量明确血肿的来源。在明确诊断的基础上处理原发损伤。

2. 非手术治疗

（1）腹膜后血肿见下列情况者，可考虑保守非手术治疗。①经输血输液后，心率＜110/min、收缩压＞100mmHg；Hb 无进行性下降趋势，循环功能稳定者；观察期间无需持续快速补液，所需输血量少于 400～600mL。②腹穿抽出液镜检无脓细胞或无胃、肠、胰液，胆汁，尿液等，或仅抽出少许淡血性液体，无血流动力学改变且排除了腹内脏器损伤者。③单纯骨盆骨折合并腹膜后血肿而无其他合并伤，出血速度慢，部位不确定时。④无合并腹内空腔脏器损伤和其他需要急诊手术者。⑤CT 或 B 超检查明确为腹膜后血肿，连续观察无增大、增多趋势。⑥经静脉肾排泄性造影、超声检查或 CT 检查证实仅为肾挫伤者。

（2）一般治疗措施：①禁食，胃肠减压。②保持呼吸道通畅，吸氧，必要时气管插管、机械通气。③体位：早期平卧位，下肢抬高 30°，以利于静脉回流；待病情稳定后，可采取半卧位，有利于血肿吸收。④严密观察病人血压、脉搏、呼吸、体温等基本生命体征变化。⑤积极抗休克治疗，维持水、电解质及酸碱平衡。尽快建立 2 个以上静脉通道进行容量复苏，应选取上腔静脉系统，如上肢、颈部或锁骨下静脉穿刺，不宜穿刺下肢静脉，以免术中游离、翻转脏器或压迫止血的裂口时，下腔静脉受压，或因大血管伤而需阻断下腔静脉修补时影响输液效果，如合并下腔静脉裂伤，下肢输血输液可经裂口漏出血管外。先给予乳酸钠林格注射液，病重者可选用羟乙基淀粉（706 代血浆）、右旋糖酐及输血。近年来 7.5% 高渗盐水用于迅速扩容改善循环，4mL/kg，10 分钟后即可使血压回升，并能持续 30 分钟左右。总的补液量常为失血量的 2～4 倍，不能失多少补多少，晶体和胶体比例为 3∶1。补液速度遵循先快后慢的原则；应用 5% 碳酸氢钠纠正酸中毒。循环恢复、灌注良好的指标为尿量＞30mL/h，收缩压＞100mmHg，脉压＞30mmHg，中心静脉压为 5.1～10.2cmH$_2$O。⑥可选用氨基己酸（EACA）、氨甲苯酸（PAMBA）、血凝酶、酚磺乙胺等药物止血，一般不超过 3 天。出血稳定后可用中医活血化瘀法等治疗，以促使血肿的吸收。⑦预防及治疗继发性感染：感染是腹膜后血肿的最重要的并发症，因腹膜后组织疏松，一旦感染发生，将迅速扩展，故预防极为重要。应常规使用抗生素，遵循对革兰阳性、阴性菌和厌氧菌均有效、足量、经静脉应用的原则。并在剖腹手术时尽量保持后腹膜的完整，以减少可能存在于腹腔内的感染源的污染。⑧预防和治疗呼吸、泌尿等系统并发症。

3．手术治疗

（1）对于有下列情况者应积极开腹手术治疗：①腹部钝性伤后有明显的失血性休克或腹膜炎体征。②证实有腹腔内脏器损伤或血管损伤。③骨盆骨折大出血或开放性骨盆骨折疑有大血管损伤者。④穿透伤所致的腹膜后血肿。⑤非手术治疗后病人血压、脉搏及一般情况仍未好转，或者一度好转，又迅速恶化者。若术中发现腹膜后血肿，应根据致伤原因、血肿部位和血肿是否进行性增大等决定处理方法。

（2）较大血管损伤或内脏损伤所致腹膜后血肿应切开后腹膜探查，探查指征包括：①搏动性血肿或血肿进行性扩大。②后腹膜已有裂口持续出血者。③腹膜钝性闭合伤后出现下肢动脉搏动消失或减弱者。④腹部火器伤等穿透性损伤引起的骨盆腹膜后血肿。⑤中线部位的腹膜后血肿要考虑有腹主动脉或下腔静脉损伤的可能性，切开探查前应做好充分准备，先控制膈角平面的腹主动脉。⑥超过肾周围筋膜囊，或证实有肾血管蒂或肾严重损伤的肾区血肿。⑦血肿位于十二指肠、升结肠或降结肠旁，胰腺周围等处，疑有这些脏器损伤时。中央区腹膜后血肿应手术探查以排除大血管、胰或十二指肠损伤，发现胰或十二指肠区有血肿，应做 Kocher 切口，向左翻起十二指肠及胰头，探查十二指肠第 1、第 2 段，切断 Treitz 韧带，进一步探查十二指肠第 3、第 4 段及全胰腺。对于腹主动脉周围搏动型血肿的探查，必须在有充分的准备和条件下，才能阻断血管修补破裂处，以有效地控制出血。双肾区有膨胀性或搏动性血肿、尿外溢或保守治疗无效者，应手术探查。首先控制肾蒂再切开筋膜，仔细探明肾损伤程度后酌情处理。若盆腔腹膜后血肿来自髂血管及其分支，出血量大，常导致失血性休克，经过积极抗休克治疗，大量输血输液，循环功能仍不稳定者，须行紧急手术，可结扎同侧或双侧髂内动脉，多能奏效。盆腔腹膜后血肿若合并直肠损伤，除直肠损伤相应处理外，完全性分流性结肠造口是必要的。对于腹膜后大血管损伤的处理，动脉破裂处应尽力修补。下腔静脉损伤应非手术治疗，因附近脏器压迫及血肿包膜有禁锢作用。手术后应注意并发症的防治，继续抗休克治疗，预防肾功能衰竭，防治呼吸窘迫综合征。预防感染应使用广谱抗生素或多种抗生素联合应用。保持引流管通畅，尤其对胰十二指肠区、肾周围和盆腔的膀胱直肠区域的引流。

总之，不同类型的外伤后腹膜后血肿剖腹探查的适应证及外科治疗原则不一样。对于术中是否切开后腹膜探查，有学者认为，如果探查过程中发现血肿范围不断扩大或后腹膜已破损，则应切开后腹膜寻找破损血管；如血肿无扩展，则不予切开；如血肿主要位于两侧腰大肌外缘，膈脚和骶岬之间，不论其是否扩展，原则上应切开探查；凡出现巨大血肿或有休克表现，有胃液、肠液或尿液外溢等均有剖腹探查腹膜后的指征。

十、诊疗探索

腹膜后血肿因其致伤类型复杂，出血程度与范围各异，临床表现并不恒定，因常合并其他部位的多发伤，因此在诊断和治疗方面争议颇多。

1．诊断

腹膜后血肿是腹部外伤后常见并发症，血肿发生后虽有明显的出血，甚至常致失血性休克，但仍然作为从属的第二个诊断，临床注意的问题首先应集中在各个脏器的损伤，当一个腹部损伤病人急诊复苏后仍出现不明原因的内出血，尤其是除外胸外伤血胸和腹腔内实质脏器损伤后，就应高度怀疑腹膜后血肿的可能。临床工作中，开放性腹部外伤大多需手术探查，术中易于发现腹膜后血肿，而闭合性腹部外伤后腹膜后血肿由于临床表现无特异性，且多因并发伤掩盖，以至在处理这类病人时往往仅注意头部、胸腹部、骨盆或腰椎情况而忽视腹膜后损伤。同时腹膜后血肿多有肌紧张、压痛、反跳痛等腹膜刺激征，尤其血肿发展较快者，较大的血肿机械性的压迫，造成腹胀和肌紧张，很难与内脏损伤后腹膜炎鉴别。总之，在诊断时应注意以下几方面：①了解受伤的原因、部位、时间，伤后的表现等。一般情况下，腹膜后损伤的常见着力部位多在侧腰部、腰背部、下腹部、髋部等，常有骨盆骨折、脊柱骨折和泌尿系的损伤。②由于创伤的程度、部位和出血量的不同，很难有固定的典型症状。大多数病人有腹痛、腹胀、恶心及呕吐，当发生腹膜后血肿时，血液渗入腹膜后间隙，刺激周围神经末梢，引起交感神经兴奋，肠管产生反射性、局限性麻痹而致腹胀。如同时应用升压药物又可加重肠麻痹，加剧腹胀，所以对腹胀持续加重的病例要引起高度的重视。③对于腹膜刺激征要进行全面的分析，腹膜后血肿也可引起腹部压痛和反跳痛，当伴有腹壁损伤或骨盆骨折时，腹肌常产生保护性痉挛而导致肌紧张。腹膜后血肿常可以出现腹膜刺激征和休克症状，并伴有腹胀与肠鸣音减弱。但经过短时间观察治疗，症状多有一定程度的减轻，至少不会加重。④腹腔穿刺阳性者要进行综合分析，对高度怀疑腹膜后血肿者要进行反复多部位穿刺，如穿刺液 Hb＞60g/L 多为腹膜后血肿，如 Hb＞80g/L 多为腹腔内脏器损伤。据《黄家驷外科学》所述，其准确率达 90％以上。一般认为腹腔穿刺抽出 0.1mL 以上的不凝血，即可诊断腹腔脏器损伤出血。值得注意的是，腹膜后血肿常可出现腹腔穿刺假阳性的结果，可能是腹膜损伤破裂或误穿入腹膜后的缘故。如对此缺乏认识，将会片面地误诊为腹腔内实质脏器破裂出血。临床上常对腹腔穿刺阴性者进行反复穿刺，以求阳性结果协助确诊，而很少对腹穿阳性者损伤的原因鉴别而导致误诊误治。有人认为，对腹膜后血肿可疑合并肾或腰椎损伤者，要在脐平面以下部位进行穿刺，对疑合并骨盆骨折者，宜在脐平面以上区域多部位反复穿刺，再结合其他检查技术如 B 超和 CT 等，以鉴别并确诊。⑤肾损伤者施行静脉肾盂造影，亦显示出十分准确的诊断价值。但肾盂造影近年已被无损伤性、诊断准确率高、可定位定量的 B 超和 CT、MRI 所代替。⑥选择性血管造影对盆腔区或腹肋区的腹膜后血肿诊断、定位颇有帮助。B 超或 CT 检查常有利于诊治。近年来急诊外科腹部 B 超和 CT 的应用已较为普遍，特别是 CT 检查腹膜后血肿的诊断符合率高达 100％。CT 检查除明确诊断外，还可以发现伴有腹腔脏器损伤，尤其肝、脾、肾等实质脏器的损伤，使手术更有针对性，同时也可以避免不必要的手术探查。

2. 治疗

　　由于后腹膜血肿大多合并有腹腔内其他脏器的损伤，故正确判断伤情非常重要，剖腹手术和（或）非手术治疗是首先应考虑的问题。单纯从病理角度来讲，血肿是由于血管破裂所致，而且由于后腹膜组织疏松，出血易扩散聚积成较大血肿。但后腹膜不同区域的血肿由于周围器官的不同及组织解剖的差异，宜采取不同的处理方法。

　　有学者认为，根据腹膜后血肿的分型决定是否采取手术探查并及时决定治疗方法是提高外伤性腹膜后血肿治愈率的关键。对后腹膜破损且有活动性出血的病人，宜立即探查，扩大创口，积极止血。对后腹膜完整的血肿，根据范围、大小、部位，观察有无活动性，采取谨慎的必要的探查，可以分 3 个区域。①上腹中央区血肿：由于该区血肿可同时伴有周围重要脏器如十二指肠、胰腺等损伤，故对该区血肿一般常规探查，以免漏诊其他重要脏器的损伤，造成严重后果。②肾区血肿：结合临床症状如有无血尿，有无尿外渗，血压及血肿大小、部位等决定是否采取必要的选择性探查。如血肿较大，合并有肾脏损伤或血流动力学不稳定者应立即行血肿探查术。③盆腔后腹膜血肿：盆腔血肿的探查应慎重，除非合并膀胱、直肠挫伤或血流动力学不稳定者，一般行保守治疗。在处理盆腔血肿时，除考虑是稳定性或扩展性外，还要考虑合并伤的处理，手术应持较慎重的态度。

由于腹膜后血肿多合并内脏损伤，术前不易确诊，剖腹指征应适当放宽，以及时发现血肿和（或）脏器损伤。然而，对血肿的探查应持慎重态度，尤其是骨盆区血肿。因为骨盆区腹膜后血肿系多源性出血，可由血肿本身产生填塞和压迫作用使出血自行停止，同时骨盆骨折引起内脏损伤机会少，除合并有血管损伤者外，一般不需切开探查，若强行切开探查常有引起无法控制的出血危险。

由于致伤的原因、部位及合并损伤脏器不同，伤后的早期、晚期症状表现因人而异，所以决不可囿于某一临床症状表现而延误诊断治疗。一定要结合详细的损伤病史，综合临床症状、体征表现，全面的实验室检查结果，详尽分析以明确诊断并给予恰当、适时的治疗。

十一、病因治疗

（1）骨盆骨折：开放伤口应立即止血、包扎。有休克时积极抗休克治疗，各种危及生命的合并症应首先处理。若低血压经大量输血、输液仍未好转，血压不能维持时，应首选介入性血管造影栓塞疗法，选择性或超选择性栓塞腰动脉、髂内动脉的分支，骨盆骨折在栓塞无效或无条件做介入性治疗时，对经选择的病例可结扎双侧髂内动脉以控制出血。对于骨盆本身的处理：①骨盆边缘性骨折。无移位者不必特殊处理。髂前上、下棘撕脱骨折可于髋、膝屈曲位卧床休息4周；坐骨结节撕脱骨折，则在休息时采用大腿伸直、外旋位。髂骨翼部骨折者只需卧床休息4周，即可下床活动。②骶尾部骨折。都采用非手术治疗，以卧床休息为主，底部垫气圈和软垫。3～4周疼痛症状逐渐消失。有移位的骶骨骨折，可将手指插入肛门内，将骨折片向后推挤复位；但再移位者很多。③骨盆环单处骨折。由于这一类骨折无明显移位，只需卧床休息。症状缓解后即可下床活动。用多头带做骨盆环形固定可以减轻疼痛。④骨盆环双处骨折伴骨盆环断裂。大都主张手术复位及内固定，必要时再加上外固定支架。如果病人有低血压伴有腹腔内出血或有尿道损伤需做剖腹术者，同时做骨盆骨折或脱位切开复位内固定术，不具备内固定条件的，可行骨盆外固定架治疗。骨盆并发症的治疗：若存在尿道损伤，按伤情留置导尿管，尿道修补或膀胱造瘘；有膀胱损伤者需紧急手术探查修补，膀胱造瘘；有直肠损伤者，可行双层横向缝合，并做结肠造瘘；有神经损伤者，多数为腰骶丛的牵拉挫伤，保守治疗有效，个别无效者后期手术探查。

（2）腰椎骨折：对于稳定性骨折或不稳定性骨折，年老体弱不能耐受手术者，可采用非手术疗法。骨折稳定者可卧床休息，早期背伸练功；骨折不稳定者可卧床，石膏外固定，加强并发症的护理。不稳定骨折和有明显神经症状者可采取手术治疗，分前路加压，椎体钢板内固定及前路融合和后路减压，椎弓根螺丝钉、棒系统固定侧路融合。

（3）肾及肾血管损伤：防治休克是治疗肾脏损伤的首要环节，无论病人是否发生休克，均应立即建立输液通道，补充血容量，并绝对卧床休息，镇静止痛。入院时已有休克者，多表示伤情严重，应在抗休克的同时，抓紧有关检查，迅速确定诊断及下一步治疗，如系大出血，应毫不犹豫地进行手术探查止血。对诊断为肾挫伤或轻度裂伤的病人，可行非手术治疗，包括绝对卧床休息，抗感染及应用止血药物等。严格限制活动的时间至少2周。在此期间，还应注意肾区是否出现肿块以及肿块大小和腹部情况的变化等，以便能及时发现继发性大出血或继发感染。开放性损伤、休克经抗休克治疗无缓解者应手术治疗，根据损伤情况，选择以下方案：肾周引流；肾修补术或肾部分切除术；肾切除术；肾蒂血管修复术。为同时探查其他腹部脏器，宜经腹部切口探查肾脏。术中应先控制肾蒂，再切开肾周筋膜仔细探查。但应注意，肾切除术应限制于肾严重碎裂或肾血管撕裂，无法修复，且对侧肾解剖及功能正常的情况。

（4）胰腺损伤：禁食，胃肠减压，抑制胰酶分泌，纠正水、电解质和酸碱失衡。B超、CT动态观察其他脏器损伤和后腹膜情况。手术原则：清创，止血，切除、改道及引流。胰腺挫伤包膜下血肿或撕裂伤，胰管未受累应切开胰包膜，清除血肿，撕裂伤清创、缝扎止血后，用不吸收丝线做胰腺缝合，并行胰床引流术。胰腺体尾部断裂伤可根据情况选做远断端胰腺切除＋脾脏切除、近断端胰腺-空肠吻合＋胰尾、脾切除术、远断端胰腺-空肠吻合＋近端缝合术、胆道口括约肌切开、胰管引流及胰管一期修复。胰头十二指肠损伤严重者，可做胰头十二指肠切除术；损伤较轻者，做胰十二指肠缝合和造瘘术，加做胃切除术或胃空肠吻合术。术后引流7～14天。

（5）十二指肠损伤：单纯十二指肠浆膜裂伤和肠壁血肿应缝合浆膜，持续胃肠减压，切开浆肌层，清除血肿，重新缝合浆肌层。十二指肠穿孔和肠壁断裂，丝线双层缝合。十二指肠破裂合并胰腺损伤可做修补。合并胰腺挫伤和包膜下血肿：挫裂伤处放置引流，包膜下血肿切开引流，合并有胰头断裂，胰十二指肠切除。

（6）腹膜后大血管损伤：对于腹部大血管损伤的病人而言，时间就是生命，伤后6小时，特别是第1小时是抢救此类病人的"黄金时间"，挽救生命的关键是控制出血而不仅仅是维持血流。经上肢静脉或颈静脉建立通道输液，经下肢静脉由于液体从下腔静脉或髂静脉破裂处溢出而达不到扩容的目的，或术中一旦需阻断下腔静脉或髂静脉，下肢输液自然中断，再穿刺将耽误抢救。处理腹主动脉损伤有赖于良好的显露，显露其出血部位可通过"脏器旋转"完成。常用的方法是切开右结肠外侧及小肠系膜根部下缘的腹膜，在腹膜后钝性游离，将右半结肠连同十二指肠和胰头向左翻转。如受伤的是胰腺后方或上方的腹主动脉，则可切开降结肠外侧腹膜，沿左肾前方游离，将脾、胰、胃及结肠脾曲一并向右翻转，必要时还可改为胸腹联合切口，以便更好显露。彻底查明伤情后，在破损处的近、远端阻断血流，进行修补。如血管有缺损不能直接缝合，可用自体大隐静脉或髂内动脉做补片修复，大隐静脉做移植，应选取无髂股血管伤的一侧，代替动脉时须倒置；聚四氟乙烯补片或人造血管等常用于大动脉的修复，若有腹腔较重污染（如结肠破裂），则不宜使用。腹腔动脉和肠系膜上动脉的处理较困难，但应争取修复，或行血管移植。肠系膜下动脉损伤可结扎。肾动脉损伤时阻断血流不应超过40分钟，在有肾功能障碍时时间应缩短。髂外动脉损伤用髂内动脉转移吻合。

十二、新进展

腹膜后血肿因临床上缺乏特征性临床表现，常被腹膜后器官损伤的临床表现所掩盖。X线腹平片、B超等检查对腹膜后出血的诊断不敏感，无特异性，故易漏诊、误诊。腹膜后血肿由于腹膜破损或血性液渗入腹腔内，导致腹腔穿刺假阳性，而被误诊为腹内器官破裂而施行不必要的剖腹探查术。

近年来，16层螺旋CT多层面重建术（MPR）：在腹膜后血肿的诊治方面发挥了重要作用。16层螺旋CT应用于腹膜后血肿的诊断具有以下优势：①扫描速度快，能在6秒内完成整个病变区域的扫描，非常适合危重病人的检查。②16层螺旋CT的多层面重建术可以多层面任意角度成像，非常适用于解剖关系复杂的部位，能清楚地显示腹膜后血肿与其相邻结构的解剖关系及较容易地判断病变的程度和范围。③可以同时观察腹部其他脏器的损伤，因腹膜后血肿的病人往往同时合并其他脏器的损伤，可以避免因过多搬动病人而引起的危险。

腹膜后血肿的 CT 表现：①根据血肿出血的来源及疾病的性质，可表现为弥漫性或局限性，常发生在双肾周、腰肌、腹主动脉周围及盆腔，血肿边缘清楚。②肿块的密度主要与出血到检查时的时间长短有关，急性期血肿多呈高密度，亚急性期血肿周边密度变低，并向中央扩展，多呈等密度，慢性期血肿的 CT 值接近水密度，可有增厚的包膜形成。③增强扫描后，血管的包膜可强化，但血肿本身不强化。对于中央区腹膜后血肿要积极探查，对于腹肋区肾周腹膜后血肿要选择性探查，骨盆区腹膜后血肿应避免探查。

第二节　腹腔肿瘤破裂出血

一、基本概念

腹腔肿瘤破裂出血是指腹腔内各种脏器或腹膜肿瘤因囊壁缺血坏死、肿瘤侵蚀穿破囊壁引起自发性破裂，或因受挤压、撞击、检查及穿刺致外伤性破裂导致出血。腹腔肿瘤破裂引起的大出血是临床腹腔肿瘤常见急症之一，临床表现为呕血、黑便、便血、血腹等，并伴有血容量减少引起的急性周围循环障碍，如果不及时处理，往往会导致严重后果，甚至病人死亡。另有一类腹腔肿瘤破裂出血为隐匿性出血，临床上肉眼不能观察到明显出血表现，容易被忽视，应予注意。

二、常见病因

在临床上，引起破裂出血的主要腹腔肿瘤如下。

（1）肝、胆、脾、胰肿瘤：以肝癌、肝海绵状血管瘤、胆管癌、脾血管瘤、胰腺癌、壶腹部癌较为多见。

（2）胃肠道肿瘤：以胃癌、结肠癌、直肠癌、胃肠平滑肌肉瘤、胃肠恶性淋巴瘤、血管瘤等较为多见。

（3）妇科肿瘤：如卵巢癌、子宫腺癌等。

（4）其他：如原发或转移性腹膜肿瘤、肠系膜肿瘤及其他腹腔内脏器转移癌等。

三、发病机制

引起腹腔肿瘤破裂的主要发病机制可归纳为以下几个方面：①肿瘤坏死或侵蚀血管。②肿瘤侵及周围器官及血液循环异常。③由放疗、化疗后骨髓造血系统受损，血小板减少，导致凝血功能障碍所致者，或因肿瘤本身处于高凝血状态，消耗大量血小板和凝血物质，出现弥散性血管内凝血引起。④放射性损伤的晚期并发症，放疗后血管壁受损，出现纤维化与通透性增加所致。⑤肿瘤因挤压、撞击、穿刺、检查等导致外伤性破裂。

四、临床特征

腹腔肿瘤破裂出血因出血量和程度不同，临床表现也有所不同，如呕血、黑便、便血、血腹和失血性周围循环衰竭等。腹腔穿刺常抽出新鲜不凝血。

（1）肝癌：肝癌结节破裂出血的发生率相当高，有报道为 14.5%，巨块型肝癌发生破裂的机会较结节性多见。多由于肿瘤发展，结节发生坏死软化或治疗后坏死软化而自行破裂；也可因外力、腹内压增高（如剧烈咳嗽、用力排便等）而发生破裂。肝癌破裂出血时，可引起突发剧烈腹痛、腹部压痛及反跳痛、腹肌紧张、叩诊移动性浊音等急腹症及面色苍白、出冷汗、脉速、血压下降等失血性休克表现。肝癌病人大多数伴有肝硬化及门脉高压症，可引起食管胃底静脉曲张，一旦破裂可发生上消化道大出血。

（2）肝海绵状血管瘤：肝海绵状血管瘤是一种较常见的肝脏良性肿瘤。质地柔软，切面呈蜂窝状，内充满血液，可压缩，状如海绵，肝血管瘤体积逐渐增大，若不予治疗，最危险的并发症就是肿瘤破裂引起腹腔急性大出血，常可导致死亡。婴幼儿自发性破裂较多见。

（3）脾血管瘤：脾血管瘤因动静脉交通的作用，一旦自发性破裂出血多较为严重，诊断性脾穿刺应为禁忌。

（4）胃癌：多由于进展期癌组织缺血坏死，表面发生糜烂或溃疡，癌灶侵蚀血管引起破裂出血。根据病人出血速度的快慢和出血量的大小，可出现呕血或便血。临床上可以呕血为主，也可以便血为主，便血比呕血更常见。发生大出血相对较少，仅占 1%～3.4%，一次出血量一般不超过 500mL，并发休克的较少。如出血时间较长或出血量较大，病人可出现缺铁性贫血。

（5）胃恶性淋巴瘤：呕血或黑便较常见，约 20% 病人可出现呕血，有黑便者约占 10%～15%，贫血者多见，实验室检查表现为缺铁性贫血。

（6）胃平滑肌肉瘤：上腹部疼痛、呕血和黑便是最常见的症状。有时可发生急性上消化道大出血，主要是肿瘤表面黏膜糜烂，溃疡形成，发生局灶性坏死而引起大出血。实验室检查表现为缺铁性贫血。

（7）小肠肿瘤：小肠良性肿瘤无全身症状，也少出血，但血管瘤例外，可因消化道反复出血而被重视。恶性肿瘤如小肠腺癌、恶性淋巴瘤、平滑肌肉瘤的主要临床表现是部分或完全性肠梗阻，伴有腹胀、恶心、体重减轻、便血、腹部包块，大部分病人的血便呈黑色或红色，一般量不多。

（8）大肠癌：结肠癌大出血发生率约为 1.7%。出血可发生于结肠任何部位，但以乙状结肠居多，其次为盲肠、升结肠、肝、脾曲结肠。右半结肠癌多为隐性出血，一般出血量较小，如出血时间较长，可出现进行性贫血；左侧结肠癌多为显性出血或急性大出血，出血量可达每小时 100mL 以上，通常表现为鲜血便，可伴血块或栗色血液，甚至失血性休克。直肠癌多为大便表面带血或黏液，甚至脓血便。

（9）胰腺癌和壶腹部癌：引起出血少见，一般见于疾病晚期。发生出血的原因主要是肿瘤侵犯邻近的十二指肠或胃并发生破溃。另外，晚期的病例因发生胆汁性肝硬化引起门脉高压，出现门脉高压性胃病引起消化道出血。

（10）卵巢肿瘤：卵巢肿瘤多因肿瘤过速生长或外伤因素而破裂，破裂后引起急性腹痛、腹膜刺激征、血腹，甚至休克表现。

五、辅助检查

（1）血、大便检查：借助红细胞计数、血红蛋白浓度、血细胞比容测定来估计失血的程度，受出血时间、出血前有无贫血以及输血等影响。实验证明，一次出血后，直到血浆稀释 1 倍，红细胞计数、血红蛋白浓度与血细胞比容才能出现明显降低，这是一个逐步发展的过程，需历时 8~12 小时，在出血早期可能正常甚至高于正常，有时错认为出血量不大。动态监测上述指标十分必要。测定凝血时间（CT）、凝血酶原时间（PT）及各种凝血因子，判断有无凝血机制障碍。大便隐血试验持续阳性常提示消化道肿瘤出血。

（2）腹腔穿刺：多以两侧下腹脐和髂前上棘连线的中外 1/3 交界处为穿刺点，如抽出不凝血，说明有内出血。如抽出腹腔液体可根据其颜色、浑浊度、镜检等，对诊断和鉴别诊断有很大帮助。

（3）影像学检查如下。①X 线钡餐造影检查：由于气钡双重造影技术的发展和普及，使 X 线检查在出血病因诊断中的价值重新受到重视。如胃内龛影半月征、环堤征、肩胛征及胃壁僵直失去蠕动、皮革状胃等提示胃癌可能，尤其对进展期胃癌的诊断率可达 90% 以上。如出现桥状皱襞、脐样溃疡、吻触现象等特征性表现多提示胃平滑肌肉瘤可能。如病变常广泛累及胃和十二指肠，呈粗大皱襞伴多发性息肉样充盈缺损或浅龛影多提示胃恶性淋巴瘤可能。如十二指肠曲扩大或十二指肠降段内侧呈反 "3" 形等征象提示胰腺癌可能，如用十二指肠低张造影则效果更满意。X 线钡餐因口服大量钡剂往往使小肠影像重叠，使小肠肿瘤检出率不高，分次口服少量钡剂，在逐段连续仔细观察下可提高检出率，但较难发现表浅和较小的病变。钡灌肠如钡剂能进入末段回肠，有时可显示末段回肠肿瘤，但发现率很低。钡剂灌肠发现结肠充盈缺损、肠腔狭窄、黏膜皱襞破坏等征象提示结肠癌可能，但对低位直肠癌的诊断意义不大。肠道钡剂 X 线造影检查对判断消化道是否活动性出血的作用不大，在急性活动性出血时及出血停止 48 小时内不宜进行此项检查。②超声检查：B 超或彩超检查可检测肝、胆、胰、妇科肿瘤的形态、大小、部位以及与血管关系等信息。彩色多普勒血流成像可分析测量进出肿瘤的血液，根据病灶的血供情况，有助于鉴别病变的良恶性质。超声尚可对腹腔内积血和积液进行检查，不仅可探测腹腔出血的量，而且可在 B 超引导下做腹腔穿刺抽液。超声还可以引导局部穿刺活检和局部治疗。B 超经济、简便、无痛苦、可重复，常作为主要检查方法。③CT：CT 在腹腔肿瘤破裂出血的病因诊断中已成为常规性检查手段，有助提供较全面的信息，如肿瘤大小、部位、数目、瘤内出血与坏死等。同时 CT 尚可确定腹腔脏器有无转移、了解术后有无复发、检查有无腹膜播种及腹水，做出临床分期，为治疗提供信息等。血管造影剂增强 CT 尚能够鉴别有无活动性出血并显示出血部位，活动性出血的 CT 值平均 130Hu（85~370Hu），与血凝块的 CT 值（40~70Hu，平均 50Hu）有明显差别。④MRI：与 CT 相比其优点是能获得横断面、冠状面、矢状面三种图像，对肿瘤与周围血管的关系显示更佳，而且对显示子瘤和癌栓有重要价值，对恶性肿瘤与血管瘤、囊肿等良性病变的鉴别价值优于 CT。MRI 对胃肠道肿瘤的诊断帮助不大。⑤PET：主要用于良、恶性肿瘤的鉴别诊断、肿瘤的分期分级和全身情况的评估、各种治疗手段前后疗效评估以及肿瘤转移灶的全身监测。传统的医学影像技术显示的是疾病引起的解剖和结构变化，而 PET 显示的则是人体的功能变化。因而对腹腔肿瘤的更早期发现、诊断具有无与伦比的优势。此外，PET 还能进行三维立体动态及全身显像，可发现其他检查所不能发现的问题，弥补了传统医学影像的不足。⑥选择性腹腔血管造影：可显示血供丰富的肿瘤块影、肿瘤大小等，肿瘤破裂出血的直接征象为造影剂外溢，通常出血速度＞0.5mL/min 时方可被检出，出血量越多，越容易定位。但对确认腹腔有大出血、情况危重的病人，不宜做血管造影来诊断及定位，以免延误病情，应直接开腹探查。造影时机的选择对提高诊断阳性率至关重要。持续性出血速度＞0.5mL/min 时，动脉造影容易判断出血的部位和病变性质，此时病人常需持续性输血、输液以维持有效循环血容量。然而腹腔出血活动程度随时可变化，临床上较难准确估计出血速度，因此难以选择最佳造影时间。临床可依据病人呕血、便血、血腹、周围循环稳定情况来综合判断病人是否处于活动性出血状态。此外，在造影之前，在保证病人有效循环血容量的同时，避免应用垂体后叶素等血管收缩剂，以免降低造影阳性率。

（4）内镜检查：①胃镜：胃镜对怀疑胃部肿瘤破裂出血部位确定和病因诊断的精确性大于90%，大大超过X线钡餐造影检查。急诊胃镜时机的选择对提高阳性率十分重要，多主张在出血24～48小时内进行。可根据出血灶的出血表现区分活动性抑或近期出血；内镜下取活检可肯定病变的良恶性，于一个部位连续活检取材多块，可提高阳性率；可进行内镜下止血治疗。②十二指肠镜：十二指肠镜既可以观察十二指肠病变，又可通过镜身的活检通道将导管插入十二指肠乳头，清晰观察壶腹周围病变，尚可经内镜插管对比造影检查胰管和胆管系统。③小肠镜：由于空、回肠迂曲而且移动度大，小肠镜检查的操作较困难，大多只能插至空肠上段。而双气囊推进式小肠镜可到达小肠任何部位，使整个胃肠道的检查无盲区，是一种理想的检测手段，但缺点是病人痛苦较大。④结肠镜：对大肠癌具确诊价值。通过结肠镜能直接观察全大肠的肠壁、肠腔改变，并确定肿瘤的部位、大小及浸润范围，取活检可获确诊。⑤腹腔镜：近年来诊断性腹腔镜检查已经用于疑难血腹的诊断，腹腔镜检查最大的优点在于可在直视下发现肿瘤病灶、腹膜和腹腔脏器转移灶及肿瘤破裂出血等情况，还可以排除某些可疑的病变，实际上等于小型的开腹探查，通过腹腔镜及屏幕显像用肉眼进行直接观察，对有适应证的疾病，还可以同时进行腹腔镜手术治疗。⑥超声内镜（EUS）：是将超声探头在内镜直视下送到靶器官进行近距离探查，从而避免了体表超声探查时遇空气等干扰的缺陷，此时靶器官的图像与结构更为清晰。按EUS应用范围，可将其分为超声胃镜（同时可查十二指肠）、超声肠镜及超声腹腔镜等。主要用于消化道（如胃、结肠）及邻近脏器（如胆、胰、纵隔、腹腔淋巴结等）的检查，USP的超声频率为12～30MHz，因而分辨率极高。EUS诊断的敏感性和特异性均优于CT，可发现直径<2cm肿瘤，但EUS检查对胆管中上段肿瘤诊断，由于受肠腔气体干扰，与CT等相比并无多大优越性，次于ERCP检查。⑦经内镜逆行胰胆管造影（ERCP）：ERCP在胆胰系疾病中临床应用以来，ERCP作为诊断胆胰系肿瘤的金标准已在临床应用多年，其诊断价值得到公认，其定位及定性准确率都较高，是CT及MRCP所不能替代的。ERCP检查有损伤性，少数病例在检查后可发生急性胰腺炎和胰胆管感染。

（5）肿瘤标志物检测：肿瘤标志物分析在癌症病人的治疗和监测方面具有重要的临床辅助意义。如发现胃癌相关抗原MG7-Ag等明显升高者，提示胃癌可能，据称有半数以上的阳性率，尚有一定比例的假阳性。CEA升高者提示大肠癌可能。就肝癌而言，甲胎蛋白（AFP）仍是特异性最强的标志物和诊断肝癌的主要指标，阳性率为70%～90%，现在广泛用于肝细胞癌的普查、诊断，判断治疗效果，预测复发。研究报道，血清γ-谷氨酰转移酶同工酶Ⅱ、异常凝血酶原（AP）、α-L-岩藻糖苷酶（AFU）、酸性同铁蛋白（AIF）、醛缩酶A（ALD-A）、碱性磷酸同工酶-Ⅰ（ALP-Ⅰ）活性明显升高者也提示肝细胞癌可能。胰腺癌肿瘤标志物的研究有较大进展，如胰腺胚胎抗原（POA）、胰腺癌相关抗原（PCAA）、半乳糖转移酶同工酶-Ⅱ（GT-Ⅱ）、组织多肽抗原（TPA）、胰腺特异性抗原（PaA）、糖抗原（CA19-9、CA50、Du-Pan-2等），其中CA19-9、Du-Pan-2和POA为目前较有希望的标志物，但特异性和敏感性仍不理想。

（6）放射性核素检查：采用放射性核素 ^{99}Tc 标记的红细胞进行腹部扫描，即使肿瘤破裂出血速率低至 0.05～0.1mL/min 时，仍能检测到放射性核素从血管内外溢到肠腔或腹腔的情况。尤其适用于间歇出血的病人，因为 ^{99}Tc 标记的红细胞在血管内有一较长的半衰期，标记后 12 小时以上可通过反复扫描而发现急性或间歇性出血部位。该方法简单，无创伤性，可依据放射性浓聚区所在部位及其在胃肠道的移动来判断消化道出血的可能部位，适用于危重病人，缺点是不能定性，部位也不准确，且有假阴性。放射性核素肝显像：用 ^{99m} 锝-植酸钠等制剂进行肝 γ 照相能显示直径在 5cm 以上的肿瘤，用 ^{99m} 锝-红细胞作肝血池显影也有助于肝癌、血管瘤等占位病变的鉴别。应用趋肿瘤的放射性核素 ^{67} 镓或 ^{169} 镱，或核素标记的特异性抗体也有助于肿瘤性质的鉴别诊断。^{99m} 锝-吡多醛-5 甲基色氨酸（^{99m}Tc-PMT）是肝胆显像剂，很快随胆汁经胆道排泄，肝癌和肝腺瘤细胞摄取此药后，因肿瘤内无胆管系统供胆汁排泄，故 ^{99m}Tc-PMT 在肿瘤内浓缩时间延长，瘤内放射性远高于周围正常组织，因而有重要的诊断和鉴别诊断价值。

（7）其他：如病理组织学、基因诊断等。病理组织学检查为确定肿瘤的直接而可靠依据。

六、诊断思路

（1）询问病史：详细追问病人既往病史和现病史，寻找诱发因素，除外炎症、机械损伤、血管病变等导致的出血，有助于肿瘤性出血的诊断。除考虑常见易发生破裂出血的肿瘤外，还应考虑罕见肿瘤破裂出血，以避免误诊。目前，在我国，腹腔肿瘤破裂出血以胃癌、肝细胞癌、肝血管瘤等较多见。对于有上腹痛、早饱、食欲缺乏，且有黑便或呕血、缺铁性贫血病史多考虑胃癌破裂出血，但也要想到胃肉瘤及胃良性肿瘤破裂出血的可能。对于腹痛、腹部肿块、肠梗阻及间歇性血便者多考虑小肠肿瘤破裂出血可能。对于排便习惯与粪便形状改变，多以血便为突出表现者考虑大肠癌可能。右侧大肠癌以进行性消瘦、恶病质、腹腔积液、贫血和腹部包块以主要表现，左侧大肠癌以便血、腹泻、便秘和肠梗阻等为主。对于有肝炎、肝硬化病史并见肝区疼痛（持续性钝痛或胀痛）、伴癌综合征、上消化道出血休克表现者多考虑原发性肝癌破裂出血可能；对于中上腹疼痛伴腰背部放射性疼痛、短期内明显消瘦、阻塞性黄疸、腹部肿块、呕血或黑便者多考虑胰腺癌破裂出血可能。

（2）快速估计出血量和判断出血程度及来源：呕血提示上消化道出血，黑便大多来自于上消化道出血，而血便大多来自下消化道出血。但是消化道短期内大量出血为黯红色甚至鲜红色血便，此时如不伴呕血，常难与下消化道出血鉴别，应在病情稳定后即做急诊胃镜检查。如出现血腹则说明腹腔肿瘤周围血管破裂，血液进入腹腔。遗憾的是，有人查阅了很多国内外文献和专著，未见到有关血腹出血量多少的资料，亦未见到经统计学检验的有效的回顾性分析报道。肿瘤破裂出血在临床上可分为三类：①慢性隐性出血。无肉眼可见呕血、黑便、便血及血腹，无临床症状，仅大便隐血。②显性出血。有肉眼可见的呕血、黑便、便血、腹腔穿刺血性渗液，但无周围循环障碍表现。③急性大出血。有呕血、血便、大量血性腹水，伴贫血、循环障碍，甚至低血压或休克症状。据研究，成人每天消化道出血达到 5～10mL 粪便隐血试验出现阳性；每天出血量 50～100mL 可出现黑便或柏油样便；胃内储血达 300mL 以上者可引起呕血。一般出血量不超过 400mL 时，多无全身症状出现；出血量超过 500mL，可出现头晕、心慌、乏力等全身症状；短时间内出血量超过 1000mL 者，可出现周围循环衰竭表现。也有人提出血红蛋白每下降 1g/L，代表失血 300～400mL，可资参考。但需要注意，呕血、黑便及便血的频度与量对出血量的估计虽有一定帮助，但由于肿瘤破裂出血大部分积存于胃肠道，且呕血、黑便及便血混有胃内容物与粪便，因此不可能据此对出血量做出精确的估计。此外，病人的血常规检验包括红细胞计数、血红蛋白浓度及红细胞压积虽可估计失血的程度，但并不能在肿瘤破裂出血早期立即反映出来，而且还受到出血前有无贫血存在的影响，因此也只能供估计出血量的参考。

（3）体格检查：腹腔肿瘤破裂出血量较少时，无血压下降及组织或器官灌注不足表现，当出血量较大时，可出现血压下降、尿量减少、四肢厥冷、冷汗、面色苍白或发绀、脉搏细速等末梢循环衰竭表现，腹穿抽出不凝血。如伴有上腹部肿块、Virchow 淋巴结、左腋前淋巴结肿大、脐周小结、直肠前窝肿块等提示胃癌破裂出血；如伴有腹部肿块、肠梗阻表现等提示小肠肿瘤破裂出血；如伴有腹部肿块，以右腹多见，肿块质硬，呈条索状或结节状及肠梗阻征象多提示结肠癌；直肠指诊发现直肠肿块，质地坚硬，表面呈结节状，有肠腔狭窄，指检后的指套上有血性黏液多提示直肠癌；如伴有肝肿大，质地坚硬，脾肿大，血腹及黄疸表现多提示肝癌；右上腹触及肝脏相连之肿块，表面光滑，柔软而有弹性，边界较清，囊性感，随呼吸上下移动，一般无压痛者多考虑肝血管瘤；若伴有黄疸，且扪及无压痛肿大之胆囊（Courvoisier 征），脾肿大等提示胰腺癌。

（4）辅助检查：根据需要给予病人大便、X 线、B 超、CT、MRI、消化道钡餐造影、选择性血管造影、放射性核素扫描、内镜、活组织病理学等检查，有助于临床诊断。

七、临床诊断

腹腔肿瘤破裂出血的临床诊断主要依据其病史、临床表现、体格检查以及相关检查来进行，其诊断条件如下。

（1）肝癌：临床表现如下。①常有肝炎、肝硬化病史，以 40 岁以上中老年男性多见。②临床上有缓慢乃至急剧的内出血症状。小破口少量出血时，病人有轻度局限性腹痛。大破口大量出血时，病人除有内出血休克症状外，尚有典型的弥漫性腹膜炎体征。如再有腹胀、移动性浊音、肠鸣音减弱或消失等，则认为出血量很多，病情严重。③多伴随肝区疼痛、腹胀、食欲减退、消瘦等症状。④晚期可出现肝脏肿大，表面有结节且质硬，还可出现黄疸、腹水等。

辅助检查如下。①实验室检查：有明显的红细胞减少，血红蛋白下降，血清 AFP 检测一般明显增高。②最确切的是腹腔穿刺，一般是在右下腹部或右上腹部穿刺。③B 超及 CT 检查能确定肝内有无病变，尤其对肝癌能做出正确诊断。如腹腔穿刺证明有不凝血，B 超、CT 证明有肝癌，即使既往无肝病史的病人，也可以得出肝癌破裂出血的诊断。

（2）肝海绵状血管瘤：病史较长，较小的瘤体一般不引起明显的临床症状；较大的肿瘤，如直径＞5cm 以上，常引起腹胀、消化不良、腹部包块等，当血管瘤发生自发性破裂时，出血进入胆道，可出现呕血和黑便。

辅助检查：①肝功能检查通常没有异常指标；②腹部 B 超、CT 和 MRI 检查可对本病做出诊断。

（3）胃癌破裂：常见于 40 岁以上中老年病人，发生大出血相对较少，仅占 1%～3.4%。出血为少量、反复的呕血与黑便，黑便持续时间较长，贫血与出血程度不相称，出血后上腹部疼痛不减轻或反而加剧。同时，多有长期食欲缺乏、上腹不适或隐痛、乏力、消瘦、贫血，腹痛无节律性，进食后可加重，服用抗酸剂效果差等晚期胃癌的临床表现。查体有贫血貌、腹部包块、左锁骨上淋巴结肿大、恶病质等表现。

在胃部良性病变行胃切除术后5年以上发生的残胃原发性癌也可出现破裂出血，其诊断条件：

临床表现：①一般见于良性病变行胃切除术后5年以上；②多再发上腹部疼痛，同时可有呕血及黑变。病变侵及贲门时可出现吞咽困难，侵及吻合口引起梗阻时可出现呕吐。

辅助检查：①X线检查可见残胃肿块、溃疡、吻合口梗阻、胃壁僵硬等征象；②胃镜检查并活组织检查可确诊。

（4）胃及十二指肠良性肿瘤：包括平滑肌瘤、脂肪瘤、血管瘤、腺瘤、神经源性肿瘤等，常因黏膜好发溃疡或胃壁肿瘤引起较深溃疡而出血。

临床表现：一般无明显的伴随症状，部分病人可有上腹痛，常为隐痛或胀痛，伴有恶心、呕吐、黄疸等。后期肿瘤较大时可出现腹部包块。

辅助检查：①内镜检查及活检是诊断本病的主要方法。②X线检查也可发现明显的肿瘤病变。③腹部B超、CT可以诊断体积较大的肿瘤。

（5）小肠肿瘤：小肠肿瘤少见，其诊断要点如下。①临床表现：间歇性柏油样便或黯红色黑便，往往是病人就诊的主要症状，或因反复小量出血仅表现为慢性贫血，可伴腹痛，并发肠梗阻时，疼痛剧烈，偶尔可扪及活动性肿块。②大便隐血试验持续阳性。③全消化道钡餐检查确诊率为60%～80%。④选择性动脉造影有助于活动性出血诊断。小肠肿瘤的诊断主要依靠临床表现和X线检查。钡灌肠如钡剂能进入末段回肠，有时可显示末段回肠肿瘤，但发现率低。十二指肠镜对诊断十二指肠部肿瘤的正确率甚高。小肠镜可检出部分上段空肠的病变，但对整个小肠的检查尚受限。选择性肠系膜血管造影对血管丰富或有出血的病变，或是在肠壁上占有较大部位的病变可以显示出来。CT、MRI对小肠肿瘤的帮助不大。

（6）结肠癌：临床表现如下。①30岁以上病人近期有大便习惯改变，有腹泻或便秘交替出现，或腹泻、大便带血（黯红色），大便带黏液或黏液血便或原因不明的贫血、乏力、体重减轻，或有慢性肠梗阻表现，均应考虑到结肠癌可能。②癌肿所在部位不同，可有不同的特殊表现。右半结肠癌常先有右下腹不适隐痛，大便次数增多，伴黯红色血便，以后可有贫血、消瘦与右下腹肿块；左半结肠癌常有进行性便秘、腹胀和腹痛等慢性肠梗阻症状，在此之前多有便次增多，黏液血便。

辅助检查：钡灌肠、乙状结肠镜、纤维结肠镜等可协助诊断。钡灌肠是诊断结肠癌的重要方法。腔内超声探头可探测癌肿浸润肠壁的深度及有无侵犯邻近脏器。CT可以了解直肠癌盆腔内扩散情况，有无侵犯膀胱、子宫及盆壁，是术前常用的检查方法。也可判断肝、腹主动脉旁淋巴结是否转移。

（7）直肠癌：临床表现如下。①直肠刺激症状：便意频繁，排便习惯改变，便前肛门有下坠感，里急后重，排便不尽感，晚期下腹痛。②肠腔狭窄症状：癌肿侵犯致肠管狭窄，初时大便变形、变细，严重时出现肠梗阻表现。③癌肿破溃感染症状：大便表面带血及黏液，甚至脓血便。

辅助检查：①大便隐血检查阳性。②CEA作为早期直肠癌的诊断缺乏价值。血清CEA水平与Dukes分期呈正相关，DukesA、B、C、D期病人的血清CEA阳性率依次分别为25%、45%、75%和85%左右。CEA主要用于监测复发，但对术前不伴有CEA升高的直肠癌病人术后监测复发亦无重要意义。③直肠指诊，是诊断直肠癌最重要的方法。在我国直肠癌中有约75%为低位直肠癌，大多能在直肠指诊中触及。

（8）胰腺癌：临床表现如下。①进行性无痛性黄疸是其主要的症状，伴有皮肤瘙痒、腹痛，尤其是腰背痛较明显，夜间加重，同时有消瘦、乏力、食欲缺乏、腹胀、厌油腻等症状。发生出血一般较晚，黑便多见。②晚期多可在右上腹触及肿大的胆囊。

辅助检查。①血清生化检查：血清碱性磷酸酶（AKP）、γ-谷氨酰转肽酶（γ-GT）及乳酸脱氢酶（LDH）升高，血清胆红素测定进行性升高，以直接胆红素升高为主，多呈阻塞性黄疸特征。另外，血清淀粉酶及脂肪酶的一过性升高也是早期胰腺癌的一个启示，少数病人空腹或餐后血糖升高，糖耐量试验阳性。②免疫学检查：目前尚无一种能对胰腺癌，尤其是早期胰腺癌的诊断灵敏且具有特异性的免疫学检查方法。相对而言，CA19-9 对胰腺癌的诊断比较敏感，特异性较好，目前临床上应用得比较广泛。③基因检测：针对胰腺癌 C-Ki-ras 基因第 12 密码子有很高的突变率，国内开展了这方面检测，诊断正确率可达 80%～90%。④X 线检查可见十二指肠曲增大、受压。⑤B 超可见胰腺局部呈局限性肿大，密度不均的低回声或回声增强区，可显示胆管、胰管扩张，可检出直径在 2.0cm 以上的胰腺癌。内镜超声检查（EUS）已在各大医院应用，能发现直径在 1.0cm 以下的小胰腺癌。⑥CT 检查是诊断胰腺疾病较为可靠的检查方法，能较清晰地显示胰腺的形态，肿瘤的位置，肿瘤与邻近血管的关系及后腹膜淋巴结转移情况，以判断肿瘤切除的可能性。增强 CT 扫描对诊断帮助更大，能发现直径在 2.0cm 左右的胰腺癌，并可在 CT 引导下对可疑的肿块进行细针穿刺，做细胞学检查有十分重要的诊断价值。⑦经内镜逆行胰胆管造影（ERCP）：胰腺癌时主胰管造影可示狭窄、管壁僵硬、中断、移位、不显影或造影剂排空延迟等；经内镜收集胰液进行细胞学、生化学和酶学检查，可提高肿瘤的检出率。⑧经皮肝穿刺胆管造影及置管引流（PTC 及 PTCD）：适用于深度黄疸而且肝内胆管扩张者，可清晰地显示梗阻的部位，梗阻以上胆管扩张的程度，受累胆管的狭窄、中断、移位及胆管僵硬改变等。⑨磁共振胆胰造影（MRCP）：能显示胰、胆管梗阻的部位和胰胆管扩张的程度，具有无创伤、多维成像、定位准确的特点，故优于单纯 MRI。⑩PET：目前世界上发展的高科技现代医疗技术和设备，其对胰腺良恶性肿瘤的鉴别有重要临床价值，但价格非常昂贵。⑪细胞学检查：做 ERCP 时逆行胰管插管收集胰液寻找癌细胞以及在 B 超或 CT 引导下经皮细针穿刺吸取胰腺病变组织，涂片找癌细胞，是很有价值的诊断方法，但需要有一定的技术设备。⑫胰管镜检查：国内有关胰管镜的报道不多。它对胰腺癌的诊断有较大价值。胰腺癌在胰管镜下表现为：胰管壁不规则隆起，管腔多呈非对称性狭窄或完全阻塞，黏膜发红变脆，血管扭曲。

（9）壶腹部癌：临床表现如下。①早期出现黄疸，黄疸深浅呈波浪式变化是本病的特点；②常有右上腹疼痛和上腹部饱胀感，并发胆道感染可出现绞痛，伴畏寒、发热、黄疸加深，同时伴食欲减退、体重减轻、全身乏力、腹泻，有出血时大便隐血试验阳性，少数病人有黑便。

辅助检查：ERCP 检查可直接观察十二指肠乳头病变，且可做活体组织检查，同时做胆胰管造影对明确诊断有十分重要的价值。

（10）妇科肿瘤：临床表现如下。①月经改变是主要症状，表现为月经期延长，月经量过多，周期缩短或不规则出血。如出血量多，可发生继发性贫血。②下腹部包块：肿瘤长至拳大时，可在耻骨联合上方触到肿块，质硬，有时凸凹不平。③压迫症状：肿瘤压迫膀胱时出现尿频、排尿困难、尿潴留等；压迫直肠，可出现便秘。④肿瘤较大压迫神经或黏连时可引起下腹痛或腰痛，但一般不发生疼痛，仅有下腹坠胀、腰背酸痛等。⑤白带增多，当肿瘤坏死、破裂出血，有时出现脓血性白带。

辅助检查：B 超、CT、MRI、阴道镜、活组织病理检查、内窥镜检查（包括宫腔镜和腹腔镜）等有助于疾病诊断。此外某些妇科肿瘤可产生一些特殊的抗原物质、激素、酶，如 CA125、绒毛膜促性腺激素等，通过不同的方法，可以对这些物质进行检测，从而协助诊断肿瘤。

八、鉴别诊断

腹腔肿瘤破裂出血鉴别诊断最主要的是区分肿瘤是良性还是恶性，对拟定治疗方案和估计预后具有重要意义。

良性肿瘤：①病程较长。②肿瘤的性状往往呈膨胀性或外生性生长；缓慢生长；常有包膜；一般不侵袭，少数局部侵袭；不转移。③一般无全身症状。④复发：完整切除，一般不复发。

恶性肿瘤：①病程较短。②肿瘤的性状多为侵袭性生长；生长较快，常无止境；边界不清，常无包膜；一般者有侵袭与蔓延现象；一般多有转移。③全身症状：恶病质。④复发：治疗不及时，常易复发。

九、治疗

（1）治疗原则：腹腔肿瘤破裂出血首先应止血、抢救休克，使病人免于死亡；其次积极治疗肿瘤原发病，同时防治并发症，调整机体功能。对于有望治愈或长期缓解的肿瘤病人应制订根治性治疗计划。晚期恶性肿瘤病人，预期寿命短，治疗目的在于缓解症状，维持生命体征，改善病人生活质量；终末期病人，则维持治疗和止血、止痛是治疗重点。具体治疗中，根据病情需要，往往内外科治疗及内分泌、生物疗法等多方法配合使用，以达到最佳治疗效果。

（2）一般处理：腹腔肿瘤破裂出血期间病人应卧位休息，保持呼吸道通畅，避免窒息，必要时吸氧。活动期出血应禁食。严密监测病人生命体征如心率、血压、呼吸、尿量及神志变化。动态观察呕血、便血、血腹情况。定期复查血红蛋白浓度、红细胞计数、红细胞压积。必要时行中心静脉压测定。病情较重者根据情况进行心电监护。大出血时要积极抢救，立即查血型和配血，尽快建立有效的静脉输液通道，尽快补充血容量，防治休克。

（3）药物治疗如下。①垂体后叶素（Pituitrin）：是血管收缩剂中最有效的一种药物。用法与用量：20%葡萄糖注射液 20mL 加 Pituitrin 5～10U，于 10～20 分钟内静脉缓注；10%葡萄糖注射液 250mL 加 Pituitrin 10U，每日 4 次，静脉滴注，一般停止出血后再连续注射 2～3 天，以利巩固疗效。②维生素 K_1：10～50mg 稀释于 5%葡萄糖注射液或 0.9%氯化钠注射液中缓慢静脉注射，必要时每 4 小时重复一次。③氨甲环酸（AMCHA）：本药为合成的氨基酸类抗纤溶药，与纤溶酶原或纤溶酶的赖氨酸结合区有高度亲和力，故能竞争性抑制纤维蛋白的赖氨酸与纤溶酶结合，从而抑制纤维蛋白凝块的裂解，产生止血作用。用法与用量：（0.25～0.5）g＋5%或 10%葡萄糖注射液 100mL，缓慢静脉滴注。也可静脉注射，用量同静脉滴注。④氨基己酸（EACA）：为特异性的抗纤维蛋白溶解药，抑制纤维蛋白溶酶原的激活因子，抑制纤维蛋白的溶解，产生止血作用。用法和用量：静脉滴注初始剂量为 4～6g，加入 5%葡萄糖注射液或 0.9%氯化钠注射液 100mL，15～30 分钟内滴完，维持量为 1g/h，维持时间依病情而定，一天量不超过 20g，可连用 3～4 天。⑤凝血酶：本药是一种速效止血药。凝血酶是凝血机制中的关键酶，能直接作用于血液凝固过程的最后一步，促使血浆中的可溶性凝血因子 I 转变成不溶的纤维蛋白。可用于术中局部止血，效果尚可。有报道肝脾破裂大出血可使用本药溶液 1000～2000U/mL 止血。⑥血凝酶：是从巴西矛头蝮蛇的毒液中分离、精制而得的一种酶类止血剂。一般出血，1～2KU，静脉注射；紧急出血，立即静脉注射 0.25～0.5KU，同时肌内注射 1KU。⑦酚磺乙胺：可降低毛细血管通透性，使血管收缩，出血时间（BT）缩短。用法和用量：0.25～0.5g，加入 0.9％氯化钠注射液 250mL 中静脉滴注，必要时可重复。一天总量不超过 1.5g。⑧卡巴克络：能增强毛细血管对损伤的抵抗力，稳定血管及其周围组织中的酸性黏多糖，降低毛细血管的通透性，增强受损毛细血管端的收缩作用，从而缩短止血时间。使用方法：口服：2.5mg～5mg，每日 3 次；肌内注射：5mg～10mg，每日 2～3 次；静脉注射：25～50mg，每日 1 次；静脉滴注：60～80mg 加入 0.9％氯化钠注射液 250mL 中静脉滴注，必要时可重复。

（4）输血：对于肿瘤破裂大出血病人出现循环血容量不足现象，如收缩压降至 11.3kPa 以下应及时补充血容量，宜少量、多次输新鲜血（100～200mL/次）。输血除能补充血容量外，尚有止血作用。

（5）介入治疗：行选择性腹腔血管造影确定出血部位后，可以通过导管动脉内药物灌注治疗和栓塞治疗进行止血。药物灌注治疗病例近期效果好，但远期易复发出血，部分病例不能达到止血效果，一般认为药物灌注治疗对较小血管或低速率的出血有较好的效果。栓塞治疗有良好的止血效果，且快而持久。但该方法的主要缺点是，栓塞不当时可引起非出血部位缺血坏死。

（6）内镜治疗：内镜治疗包括胃镜、小肠镜和腹腔镜等。内镜直视下发现病灶后，可利用电凝、微波、硬化剂注射、激光等止血及病因治疗。该方法被认为方便、创伤小、并发症少，尤其适用于年龄较大合并有心肺等重大疾患不能耐受手术或肿瘤晚期寿命短暂维持治疗者。

（7）手术治疗：经积极内科治疗，大多数病人可止血。若内科药物止血、介入治疗、内镜治疗无效者，应考虑手术治疗。具体方法见病因治疗。

十、诊疗探索

（1）冷冻止血法：用此法能迅速极度地降温，可使局部组织坏死凝固，冷却剂用液氮或液体二氧化碳，冷却探头为不锈钢针，由内外两层聚四氟乙烯管组成的导管经活检钳道插入，冷却剂可使探头末端的温度降至 −63℃，当接触黏膜组织后，出血部位的局部组织冰冻发白，几个小时后局部组织坏死形成腐肉。

（2）纤维蛋白黏胶：主要含有纤维蛋白原、凝血酶、抑肽酶、氯化钙等成分，各种成分混合后很快形成一种黏稠状液体，牢固地胶粘于肿瘤破口处上，约 10 分钟达到最大强度。广泛应用于手术过程中术野渗血及静脉性出血的局部止血，封闭组织缺损，促进组织创伤愈合，防止组织黏连。胶块约 2 周被吸收。

（3）微丝纤维胶原止血剂：由牛真皮胶原提纯制备的一种不溶于水的纤维素。在出血表面直接应用时，可诱导血小板在微丝纤维上发生黏附和聚集，促进血小板血栓形成而发挥止血作用。适用于手术中难以结扎或烧灼无效的局部出血。组织易脆或血管丰富部位的出血，一般每克产品足以控制 $50cm^2$ 面积的出血部位。

（4）氧化纤维素和氧化再生纤维素：二者均为可吸收性止血剂，是由纤维素经氧化处理成为纤维素酸，制成薄纱状或棉布状，它是通过细胞或纤维素的作用，激活因子 XIII，加速凝血反应，同时纤维素可促进血小板黏附和增强纤维蛋白网，有利于止血作用。氧化再生纤维素对革兰阳性和阴性细菌、需氧菌及厌氧菌均有杀灭作用，其应用范围几乎遍及所有外科领域，一般植入后 2～7 天后被吸收。

（5）胶原可吸收性止血剂：来源于冻干的牛皮肤胶原，亦为可吸收性。当出血灶内血液接触胶原制品时，病灶中血小板即聚集于胶原表面，释放出血小板因子及凝血因子，促使局部出血灶表面生成纤维蛋白网，粘住胶原海绵垫而止血。适应证同其他局部止血剂。一般按压 2～5 分钟即可止血。

（6）化学胶：为一组 α 氰基丙烯酸酯类物质，常用的如 zT 胶、pW 胶、oB 胶等。多在数秒钟内即可固化形成柔软而富有弹性的聚合体黏合组织。采用含明胶、聚乙基乙二醇二丙烯酸酯、抗坏血酸等成分的混合物，在可见光作用下，经几十分之一秒即可聚合。

（7）中药止血汤：仙鹤草 15g，大蓟 15g，小蓟 15g，侧柏 15g，棕榈炭 10g，槐花 15g，蒲黄炭 10g，三七 3g，白及 10g（冲），地榆 15g。待冷却后加入 25％葡萄糖酸钙 10mL 混匀经胃管注入或灌肠，发挥局部止血作用。其机制可能为：①药物中含有大量黏液、鞣质覆盖在创面形成保护膜，收敛血管促进愈合；②药物炭化后产生活性炭，有吸附收敛作用，释放出的可溶性钙离子能促进血液凝固；③各种药物所含的止血活性成分，在促凝、降低血管通透性、收缩血管等方面发挥作用。

（8）特殊处理：对于不需要输血之轻度、中度出血病例以及输血后维持恢复病例，和输血间歇期之病例，可使用中药静脉注射剂进行静脉注射或静脉滴注。如用养阴和增液注射液（生地、麦冬、玄参等）200mL；或用参麦注射液（人参、麦冬）100mL 加入 5％葡萄糖氯化钠注射液 500mL 中静脉滴注，以输液救阴。对于气血衰脱、阳气暴脱之病例，使用参附青（红参、附子、青皮等）注射液 100mL 加入 5％葡萄糖氯化钠注射液 500mL 中快速静脉滴注；也可用枳实注射液（枳实）5～10mL 加入 25％葡萄糖注射液 20mL 中先进行缓缓静脉注射，以回阳固脱。

十一、病因治疗

（1）原发性肝癌：原发性肝癌治疗方法的选择应视肿瘤状况、肝功能代偿情况以及全身状态而定。手术治疗：①一期切除：即早期根治性切除，是改善肝癌预后的最关键因素。凡肿瘤局限于一叶的肝功能代偿者，均应不失时机争取根治性切除。肿瘤越小，5 年生存率越高，其中直径＜3cm 的单发小肝癌行根治术后效果良好。选择不规则局部根治性切除方式，可在切除肿瘤的同时最大限度地保留肝组织，有利于术后恢复，降低手术死亡率。近年来外科手术指征不断扩大，对伴门静脉癌栓或胆管内癌栓的肝癌，只要肿块可以切除，就可选择手术治疗方法。②二期切除：对于经手术探查或影像学检查证实肿瘤巨大或贴近大血管难以行根治性切除者可先采用非切除性姑息性外科治疗或非手术治疗，待肿瘤体积明显缩小后再行二期切除。近年来，随着外科技术的发展及新型免疫抑制剂的相继面世，愈来愈多的肝移植中心将肝癌作为肝移植的适应证之一。肝移植适用于合并严重肝硬化的小肝癌病人，出现静脉癌栓、肝内播散或肝外器官转移者应列为禁忌证。

非手术治疗：①肝动脉栓塞化疗：肝动脉栓塞化疗是非手术治疗的首选方法，尤其是以肝右叶为主或多发病灶或术后复发而不能手术切除者。对于不能根治切除的肝癌，经过多次肝动脉栓塞后，如肿瘤明显缩小，应积极争取二期切除。②化学药物治疗：尽管近年来新的化疗药物不断出现，但对肝癌的全身化疗效果尚未得到肯定。通过肝动脉灌注将化疗药物与栓塞剂合并应用提高局部浓度，减少全身毒性的治疗方法已得到肯定。③生物治疗：生物治疗的基本理论依据是通过或增强机体本来就具有的内在性防御机制达到抑制和杀伤肿瘤细胞或促进恶性细胞分化，降低肿瘤恶性度的目的。目前在临床应用较为普遍的是重组人细胞因子，如干扰素（IFN）、白细胞介素-2（IL-2）、胸腺素-α 和肿瘤坏死因子（TNF）等，此外还有免疫效应细胞治疗，如淋巴因子激活的杀伤细胞（LAK）、肿瘤浸润淋巴细胞（TIL）、激活的杀伤性巨噬细胞等。④放射治疗：近年来新发展起来的离子束治疗可靶向聚焦肝癌细胞组织，既提高肝癌细胞对照射的敏感性，又减少其对正常组织的损伤性，大大改善了以往放射治疗效果。另外，通过对肝癌细胞有亲合力的生长抑素或单克隆抗体进行靶向放射已进入临床试验研究并获得较好效果。"三维适型放疗"的出现，使放射治疗在肝癌治疗中的地位有了新的评估，其对晚期肿瘤在一定程度上起了延长生存、提高生活质量的作用。⑤高强度聚焦超声：是通过波长短、易于穿透组织的特点，聚焦于深部肝癌，在短时间内产生高温而杀伤肿瘤组织。因聚焦区域小，受影响因素较多，且需反复治疗，故疗效有待于进一步证实。⑥中医中药治疗：采用中药治疗肝癌在我国极为普遍。

（2）肝海绵状血管瘤：无临床症状且肝血管瘤较小者可以不予治疗。对直径＞5cm 的肝血管瘤并出现上腹疼痛不适、恶心、呕吐、出血表现者，应该手术切除。肝血管瘤的手术术式主要有包括血管瘤在内的肝叶切除术和沿血管瘤被膜分离的血管瘤剥除术两种，具体术式可根据情况而定。较小的多发血管瘤也可手术缝扎。

（3）脾血管瘤：一般认为，脾肿瘤一经发现须行全脾切除术。脾血管瘤为良性肿瘤，脾切除后效果良好。全脾切除后也可将健康脾组织自体异位移植，以保留脾脏的功能。

（4）胃癌治疗如下。①手术治疗：是目前唯一可能根除胃癌的手段。手术效果取决于胃癌的浸润深度和扩散范围。对早期胃癌，胃部分切除术属首选。对进展期胃癌，如未发现远处转移，应尽可能手术切除，有些须做扩大根除手术。对远处已有转移者，一般不做胃切除，仅做姑息性手术。②内镜下治疗：早期胃癌可做内镜下黏膜切除、激光、微波等治疗，特别适用于不能耐受手术的病人。进展期胃癌病人不能手术者可经内镜做激光、微波或局部注射抗癌药等，可暂时缓解。③化疗：抗癌药物常用于辅助手术治疗，在术前、术中及术后应用以抑制癌细胞扩散和杀灭残存的癌细胞，从而提高手术效果。一般早期胃癌无淋巴结转移者术后不需化疗；进展期胃癌术后应给予化疗；不能施行手术的晚期胃癌，如一般情况许可，可试用化疗。胃癌的常用化疗药物有 5-氟尿嘧啶、丝裂霉素、多柔比星、司莫司汀、顺铂和依托泊苷等。这些药物单用效果差，联合应用稍佳。联合应用方案繁多，目前尚无理想的配伍。④其他治疗：中药治疗、放射治疗及生物治疗均可作为辅助治疗。

（5）十二指肠恶性淋巴瘤：手术治疗如下。原发性十二指肠恶性淋巴瘤的治疗，目前多数学者主张以手术切除为主，其手术切除率国内报道为 60％。术式的选择应根据肿瘤部位、病变浸润深度和有无远处转移等情况而定。手术方式主要有以下几种：①胰头十二指肠切除术：多数人认为是十二指肠恶性淋巴瘤的首选术式。尤适用于肿瘤位于十二指肠降部乳头周围区、位于十二指肠乳头上部和水平部、升部并已侵及肌层的恶性淋巴瘤，原则上主张同时行区域性淋巴结清扫术。②十二指肠局部和节段性肠切除术：适用于病变范围小、浆膜未受侵、无淋巴结转移和远处转移或因高龄、体弱等情况不能耐受根治性切除手术的病人。③旁路手术：对已有胆道或十二指肠梗阻，又不能进行根治性切除的晚期恶性淋巴瘤病人，可分别采用胆道-空肠或胃-空肠吻合术。

放疗和化疗：由于十二指肠恶性淋巴瘤对放疗和化疗均具有较好的治疗反应，因此不管肿瘤是否切除，术后化疗是必要的；放疗亦可选择合适的病人进行，疗效要优于单纯的手术治疗。较常用的是 CHOP 方案，即环磷酰胺 500mg/m^2、多柔比星 40mg/m^2 及长春新碱 1.4mg/m^2，第 1 天静脉给药；第 1～第 5 天口服泼尼松 $30mg/m^2$，21 天为 1 周期，每隔 3 周重复治疗 1 个周期，需经 6～8 周期的化疗，能使症状缓解、瘤体缩小，有效提高术后生存期。对肿瘤没有切除或术后复发者，也可在化疗基础上做局部化疗，常用直线加速器或 ^{60}Co，常能有效控制肿瘤残留或复发病灶。

（6）小肠肿瘤：手术切除是治疗小肠肿瘤的主要手段和有效措施。治疗原则应为：①病变能切除者应尽可能切除。切除范围包括相当一段正常的肠曲（肿瘤上、下端各 20～30cm）及其有关的"V"形系膜，然后再作端端或侧侧的吻合以恢复肠道之通连。②如病变不能切除，亦应考虑在病变上下端的肠袢间作侧侧吻合，以解除或者至少缓和肠梗阻的威胁。③空肠癌大多位于距 Treitz 韧带 20～80cm 处，有时甚至距空肠起始部更近。该处肿瘤经肠袢广泛切除后，端端吻合或有困难，因此以行十二指肠的侧侧吻合为佳。④如病变是在回肠末段近回盲瓣 30～80cm 范围内，则凡不能切除者应行病变近侧回肠与横结肠的吻合术，可以切除者应行右半结肠连同末段回肠的广泛切除，继以回肠横结肠的吻合术。

（7）大肠癌：大肠癌的治疗关键在早期发现与早期诊断，从而能有根治机会。①手术治疗：大肠癌的唯一根治方法是早期切除肿块。对有广泛癌转移者，如病变肠段已不能切除，则可进行捷径、造瘘等姑息手术。②经结肠镜治疗：对晚期结、直肠癌形成梗阻，病人一般情况差不能手术者，可用激光打通肿瘤组织，作为一种姑息疗法。③化学药物治疗：大肠癌对化学药物一般不很敏感，是一种辅助疗法。早期癌根治后一般不需化疗。5-氟尿嘧啶至今仍是大肠癌化疗的首选药物，常与其他化疗药联合应用。④放射治疗：用于直肠癌，术前放疗可提高手术切除率和降低术后复发率；术后放疗用于未达根治或术后局部复发者。但放疗有发生放射性直肠炎的危险。

（8）胰腺癌治疗如下。①手术治疗：目前胰腺癌唯一有效的疗法是在早期诊断和充分准备的条件下施行根治性切除。目前，Whipple 手术仍是胰腺癌手术切除的基本术式。术前肿瘤分期对预测手术切除的可能性有意义。术前放疗-化疗可以提高手术切除率。在术中发现无根治手术条件的病人，应做相应的姑息性手术，以解除症状。手术禁忌证：肝、腹膜、网膜、腹腔外转移；肿瘤侵犯或包绕腹腔主要血管。②放疗：单纯放射治疗可以改善病人的临床症状，特别是腹痛和背痛，但对延长晚期胰腺癌病人的生存时间作用有限。术前放疗可缩小肿瘤体积，有利于手术切除。以术中放疗为基础的联合方案已经成为比较成熟的胰腺癌治疗方案。③化疗：化疗是胰腺癌有效的辅助治疗手段之一，常用药物有 5-氟尿嘧啶、丝裂霉素、表柔比星、卡铂等。④生物治疗：由于现有治疗方法对胰腺癌作用有限，所以胰腺癌成为试验新的生物治疗手段的最佳对象，也使这一领域空前活跃。但遗憾的是，由于肿瘤发生的多基因、多因素参与，以及复杂的免疫机制，许多环节目前尚未完全清楚。⑤中药治疗。适用于一些不适合手术和放、化疗或手术后复发的病人。中药治疗可改善肿瘤病人的全身状况，减轻临床症状，增强机体免疫功能，增加巨噬细胞的吞噬功能，保护造血功能，降低血清黏稠度，增加血流速度，同时，能明显降低血清癌胚抗原（CEA）含量。而且具有抗癌化瘤、镇痛消肿、破淤逐水、扶正固本之功效。

（9）卵巢癌：治疗原则是以手术为基础的多种方法，包括化疗、放疗等的综合应用。手术不仅是最有效的治疗方法，而且是确定诊断、明确分期及了解病变播散范围的主要方法。卵巢癌的手术既要强调首次手术的彻底性，又要避免不必要的过分扩大手术。

手术治疗：手术是治疗卵巢恶性肿瘤最重要的手段，除临床估计肿瘤不能切除和有手术禁忌证之外，均应首先进行手术。①全面、确定分期的剖腹手术：适用于术前诊断为Ⅰ期的卵巢癌病人。包括全子宫和双附件切除、大网膜切除、盆腔和腹主动脉旁淋巴结清除术、腹腔细胞学检查（腹水或盆腔、腹腔冲洗液）。②肿瘤细胞减灭术：适用于Ⅱ期以上病例。③二次探查术：行成功的肿瘤细胞减灭术后1年内，又施行了至少6个疗程的化疗，临床检查及辅助检查（包括CA125等肿瘤标志物）均无异常，再行剖腹探查术。

放疗：在恶性卵巢瘤的治疗中并不首先考虑放射治疗。经过剖腹探查证实为恶性卵巢癌未能全部切除者，可行X线体外照射。但腹水量多者不宜行放射治疗。

化疗：卵巢癌大多对化疗有较好的反应。近年来肿瘤的化学治疗进展较快，在卵巢癌的治疗中居有重要地位，对提高卵巢恶性肿瘤的治疗效果起到积极作用，可作为手术的辅助治疗，常用于术前、术中及术后，但常需要较长时期的间断用药，且对于人体的毒性反应有时也较大。多数情况下，手术难以将卵巢癌原发灶及转移灶切除干净，特别是细小的颗粒结节种植；也有部分病人不愿意接受手术治疗，这时应考虑以化疗为主的综合治疗。

十二、新进展

内镜金属钛夹止血术是目前治疗腹腔肿瘤破裂出血的新方法。

（1）内镜金属钛夹止血术的适应证：钛夹主要用于直径2mm以下小血管出血的治疗，因为它的机械止血原理，对于小动脉和小静脉的出血都同样适合。国内报道应用钛夹止血的病种较少，有消化性溃疡、胃癌、大肠癌等。

（2）内镜金属钛夹止血术的疗效：钛夹是一种精巧的机械装置，作用类似订书钉。其止血原理与其他所有的内镜止血术迥然不同，是利用夹子闭合时产生的机械力将出血血管与周围组织一并压紧，阻断血流，从而达到止血目的。钛夹钳夹紧密，可在内镜直视下操作，其作用同"内科缝合"，即时止血率极高。对于上消化道急性出血并失血性休克，同时患较严重的心肺等疾病、止血药物治疗无效、无外科手术条件的病人，钛夹止血更显示出重大价值。

（3）内镜钛夹止血术的并发症：钛夹止血法并发症很少，主要为消化道穿孔，但发生率很低，仅有个别报道。遇此情况可改用多枚夹子并排钳夹肿瘤溃疡表面边缘的方法，将整个溃疡封闭止血。

第三节　肠系膜上动脉栓塞

一、概念

肠系膜上动脉栓塞属于动脉栓塞的范围，是指栓子自心脏或近心端大动脉壁脱落，或自外界进入动脉，经腹主动脉血流进入肠系膜上动脉造成栓塞，引起肠管急性缺血性坏死并失去蠕动功能，导致急性血运性肠梗阻，其主要表现有剧烈的中上腹部绞痛、腹胀及肠鸣音消失，并可伴有不同程度的腹膜刺激征。

二、常见病因

（1）心源性：风湿性心脏病、冠状动脉性心脏病、细菌性心内膜炎。多发生于心房纤颤时栓子脱落。

（2）血管源性：动脉粥样硬化、胸主动脉瘤等。

（3）医源性：心脏瓣膜置换术、主动脉弓置换术、各种心导管检查和介入治疗等。

（4）其他：脂肪、空气、羊水等。

三、发病机制

（1）痉挛期：一旦栓塞，远端分支即发生痉挛。受累肠管苍白，处于收缩状态，肠黏膜出血性坏死脱落。

（2）淤滞期：1～2 小时后血管痉挛消失，阻塞远端动脉有血栓形成，肠壁血液淤滞，肠管失去张力，出现发绀水肿渗出，致全层肠壁坏死，大量血性液体渗出至肠腔及腹腔。

四、临床特征

发病急骤，突然发生剧烈的腹部绞痛，早期为阵发性，不能用药物缓解，伴有频繁呕吐。开始腹软不胀，肠鸣音存在，与症状不相称是本病早期的一个特点。随着病情进展，腹痛变为持续性，腹部逐渐膨胀，压痛明显，肠鸣音消失。有时呕吐物为血水样，可以有腹泻并排出黯红色血液。后期出现腹膜刺激征，可能已发生肠坏死，并很快出现休克。

五、辅助检查

（1）血液学检查：血白细胞计数明显增高，多在 $20 \times 10^9/L$ 以上，并有血液浓缩和代谢性酸中毒表现。

（2）腹部 X 线检查：见大小肠有中等或轻度胀气，后期由于肠腔、腹腔有大量积液，X 线平片显示普遍密度增高。

（3）选择性肠系膜上动脉造影：不但有助于确诊本病，而且早期可以帮助鉴别栓塞、血栓形成或是血管痉挛，同时还可以给血管扩张剂如罂粟碱进行治疗。其缺点是侵入性，技术条件要求较高。

六、诊断思路

（1）询问病史：详细追问腹痛起病情况和临床特征。有心血管疾病及其相关手术治疗、介入检查病史者，特别是伴有心房纤颤的病人，应高度重视本病发生的可能。

（2）体格检查：除详细检查腹部体征以外，还应全面了解全身一般情况、生命体征及心血管疾病相关体征。

（3）辅助检查：血常规、尿液化验检查，生化检查，腹部 X 线检查。根据需要选择腹部 CT、MRI 或选择性肠系膜上动脉造影检查。

七、临床诊断

诊断主要依靠病史、临床表现和选择性肠系膜动脉造影。Bergan 曾将急性肠系膜动脉栓塞的临床表现概括为诊断三联征：①剧烈而无相应体征的上腹或脐周疼痛。②胃肠过度排空表现（恶心、呕吐和肠蠕动亢进）。③有导致动脉栓塞的心脏疾病。因此，如有上述三联征表现应高度怀疑本病。最可靠的诊断方法是选择性肠系膜动脉造影。一旦怀疑本病时，即应在适当的准备下进行选择性肠系膜动脉造影检查。

八、鉴别诊断

（1）冠心病：心绞痛、心肌梗死亦可表现为上腹部阵发性或持续性剧烈疼痛，亦多见于中老年。有高血压、动脉硬化病史，常于劳累或情绪激动时诱发。腹部无明显体征，心电图可见 ST 段和 T 波改变，舌下含服硝酸甘油常可缓解疼痛。

（2）泌尿系结石：输尿管结石可发生一侧腰腹部突发剧烈绞痛。腹痛可向会阴部或腰部放射，腹部无固定压痛，或输尿管行程有轻压痛，腰部肾区叩击痛，尿检查镜下见大量红细胞或尿隐血阳性，腹部平片可见阳性结石。

（3）胆道蛔虫症：上腹部剑突下阵发性剧烈绞痛，腹肌软，腹部体征与剧烈腹痛不相符合。腹部剧痛特点有明显间歇期，可放射到背部及右肩胛部，可有吐蛔史，少数病例可见黄疸。

九、治疗

目前多主张采用非手术治疗和外科手术积极治疗。

（1）非手术治疗：一旦怀疑本病时即在适当准备下，如抗休克、纠正心力衰竭和心律失常的同时，进行肠系膜上动脉造影。如发现有栓塞及血管痉挛时，即以输液泵经导管灌注罂粟碱 30～60mg/h，如有的病人腹痛减轻，动脉逐渐扩张充盈，则可继续采用这种非手术疗法。

（2）手术治疗：如非手术治疗无效则仍需进行手术治疗。①栓子切除术：栓塞早期，肠管充血发绀尚未坏死，应将主干游离切开取栓并清除远端血块。②旁路移植术：清除血栓后如上段来血满意，可用自体静脉做片状移植以关闭肠系膜上动脉切口。如取栓后上段无血或来血很少，则应用自体大隐静脉在腹主动脉或髂总动脉与肠系膜上动脉之间进行搭桥吻合术。③肠切除术：如肠管已坏死，则行肠切除吻合术。

十、诊疗探索

（1）术中对肠管活力的判断：通常依据观察肠管颜色蠕动以及边缘动脉搏动等来确定肠管是否有活力。除此之外还可借助多普勒血流分析和荧光染色技术来判断。具体操作是将多普勒超声探头在肠系膜与肠管交界处及肠壁对肠系膜缘观察有无动脉血流；荧光法是在周围静脉内注射 1g 荧光钠后，于暗室中通过紫外光观察肠管，局部如发黄色荧光则证明有血液循环存在，肠管有活力。如仍然不能做出决定，可将肠管放回腹腔，同时给以积极支持治疗，在 24～36 小时后再次剖腹观察肠管情况。

（2）术中经导管溶栓治疗：切开肠系膜上动脉主干，插入带有气囊的取栓导管取出栓子，再经导管注入尿激酶，用量只需全身用药的 1/600～1/20，溶于 0.9％氯化钠注射液。

十一、病因治疗

积极的心血管原发病的防治是预防肠系膜上动脉栓塞的关键，特别是对慢性心房纤颤的积极根治如电生理消融治疗意义重大。

十二、新进展

介入治疗肠系膜上动脉栓塞是目前治疗该病的最新进展。有学者报道在选择性肠系膜上动脉造影明确诊断的同时应用动脉长鞘进行吸栓治疗。取栓过程中发现血管痉挛或新鲜血栓时，经动脉灌注罂粟碱或尿激酶溶栓进行血管开通。

第四节　腹主动脉瘤破裂

一、概念

腹主动脉瘤破裂是指腹主动脉局限或弥漫性扩张、膨出，最终动脉壁全层破裂，出现剧烈的腹痛或背痛、严重的低血压及休克。常见的诱发因素有血压升高、外伤、情绪激动和用力排便、咳嗽等，亦有部分病人发病无明显诱因，称为自发性破裂，甚至发生在睡眠中。本病死亡率高达41%～70%，是外科最为凶险的急症之一，抢救须分秒必争。

二、常见病因

（1）动脉粥样硬化：最常见病因。多发生于50岁以上的老年人，常伴有高血压、冠心病等，少数伴有髂动脉及下肢动脉硬化性闭塞症。男性肾动脉以下腹主动脉因缺乏中层滋养血管，容易形成动脉硬化性动脉瘤，所以本病多见于男性。

（2）其他因素：外伤、感染、动脉炎和动脉壁发育不良等，都会引起腹主动脉瘤。

三、发病机制

（1）真性动脉瘤：动脉壁粥样硬化，失去弹性，在血流压力冲击下，动脉壁变薄部分扩张、膨出形成动脉瘤，进一步发展即可继发破裂，造成严重出血。

（2）假性动脉瘤：因损伤或炎症，动脉壁破裂后在软组织内形成搏动性血肿，以后周围被纤维组织包围而形成瘤壁，继发破裂造成出血。

（3）夹层动脉瘤：腹主动脉中层囊性坏死或退行性变，当内膜受损及在高压血流冲击下，造成中层分离形成积血扩张、膨出，夹层动脉瘤外层破裂引起大出血。

四、临床特征

腹主动脉瘤发病男女比例为（5～6）∶1，平均年龄＞60岁，破裂发病前多数病人缺乏明确症状。破裂时出现剧烈的腹痛或背痛、严重的低血压。破裂后大多先形成腹膜后血肿，继而破入腹膜腔，病人可因失血性休克而死亡；少数还可破入十二指肠形成主动脉十二指肠瘘引起消化道大出血，或破入下腔静脉形成主动脉腔静脉瘘。

五、辅助检查

多普勒血管超声（DVUS）、CT血管造影（CTA）、磁共振血管造影（MRA）、数字减影血管造影（DSA）等影像学检查具有确诊意义。其中CTA和DVUS应用较多，CTA对破口的位置和腹膜后血肿范围可提供准确判断；彩色多普勒超声则有易搬动优点，对于极危重的病人可以在术前准备和麻醉的同时在床边进行彩超检查，争取抢救时间。DSA虽有很高诊断价值，但属于有创检查，烦琐且危险性高，急诊情况下很少采用。腹部X线片显示腹主动脉钙化影和腰大肌及肾脏轮廓影模糊或消失有助于本病诊断。

六、诊断思路

（1）详细询问病史：仔细询问发病情况，起病时常有情绪激动或用力排便等腹压增高的动作，亦可无任何诱因。注意有无高血压、冠心病和下肢动脉硬化性闭塞症等病史。详细了解疼痛特征。

疼痛部位多位于腹部和（或）腰背部，常波及胸胁部和腹股沟部，为突发的持续性剧痛，难以忍受，伴有窒息感和濒死的恐惧感。了解其他伴随症状。

（2）体格检查：全面了解一般情况及生命体征，了解有无血压下降及休克情况。腹部体检注意搏动性肿块和移动性浊音等。

（3）辅助检查：由于起病急骤血容量未及代偿，血液化验红细胞比积不一定降低。因腹膜后血肿波及肾脏输尿管，尿液化验可见红细胞。影像学检查有确诊价值。

七、临床诊断

对于突然发生的腹部或腰背部剧痛，血压降低或休克病人，尤其是伴有高血压、冠心病或下肢动脉硬化性闭塞症的老年男性，或者发病前有情绪激动、腹压升高等诱因者，必须考虑到腹主动脉瘤破裂的可能。根据典型的突然剧烈腹痛、腰背痛、腹部搏动性肿块"三联征"可作出诊断。辅助检查彩超、CTA、MRA 或 DSA 可确诊。

八、鉴别诊断

（1）肾绞痛：剧烈腰痛，肾区叩击痛，甚至镜下血尿等表现是输尿管结石肾绞痛的常见临床特征，但是腹主动脉瘤破裂也可有类似表现。后者常伴有血压降低及休克，解痉止痛和强效镇痛剂如吗啡亦难以缓解疼痛。

（2）消化性溃疡急性穿孔：突然发生上腹或右上腹持续剧痛，与腹主动脉瘤破裂时疼痛相似，但前者发病年龄较轻，多有消化性溃疡病史，有典型腹膜刺激征，可有膈下游离气体。有时仅依据临床症状和体征亦难于鉴别，彩超或 CTA 等有助鉴别。

（3）急性胰腺炎：急性重症胰腺炎可表现为急性发生的腹痛、腰背疼痛，甚至血压下降等，但多有暴饮暴食史，频繁恶心呕吐，血、尿淀粉酶升高。影像学检查有助二者鉴别。

九、治疗

腹主动脉瘤破裂的诊断一旦确立，宜争分夺秒紧急外科手术治疗。手术的关键是控制动脉瘤近端的主动脉。

控制出血：①经左胸阻断胸主动脉。因大出血而血压降为零时，宜先开胸阻断胸主动脉控制出血。②经腹部切口控制动脉瘤出血。尚有血压情况下，应经腹部切口控制出血。大多数病人可以在肾动脉水平以下剖出动脉瘤近端的主动脉而控制出血；少数病例因血肿广泛，必须在膈肌下方暂时阻断主动脉，待解剖显露肾动脉下方的主动脉后移除膈下的主动脉钳；亦可在腹主动脉瘤破裂处近端插入气囊阻断血流。③有条件时可于手术开始前即经一侧股动脉或肱动脉、腋动脉插入一根球囊阻断导管控制出血。

手术方法：腹主动脉瘤切除，原位人工血管移植术。

十、诊疗探索

腹腔干上方控制出血：经腹正中切口入腹后，一般情况下先探查后腹膜肾周，如无广泛血肿则仔细解剖显露肾下瘤颈后阻断止血。如果血肿严重，在腹膜后血肿内盲目分离瘤颈则易损伤肾脏及其血管，或在游离过程中发生不可控制的出血，需要立即阻断主动脉，则可以快速于网膜囊内膈肌裂孔下腹腔干上阻断腹主动脉，并在瘤腔内完成近端的人造血管与瘤颈的吻合，然后用阻断钳阻断人工血管，开放腹腔干上方的阻断钳。但是腹腔干上方控制出血可进一步加重肝脏、肠道和肾脏的缺血性损伤并导致 MODS。

十一、病因治疗

早期发现腹主动脉瘤，包括真性动脉瘤、假性动脉瘤、夹层动脉瘤，对其进行积极的治疗，包括腹主动脉瘤切除原位人工血管移植术和带膜支架血管腔内修复，是预防腹主动脉瘤破裂大出血的有效措施。

十二、新进展

腔内治疗即带膜支架血管腔内隔绝术具有创伤小，术中出血和输液量少，恢复快，近期病死率低的优点。但术前需要完善的影像学数据和选择合适的移植物，所以腹主动脉瘤破裂伴血压不稳或休克者，做 CTA 等详细检查可能延误治疗时机；另一方面，并非所有腹主动脉瘤破裂病人都适合腔内治疗，一些病人由于瘤颈长度短、直径大而不适合腔内治疗。腔内治疗技术条件要求较高，需要一个具有成熟经验的手术小组相互配合来完成。

参考文献

[1] 刘京山，张宝善. 胆道微创外科学[M]. 北京：北京大学医学出版社，2014.

[2] 陈训如. 微创胆道外科手术学[M]. 北京：军事医学科学出版社，2000.

[3] 孙衍庆. 外科学[M]. 北京：北京大学医学出版社，2005.

[4] 张树基，王巨德. 诊断学基础（第3版）[M]. 北京：北京大学医学出版社，2008.

[5] 熊正南，陈治贵. 诊断学[M]. 北京：北京大学医学出版社，2005.

[6] 许乙凯，全显跃. 肝胆胰脾影像诊断学[M]. 北京：人民卫生出版社，2006.

[7] 陈炽贤. 实用放射学（第2版）[M]. 北京：人民卫生出版社，1998.

[8] 唐神结，高文. 临床结核病学[M]. 北京：人民卫生出版社，2011.

[9] 陆伟，王平. 肝癌非手术治疗[M]. 北京：人民卫生出版社，2015.

[10] 吴在德，吴肇汉. 外科学[M]. 北京：人民卫生出版社，2003.

[11] 陈国锐，王深明. 甲状腺外科[M]. 北京：人民卫生出版社，2005.

[12] 朱思明. 医用生理学[M]. 北京：科学出版社，2002.

[13] 卜子英. 甲亢与甲状腺瘤的非手术治疗[M]. 北京：人民军医出版社，2004.

[14] 孙荣武，王鸿利. 临床实验诊断学[M]. 上海：上海科学技术出版社，2001.

[15] 陈文彬，潘祥林. 诊断学（第6版）[M]. 北京：人民卫生出版社，2004.

[16] 吴阶平，裘法祖. 黄家驷外科学（第5版）[M]. 北京：人民卫生出版社，2004.

[17] 张木勋，吴亚群. 甲状腺疾病诊疗学[M]. 北京：中国医药科技出版社，2006.

[18] 白耀. 甲状腺病学——基础与临床[M]. 北京：科学技术文献出版社，2004.

[19] 高绪文，李继莲. 甲状腺疾病[M]. 北京：人民卫生出版社，2000.

[20] 凌光烈，王竟，舒强. 局部解剖与手术学[M]. 北京：科学出版社，2009.

[21] 杨光华. 病理学[M]. 北京：人民卫生出版社，2002.

[22] 华积德，郑成竹，方国恩. 临床普通外科诊断分析与治疗要领[M]. 北京：人民军医出版社，2006.

[23] 李佩文. 乳腺疾病临床诊疗技术与手术图解实用手册[M]. 北京：人民卫生出版社，2006.

[24] 宁连胜. 现代乳腺疾病治疗学（第2版）[M]. 北京：人民卫生出版社，2007.

[25] 李佩文. 乳腺疾病临床诊疗技术与手术图解实用手册[M]. 北京：人民卫生出版社，2006.

[26] 李坤成. 乳腺影像诊断学[M]. 北京：人民卫生出版社，2003.

[27] 坂元. 乳腺病临床诊治[M]. 北京：人民卫生出版社，2002.

[28] 沈镇宙. 乳腺肿瘤学[M]. 上海：上海科学技术出版社，2005.

[29] 肖新波，闵凯，吴彪. 疝外科手术学[M]. 武汉：中华科技大学出版社，2014.

[30] 杨甲梅. 实用肝胆外科学[M]. 上海：上海人民出版社，2009.

[31] 师英强. 胃肠道间质瘤[M]. 北京：人民卫生出版社，2011.

[32] 李健丁，勒宏星，武志峰. 胃肠道间质瘤影像诊断[M]. 北京：人民卫生出版社，2009.

［33］卫洪波. 胃肠外科手术并发症［M］. 北京：人民卫生出版社，2003.

［34］汪建平，詹文华. 胃肠外科手术学［M］. 北京：人民卫生出版社，2005.

［35］黄莛庭. 腹部外科手术并发症［M］. 北京：人民卫生出版社，2000.

［36］黎介寿，吴孟超，黄志强. 普通外科手术学［M］. 北京：人民军医出版社，2005.

［37］黄洁夫. 现代外科学［M］. 北京：人民军医出版社，2003.

［38］兰锡纯，冯卓英. 心脏血管外科学［M］. 北京：科学出版社，2003.

［39］刘厚钰，石虹. 现代胰腺外科学［M］. 北京：人民军医出版社，2003.